Manual para o Diagnóstico e Tratamento das Epilepsias

Thieme Revinter

Manual para o Diagnóstico e Tratamento das Epilepsias

Liga Brasileira de Epilepsia

Thieme
Rio de Janeiro • Stuttgart • New York • Delhi

Dados Internacionais de Catalogação na Publicação (CIP)

L723m

Liga Brasileira de Epilepsia
Manual para o Diagnóstico e Tratamento das Epilepsias/Liga Brasileira de Epilepsia. – Rio de Janeiro: Thieme Revinter Publicações Ltda, 2021.

230 p.: il. : 14 cm x 21 cm.
Inclui Bibliografia
ISBN 978-65-5572-098-3
eISBN 978-65-5572-099-0

1. Medicina. 2. Epilepsias. 3. Diagnóstico. 4. Tratamento. I. Título.

CDD: 616.853
2021-2759 CDU: 616.853

Elaborado por Vagner Rodolfo da Silva – CRB-8/9410

Contato com a Liga Brasileira de Epilepsia:
secretaria@epilepsia.org.br

Nota: O conhecimento médico está em constante evolução. À medida que a pesquisa e a experiência clínica ampliam o nosso saber, pode ser necessário alterar os métodos de tratamento e medicação. Os autores e editores deste material consultaram fontes tidas como confiáveis, a fim de fornecer informações completas e de acordo com os padrões aceitos no momento da publicação. No entanto, em vista da possibilidade de erro humano por parte dos autores, dos editores ou da casa editorial que traz à luz este trabalho, ou ainda de alterações no conhecimento médico, nem os autores, nem os editores, nem a casa editorial, nem qualquer outra parte que se tenha envolvido na elaboração deste material garantem que as informações aqui contidas sejam totalmente precisas ou completas; tampouco se responsabilizam por quaisquer erros ou omissões ou pelos resultados obtidos em consequência do uso de tais informações. É aconselhável que os leitores confirmem em outras fontes as informações aqui contidas. Sugere-se, por exemplo, que verifiquem a bula de cada medicamento que pretendam administrar, a fim de certificar-se de que as informações contidas nesta publicação são precisas e de que não houve mudanças na dose recomendada ou nas contraindicações. Esta recomendação é especialmente importante no caso de medicamentos novos ou pouco utilizados. Alguns dos nomes de produtos, patentes e design a que nos referimos neste livro são, na verdade, marcas registradas ou nomes protegidos pela legislação referente à propriedade intelectual, ainda que nem sempre o texto faça menção específica a esse fato. Portanto, a ocorrência de um nome sem a designação de sua propriedade não deve ser interpretada como uma indicação, por parte da editora, de que ele se encontra em domínio público.

Thieme Revinter Publicações Ltda.
Rua do Matoso, 170
Rio de Janeiro, RJ
CEP 20270-135, Brasil
http://www.ThiemeRevinter.com.br

Design de Capa: © Thieme
Créditos Imagem da Capa: imagem da capa combinada pela Thieme usando as imagens a seguir:
Blue brain background
© Harryarts/br.freepik.com

Impresso no Brasil por Forma Certa Gráfica Digital Ltda.
5 4 3 2 1
ISBN 978-65-5572-098-3

Também disponível como eBook:
eISBN 978-65-5572-099-0

Dedicatória

Este livro é dedicado a todos profissionais da área da saúde que buscam a excelência no atendimento da pessoa com epilepsia.

Prefácio

Este livro representa o objetivo e o compromisso da Liga Brasileira de Epilepsia em prover educação continuada em epilepsia.

Cada autor trouxe para este projeto o seu conhecimento e a sua experiência, provendo um conhecimento mais aprofundado que não seria possível em um livro escrito por um único autor. O tempo e o esforço de cada um destes dedicados profissionais foram extraordinários.

A Diretoria da Liga Brasileira de Epilepsia coordenou este trabalho com humildade e entusiasmo.

Sentimo-nos, hoje mais do que nunca, honrados de fazer parte desta família.

Esperamos profundamente que este trabalho sirva como fonte de conhecimento para aqueles que cuidam das pessoas com epilepsia, crianças e adultos. Desta forma, esperamos poder contribuir para o melhor atendimento destes pacientes no nosso país.

Liga Brasileira de Epilepsia

Colaboradores

Adélia Maria de Miranda Henriques-Souza
Departamento de Neurologia Infantil do Hospital da Restauração e do Instituto de Medicina Integral Professor Fernando Figueira (IMIP), Recife – PE, Brasil

Ana Carolina Coan
Departamento de Neurologia, Faculdade de Ciências Médicas da Universidade Estadual de Campinas (FCM-Unicamp) – Campinas, SP, Brasil

Ana Paula Gonçalves
Hospital das Clínicas da Universidade Federal de Minas Gerais (UFMG), Belo Horizonte, MG, Brasil
Hospital Felício Rocho, Belo Horizonte, MG, Brasil

André L. Palmini
Pontifícia Universidade Católica do Rio Grande do Sul

Andréa Julião de Oliveira
Hospital Felício Rocho, Belo Horizonte, MG, Brasil

Antônio Lucio Teixeira
Department of Psychiatry and Behavioral Sciences, McGovern Medical School, University of Texas Health Science Center at Houston (UTHealth), Houston, TX, USA

Carlos Alberto Mantovani Guerreiro
Departamento de Neurologia da Faculdade de Ciências Médicas da Universidade Estadual de Campinas (FCM-Unicamp), SP, Brasil

Carlos Eduardo Soares Silvado
Hospital de Clínicas da Universidade Federal do Paraná (UFPR) – Curitiba, PR, Brasil

Clarissa Yassuda
Departamento de Neurologia da Faculdade de Medicina da Universidade Estadual de Campinas (Unicamp)

Ellen Marise Lima
Departamento de Psiquiatria do Hospital das Clínicas da Faculdade de Medicina da Universidade de São Paulo (HCFMUSP), São Paulo, SP, Brasil

Elza Márcia Targas Yacubian
Disciplina de Neurologia Clínica, Escola Paulista de Medicina da Universidade Federal de São Paulo (EPM/Unifesp), São Paulo, SP, Brasil

Fernando Cendes
Departamento de Neurologia, Faculdade de Ciências Médicas da Universidade Estadual de Campinas (FCM-Unicamp) – Campinas, SP

Gerardo Araújo Filho
Chefe do Departamento de Psiquiatria e Psicologia Médica da Faculdade de Medicina de São José do Rio Preto (FAMERP), São José do Rio Preto, SP, Brasil

Guilherme Fialho
Professor do Programa de Pós-Graduação em Ciências Médicas da Universidade Federal de Santa Catarina, (UFSC), Florianópolis, SC, Brasil

Hélio van der Linden
Neurologista Infantil e Neurofisiologista do Instituto de Neurologia de Goiânia e Centro de Reabilitação Dr. Henrique Castillo, GO, Brasil

Jaderson Costa da Costa
Instituto do Cérebro do Rio Grande do Sul (RS) e Departamento de Neurologia da Faculdade de Medicina da Pontifícia Universidade Católica do Rio Grande do Sul (PUCRS) – Porto Alegre, RS, Brasil

Katia Lin
Professora Associada de Neurologia do Curso de Medicina
Universidade Federal de Santa Catarina (UFSC), Florianópolis, SC, Brasil

Kette D. R. Valente
Departamento de Psiquiatria do Hospital das Clínicas da Faculdade de Medicina da Universidade de São Paulo (HCFMUSP), São Paulo, SP, Brasil

Laura M. Guilhoto
Disciplina de Neurologia Clínica, Escola Paulista de Medicina da Universidade Federal de São Paulo (EPM/Unifesp), São Paulo, SP, Brasil

Lécio Figueira Pinto
Departamento de Neurologia do Hospital das Clínicas da Faculdade de Medicina da Universidade de São Paulo (HCFMUSP), São Paulo, SP, Brasil

Letícia Pereira de Brito Sampaio
Departamento de Neurologia do Hospital das Clínicas da Faculdade de Medicina da Universidade de São Paulo (HCFMUSP), São Paulo, SP, Brasil

Luciano de Paola
Serviço de Epilepsia e Eletrencefalografia do Hospital de Clínicas da UFPR, Curitiba, PR, Brasil
Centro de Atendimento de Epilepsias (EPICENTRO), Hospital Nossa Senhora das Graças, Curitiba, PR, Brasil

Luiz Eduardo Gomes Garcia Betting
Professor Associado da Faculdade de Medicina de Botucatu (UNESP), Botucatu, SP, Brasil

Magda Lahorgue Nunes
Instituto do Cérebro do Rio Grande do Sul (RS) e Departamento de Neurologia da Faculdade de Medicina da Pontifícia Universidade Católica do Rio Grande do Sul (PUCRS) – Porto Alegre, RS, Brasil

Maria Augusta Montenegro
Departamento de Neurologia, Universidade de Campinas (UNICAMP), Campinas, SP, Brasil

Maria Luiza Giraldes de Manreza
Departamento de Neurologia do Hospital das Clínicas da Faculdade de Medicina da Universidade de São Paulo (HCFMUSP), São Paulo, SP, Brasil

Mariana dos Santos Lunardi
Secretaria de Saúde do Estado de Santa Catarina, Florianópolis, SC, Brasil

Marilisa Mantovani Guerreiro
Departamento de Neurologia, Universidade de Campinas (UNICAMP), Campinas, SP, Brasil

Marina Alvim
Departamento de Neurologia da Faculdade de Medicina da Universidade Estadual de Campinas (Unicamp)

Rudá Alessi
Departamento de Neurologia, Faculdade de Medicina do ABC, São Bernardo do Campo, SP, Brasil

Silvia de Vincentiis
Departamento de Psiquiatria do Hospital das Clínicas da Faculdade de Medicina da Universidade de São Paulo (HCFMUSP), São Paulo, SP, Brasil

Valentina Nicole de Carvalho
Universidade Federal de Pernambuco (UFPE), Recife, PE, Brasil

Vera Cristina Terra
Centro de Atendimento de Epilepsias (EPICENTRO), Hospital Nossa Senhora das Graças, Curitiba , PR, Brasil

Wagner Afonso Teixeira
Hospital de Base, Brasília, DF, Brasil

Sumário

Parte I

CONCEITOS, DEFINIÇÕES E CLASSIFICAÇÃO DAS EPILEPSIAS E CRISES EPILÉPTICAS

Parte II

SÍNDROMES EPILÉPTICAS QUE CARACTERIZAM ENCEFALOPATIAS EPILÉPTICAS E/OU ENCEFALOPATIAS DO DESENVOLVIMENTO

Parte III

SÍNDROMES EPILÉPTICAS AUTOLIMITADAS OU IDIOPÁTICAS

Parte IV

EPILEPSIAS RELACIONADAS COM A LOCALIZAÇÃO

Parte V

EPILEPSIAS E DOENÇAS NEUROLÓGICAS

Parte VI

EPILEPSIA EM SITUAÇÕES ESPECIAIS

Parte VII

EPILEPSIA E COMORBIDADES

Parte VIII

TRATAMENTO FARMACOLÓGICO DA EPILEPSIA

Parte IX

TRATAMENTO NÃO FARMACOLÓGICO DA EPILEPSIA

Parte X

MORTALIDADE

Manual para o Diagnóstico e Tratamento das Epilepsias

Thieme Revinter

Parte I

CONCEITOS, DEFINIÇÕES E CLASSIFICAÇÃO DAS EPILEPSIAS E CRISES EPILÉPTICAS

CAPÍTULO 1

CONSIDERAÇÕES GERAIS SOBRE O DIAGNÓSTICO DAS EPILEPSIAS E CRISES EPILÉPTICAS

PONTOS-CHAVE

- As epilepsias apresentam uma grande variedade de etiologias, e a investigação das causas subjacentes depende do contexto clínico.
- O detalhamento da semiologia da crise é o primeiro passo no processo diagnóstico.
- As anormalidades observadas no eletroencefalograma ajudam a definir a classificação das crises e síndromes epilépticas.
- Cerca das 60% a 70% dos pacientes ficam livres de crises após um ou dois esquemas de fármacos anticrises (FACs), e menos de 10% responderão a tentativas subsequentes.
- A decisão de iniciar um FAC deve ser individualizada, levando-se em conta o risco de recorrência das mesmas. A escolha do FAC deve ser feita conforme o tipo de crise, comorbidades e disponibilidade das medicações.

INTRODUÇÃO

As crises epilépticas são eventos clínicos que refletem uma disfunção temporária de um conjunto de neurônios em redes limitadas a um hemisfério cerebral (crises focais), ou redes neuronais mais extensas envolvendo simultaneamente os dois hemisférios cerebrais (crises generalizadas).

As epilepsias apresentam uma grande variedade de etiologias, e a investigação das causas subjacentes depende do contexto clínico, sobretudo do tipo de síndrome, idade, tipos de crises, presença ou não de deficiência intelectual, doenças associadas, entre outros fatores. A maior parte das síndromes genéticas e doenças metabólicas pode cursar com crises epilépticas, porém, em geral, estas não são as principais manifestações, e a investigação é guiada por outros sinais e sintomas que estão fora do escopo deste texto.

INVESTIGACÃO

Semiologia das Crises Epilépticas

A investigação deve ser individualizada para o contexto clínico. O detalhamento da semiologia da crise é o primeiro passo no processo diagnóstico, tendo grande importância, já que em aproximadamente 30%-40% dos casos, este será o único elemento para o diagnóstico diferencial entre uma crise epiléptica e um evento não epiléptico.

É necessário obter uma história clínica detalhada do paciente e de um acompanhante que possa ter presenciado a crise, sendo este um processo que exige tempo, paciência e habilidade. Habitualmente esses pacientes trazem histórias variadas, cursando invariavelmente com alguma manifestação clínica, caracterizada por alteração ou perda da percepção associada a comportamentos diversos, por vezes bizarros. Não raramente os próprios pacientes terão dificuldade em expressar seus sintomas, em função da óbvia modificação de seu nível de percepção. "Foi mesmo uma crise epiléptica?" Orientar os familiares para filmar crises com a câmera do celular pode ajudar em muitos casos.

Além da semiologia das crises, idade de início e outros fatores associados que serão discutidos no contexto de cada tipo de crise ou síndrome específica nos próximos capítulos, destacaremos, aqui, dois exames fundamentais para o diagnóstico das epilepsias: o eletroencefalograma (EEG) e a neuroimagem, sobretudo a ressonância magnética (RM).

Eletroencefalograma

A importância do EEG no diagnóstico das epilepsias está no fato de poder mostrar alterações epileptiformes, causadas por disfunção neuronal durante o período em que o paciente se encontra entre crises ou durante o período ictal (registro de crises). O EEG interictal pode ser útil no diagnóstico das epilepsias; entretanto, mesmo quando há o registro de atividade epileptiforme inequívoca, o achado não é suficiente para estabelecer, sem correlação com o quadro clínico, o diagnóstico de epilepsia. Da mesma forma, um traçado eletroencefalográfico normal não afasta o diagnóstico de epilepsia. A alteração epileptiforme pode ser localizada (ou focal) ou generalizada. As anormalidades no EEG ajudam a definir a classificação de crises e síndromes epilépticas.

Ressonância Magnética de Encéfalo

Todos os pacientes com epilepsia devem realizar um exame de RM, exceto aqueles com formas típicas de epilepsia genética generalizada (p. ex. EMJ, epilepsia ausência da infância) ou epilepsias focais autolimitadas (p. ex. epilepsia autolimitada com paroxismos centrotemporais,) com clínica e EEG característicos, e resposta adequada aos fármacos anticrises (FACs). A prioridade deve ser dada a pacientes com alterações focais no exame neurológico. Exames de urgência (TC ou RM de crânio) devem ser realizados nos pacientes que apresentam as primeiras crises associadas à ocorrência de déficits neurológicos focais, febre, cefaleia persistente, alterações cognitivas e história recente de trauma craniano. Crises focais com início após os 40 anos de idade devem ser consideradas como possível indicação para um exame de emergência. A RM ajuda a definir o substrato patológico na maioria dos pacientes com epilepsias estruturais. A RM ideal, sobretudo nos pacientes com epilepsias focais farmacorresistentes, deve incluir uma aquisição volumétrica (3D) com cortes finos (1 mm), de modo a permitir a reconstrução de imagens em qualquer plano, além de cortes coronais finos, ponderados em T1 e FLAIR, perpendiculares ao longo do eixo do hipocampo.

PRINCIPAIS DIAGNÓSTICOS DIFERENCIAIS EM EPILEPSIA

- Síncope, em especial a síncope convulsiva.
- Episódios isquêmicos transitórios.
- Distúrbios do movimento (discinesias paroxísticas, tiques, coreia etc.).
- Amnésia global transitória.
- Vertigem.
- Migrânea (enxaqueca).
- Alterações psiquiátricas (crises de pânico, alucinações).
- Distúrbios do sono (narcolepsia, parassonias etc.).
- Crises não epilépticas psicogênicas ou crises funcionais.
- Quadros confusionais agudos.

PROGNÓSTICO

O prognóstico depende, sobretudo, da etiologia e do diagnóstico sindrômico. Um dos principais fatores preditores de prognóstico nas epilepsias é a resposta quanto ao controle das crises com o uso do primeiro FAC. Cerca de 60% dos pacientes ficam livres de crises após um ou dois esquemas de FACs, e menos de 10% responderão a tentativas subsequentes.

Existem quatro cenários em relação à probabilidade de controle das crises:

1. Aproximadamente 30% dos pacientes com epilepsia apresentam uma condição que remite em tempo relativamente curto, sobretudo algumas formas de epilepsia na infância.
2. Cerca de 30% dos pacientes têm crises facilmente controláveis com FACs e, com tratamento adequado, permanecem longos anos em remissão.
3. Aproximadamente 20% dos pacientes apresentam um controle razoável de crises, porém, necessitam de doses em geral elevadas de um ou mais FACs, além de apresentarem tendência a crises recorrentes de tempos em tempos (mesmo com longos períodos em remissão).
4. Os outros 20% dos pacientes apresentam crises farmacorresistentes e, portanto, são candidatos ao tratamento cirúrgico ou alternativas terapêuticas (dieta cetogênica, neuroestimulação etc.).

TRATAMENTO

A decisão de iniciar um FAC deve ser individualizada, levando-se em conta o risco de recorrência das mesmas. Estudos apontam que, após uma primeira crise não provocada, este risco varia de 27% a 81%, sendo maior nos primeiros dois anos. Os principais fatores de risco de recorrência são história de insulto neurológico prévio, deficiência intelectual, EEG evidenciando atividade epileptiforme, alteração significativa em exame de neuroimagem e crises durante o sono. A decisão quanto ao início do tratamento deve ser com base nesses dados, características e preferências individuais. A escolha do FAC deve ser feita conforme o tipo de crise, comorbidades e disponibilidade das medicações.

BIBLIOGRAFIA RECOMENDADA

Berg AT, Berkovic SF, Brodie MJ, Buchhalter J, Cross JH, van Emde Boas W, et al. Revised terminology and concepts for organization of seizures and epilepsies: Report of the ILAE Commission on Classification and Terminology, 2005-2009. Epilepsia. 2010;51:676-85.

Blümcke I, Thom M, Aronica E, Armstrong DD, Vinters HV, Palmini A, et al. The clinicopathologic spectrum of focal cortical dysplasias: a consensus classification proposed by an ad hoc Task Force of the ILAE Diagnostic Methods Commission. Epilepsia. 2011;52:158-74.

Commission on Neuroimaging of the International League Against Epilepsy. Recommendations for neuroimaging of patients with epilepsy. Epilepsia. 1997;38:1255-6.

Engel J Jr, International League Against Epilepsy (ILAE). A proposed diagnostic scheme for people with epileptic seizures and with epilepsy: Report of the ILAE Task Force on Classification and Terminology. Epilepsia. 2001;42:796-803.

Fisher RS, Acevedo C, Arzimanoglou A, Bogacz A, Cross JH, Elger CE, et al. A practical clinical definition of epilepsy. Epilepsia. 2014;55:475-82.

Ottman R, Hirose S, Jain S, Lerche H, Lopes-Cendes I, Noebels JL, et al. Genetic testing in the epilepsies-report of the ILAE Genetics Commission. Epilepsia. 2010;51:655-70.

CAPÍTULO 2

CONCEITOS E CLASSIFICAÇÃO EM EPILEPSIA

PONTOS-CHAVE

- Uma crise focal perceptiva corresponde ao termo anterior de crise parcial simples. Uma crise focal disperceptiva ou com comprometimento da percepção corresponde ao termo anterior de crise parcial complexa.
- Crise não provocada ou espontânea é uma crise epiléptica que ocorre na ausência de uma condição clínica desencadeadora.
- Crises sintomáticas agudas são eventos que ocorrem em íntima relação temporal com uma agressão aguda ao sistema nervoso central (SNC).
- Síndromes epilépticas são um conjunto de manifestações clínicas e eletroencefalográficas características, frequentemente corroboradas por achados etiológicos específicos, como alterações genéticas, de neuroimagem etc.
- Epilepsia refratária ou farmacorresistente caracteriza-se pela incapacidade de ficar livre de crises de modo sustentado após duas tentativas de tratamento com FACs apropriadamente escolhidos, usados de modo adequado e tolerados, seja em monoterapia ou em combinação.

CRISE EPILÉPTICA

A crise epiléptica é a ocorrência transitória de sinais e/ou sintomas decorrente da atividade neuronal cerebral anormal excessiva ou síncrona. A Figura 2-1 mostra a classificação das crises epilépticas.

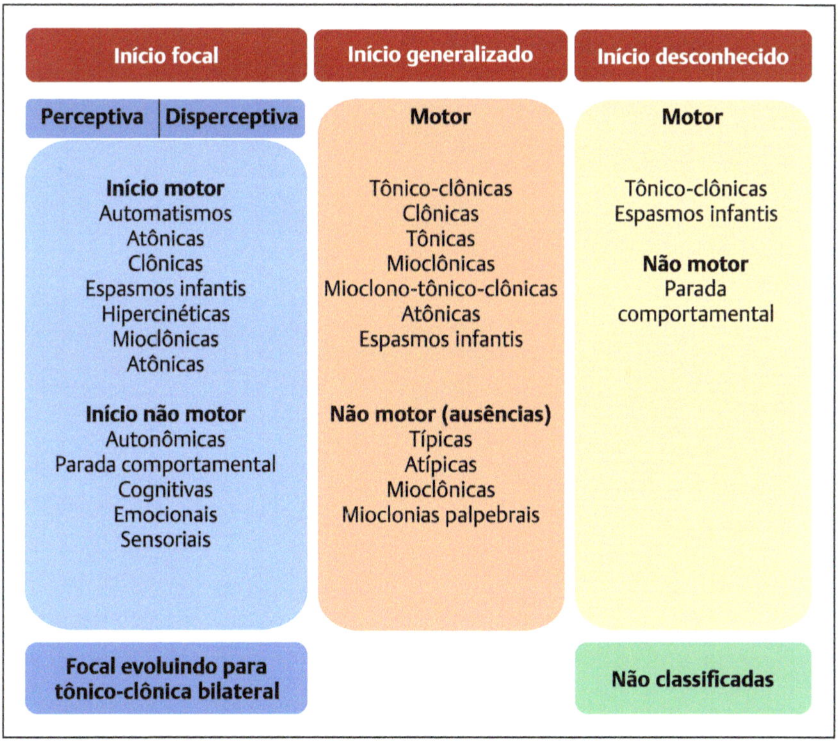

Fig. 2-1. Classificação das crises epilépticas: esquema expandido.

Classificação das Crises Epilépticas

Para crises focais, a especificação do nível de percepção é opcional. Percepção mantida significa que a pessoa está ciente de si e do meio ambiente durante a crise, mesmo se estiver imóvel. Uma crise focal perceptiva corresponde ao termo anterior de crise parcial simples. Uma crise focal disperceptiva ou com comprometimento da percepção corresponde ao termo anterior de crise parcial complexa, e o comprometimento da percepção em qualquer parte da crise obriga a utilização da denominação crise focal disperceptiva. Há a opção de ulteriormente classificar as crises focais perceptivas e disperceptivas em sintomas motores e não motores, refletindo o primeiro sinal ou sintoma da crise. As crises devem ser classificadas pela característica proeminente mais precoce, exceto nas crises focais com parada comportamental a qual deve ser a característica dominante durante toda a crise. O nome crise focal também pode omitir a menção à percepção quando esta percepção não é aplicável ou é desconhecida, e então deve-se diretamente classificar a crise pelas características motoras ou não motoras. Em crises atônicas e espasmos epilépticos geralmente não se especifica a percepção. Crises cognitivas implicam em comprometimento da linguagem ou outros domínios cognitivos ou em características positivas, como *déjà-vu*, alucinações, ilusões ou distorções da percepção. Crises emocionais envolvem ansiedade, medo, alegria, outras emoções, ou aparecimento de afeto sem emoções subjetivas. Uma ausência é atípica por apresentar início e término gradativos ou alterações no tônus corporal acompanhados de complexos de espícula-onda lenta a menos de 3 Hz no EEG. Uma crise pode não ser classificada por informação inadequada ou incapacidade de colocá-la em outras categorias. Grau de percepção geralmente não é especificado.

Terminologia Sugerida

Crise Não Provocada ou Espontânea

É uma crise epiléptica que ocorre na ausência de uma condição clínica desencadeadora.

Crises Sintomáticas Agudas

São eventos que ocorrem em íntima relação temporal com uma agressão aguda ao SNC, que pode ser metabólica, tóxica, tumoral, infecciosa, inflamatória ou outras. A origem do insulto pode ser neurológica ou sistêmica. O intervalo entre o insulto e a crise epiléptica varia de acordo com a condição clínica subjacente. As crises sintomáticas agudas cessam assim que o insulto desencadeante seja controlado e, em geral, não devem ser tratadas cronicamente.

Aura

Termo leigo, sinônimo de crise focal perceptiva que pode ocorrer de forma isolada ou preceder uma crise epiléptica observável. Foi substituído por crises focais perceptivas.

Crise Reflexa

É um tipo específico de crise epiléptica desencadeada por estímulos sensoriais ou cognitivos (p. ex.: estimulação fótica, estímulos sonoros etc.).

Convulsão

Termo leigo utilizado para descrever crises epilépticas com manifestações motoras tônicas, clônicas ou tônico-clônicas uni ou bilaterais. Seu uso é desaconselhado.

EPILEPSIA

A epilepsia é uma doença do cérebro definida por qualquer uma das seguintes condições:

1. Pelo menos duas crises epilépticas não provocadas (ou reflexas) ocorrendo em um intervalo maior do que 24 horas.
2. Uma crise epiléptica não provocada (ou reflexa) com risco de recorrência estimado em pelo menos 60% em 10 anos, como, por exemplo, crise em sono, EEG com atividade epileptiforme, evidência clínica ou por neuroimagem de lesão cerebral.
3. Diagnóstico de uma síndrome epiléptica.

Terminologia Sugerida

A epilepsia pode ainda ser caracterizada como:

Epilepsia Resolvida

A epilepsia é considerada como resolvida em indivíduos que tinham uma síndrome epiléptica idade-dependente, mas que agora estão além da idade aplicável ou que permaneceram livres de crises nos últimos dez anos, sem fármacos anticrises (FACs) nos últimos cinco anos. Desaconselha-se o uso do termo "curada".

Epilepsia Farmacorresistente

Caracteriza-se pela incapacidade de ficar livre de crises de modo sustentado após duas tentativas de tratamento com FACs apropriadamente escolhidos, usados de modos adequado e tolerado, seja em monoterapia ou em combinação.

Epilepsia Farmacorresponsiva

Epilepsias de fácil controle medicamentoso são denominadas farmacorresponsivas. Desaconselha-se o uso do termo benigna.

Epilepsia Farmacodependente

A epilepsia que controlada ou não com fármacos necessita do uso dos mesmos para controle de forma permanente deve ser considerada farmacodependente. Portanto, algumas formas de epilepsia podem ser consideradas farmacorresponsivas e farmacodependentes (p. ex.; epilepsia mioclônica juvenil).

Encefalopatias Epilépticas e do Desenvolvimento

Nas epilepsias de início precoce o termo **encefalopatia epiléptica** deve ser usado quando não há atraso do desenvolvimento, e a etiologia da epilepsia não é causa da encefalopatia *per se*, mas acredita-se que a encefalopatia seja decorrente da frequência e gravidade da atividade epileptiforme.

Por outro lado, **encefalopatia do desenvolvimento** é um termo que deve ser utilizado quando há o quadro clínico de uma condição que se manifesta por déficits cognitivo, neurológico e psiquiátrico, estagnação ou regressão, diretamente relacionados com a etiologia de base e não com a atividade epileptiforme frequente.

Os pacientes podem ter apenas encefalopatia do desenvolvimento ou encefalopatia epiléptica; entretanto, quando os dois fatores contribuem para o desempenho e funcionamento do paciente, considera-se que o mesmo tenha encefalopatia epiléptica e do desenvolvimento.

O termo **epilepsia catastrófica**, previamente utilizado para estas formas graves de epilepsia, é desaconselhado.

O esquema da classificação das epilepsias e síndromes epilépticas é mostrado na Figura 2-2.

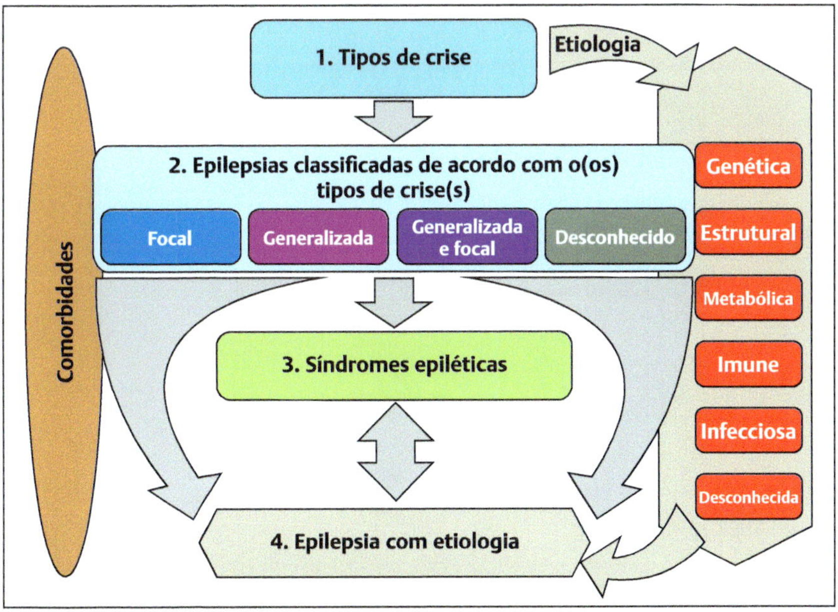

Fig. 2-2. Classificação das epilepsias e síndromes epilépticas.

SÍNDROME EPILÉPTICA

É um conjunto de manifestações clínicas e eletroencefalográficas características, frequentemente corroboradas por achados etiológicos específicos, como alterações genéticas, de neuroimagem etc. As síndromes epilépticas têm apresentação dependentes da idade, desencadeadores de crises, variação circadiana e prognóstico (Tabela 2-1). Podem ainda ser associadas a comorbidades, como disfunções intelectual e psiquiátrica.

Tabela 2-1. Principais Síndromes Epilépticas de acordo com a Idade

Período Neonatal e Lactente
Epilepsias autolimitadas ▪ Epilepsia autolimitada (familial) do neonato ▪ Epilepsia autolimitada (familial) do neonato-lactente ▪ Epilepsia autolimitada (familial) do lactente ▪ Espectro da epilepsia genética com crises febris *plus* (GEFS+) ▪ Epilepsia mioclônica do lactente (previamente nomeada como epilepsia mioclônica reflexa do lactente)
Encefalopatias epilépticas e do desenvolvimento precoces ▪ Síndrome de Ohtahara ▪ Encefalopatia mioclônica precoce ▪ Epilepsia do lactente com crises focais migratórias ▪ Espasmos epilépticos do lactente ▪ Síndrome de Dravet ▪ Síndromes determinadas por etiologias específicas (p.ex.: dependência de piridoxina)
Infância
Epilepsias focais e autolimitadas da infância ▪ Epilepsia **autolimitada** com paroxismos centrotemporais (previamente denominada de epilepsia da infância com espículas centrotemporais, epilepsia benigna da infância com espículas centrotemporais ou epilepsia rolândica) ▪ Epilepsia **autolimitada** com crises autonômicas (previamente denominada de síndrome de Panayiotopoulos ou epilepsia occipital benigna da infância com início precoce) ▪ Epilepsia visual occipital da infância (previamente denominada de síndrome de Gastaut, epilepsia occipital benigna da infância com início tardio ou epilepsia occipital idiopática da infância – tipo Gastaut) ▪ Epilepsia do lobo occipital fotossensível (previamente denominada de epilepsia do lobo occipital fotossensível idiopática)
Síndromes epilépticas generalizadas genéticas da infância ▪ Epilepsia ausência da infância ▪ Epilepsia com mioclonias palpebrais ▪ Epilepsia com ausências mioclônicas
Encefalopatias epilépticas e do desenvolvimento ou encefalopatias epilépticas com instalação (início) na infância ▪ Epilepsia com crises mioclônicas-atônicas ▪ Síndrome de Lennox-Gastaut ▪ Encefalopatias epilépticas e/ou do desenvolvimento com espícula-onda durante o sono ▪ Síndrome epiléptica relacionada com a infecção febril (*febrile infection-related epilepsy syndrome* [FIRES]) ▪ Síndrome da hemiconvulsão-hemiplegia-epilepsia (HHE)
Adolescência e adulto
Epilepsias generalizadas idiopáticas ▪ Epilepsia ausência juvenil ▪ Epilepsia mioclônica juvenil ▪ Epilepsia com crises generalizadas tônico-clônicas apenas
Síndromes epilépticas com início em idades variáveis
Epilepsias generalizadas idiopáticas (EGI) – descritas acima
Síndromes epilépticas focais com etiologias genéticas, estruturais ou genética-estrutural ▪ Epilepsia hipercinética relacionada ao sono ▪ Epilepsia familial focal com focos variáveis ▪ Epilepsia com fenômenos auditivos
Síndromes epilépticas focais definidas pela etiologia ▪ Epilepsia do lobo temporal com esclerose hipocampal (ELT-EH) ▪ Encefalite de Rasmussen
Síndromes epilépticas combinadas generalizadas e focais com etiologia poligênica ▪ Epilepsia com crises induzidas pela leitura
Encefalopatias epilépticas e do desenvolvimento

BIBLIOGRAFIA RECOMENDADA

Beghi E, Carpio A, Forsgren L, Hesdorffer DC, Malmgren K, Sander JW, et al. Recommendation for a definition of acute symptomatic seizure. Epilepsia. 2010;51(4):671-5.

Berg AT, Berkovic SF, Brodie MJ, Buchhalter J, Cross JH, van Emde Boas W, et al. Revised terminology and concepts for organization of seizures and epilepsies: report of the ILAE Commission on Classification and Terminology, 2005-2009. Epilepsia. 2010;51(4):676-85.

Blume WT, Lüders HO, Mizrahi E, Tassinari C, van Emde Boas W, Engel J Jr. Glossary of descriptive terminology for ictal semiology: report of the ILAE task force on classification and terminology. Epilepsia. 2001;42(9):1212-8.

Fisher RS, Acevedo C, Arzimanoglou A, Bogacz A, Cross JH, Elger CE, et al. ILAE official report: a practical clinical definition of epilepsy. Epilepsia. 2014;55(4):475-82.

Fisher RS, Cross JH, French JA, Higurashi N, Hirsch E, Jansen FE, et al. Operational classification of seizure types by the International League Against Epilepsy: Position Paper of the ILAE Commission for Classification and Terminology. Epilepsia. 2017;58(4):522-30.

International League Against Epilepsy. Guidelines. Disponível em: https:// www.ilae.org/guidelines.

Scheffer IE, Berkovic S, Capovilla G, Connolly MB, French J, Guilhoto L, et al. ILAE classification of the epilepsies: Position paper of the ILAE Commission for Classification and Terminology. Epilepsia. 2017;58(4):512-21.

CAPÍTULO 3

CLASSIFICAÇÃO DAS CRISES NEONATAIS

PONTOS-CHAVE

- A Força-Tarefa em Crises Neonatais constituída pela Liga Internacional contra a Epilepsia (ILAE) apresentou uma nova classificação e estrutura para crises epilépticas no período neonatal alinhada à classificação de 2017.
- Foi enfatizado o papel fundamental da eletroencefalografia (EEG) para o diagnóstico de crises nessa faixa etária.
- Como as crises nesta faixa etária sempre tem início focal, uma divisão em focal e generalizada é desnecessária.
- As crises podem ocorrer com ou sem manifestações clínicas (apenas eletrográficas).
- Os descritores são determinados pelo quadro clínico predominante e divididos em motor, não motor e sequencial.

As crises epilépticas constituem a emergência neurológica mais comum no período neonatal e, em contraste com as ocorridas em lactentes e crianças, costumam ser crises provocadas por uma causa aguda, não preenchendo critérios para o diagnóstico de epilepsia. Adicionalmente, as crises neonatais podem não se encaixar facilmente em esquemas de classificação para crises e epilepsias desenvolvidas especificamente para crianças maiores e adultos, pois entre outras características não apresentam início generalizado e podem ocorrer sem manifestação clínica perceptível (somente eletrográficas).

O esquema atual de classificação das crises neonatais enfatiza o papel da eletroencefalografia (EEG) no diagnóstico de crises epilépticas em neonatos e inclui uma classificação dos tipos de crises relevantes para essa faixa etária.

ETIOLOGIA

Embora as crises neonatais possam ter muitas causas, um número relativamente pequeno de etiologias é responsável pela maioria delas (Fig. 3-1), incluindo encefalopatia hipóxico-isquêmica, acidente vascular cerebral ou hemorragia, infecções, malformações corticais, alterações metabólicas (agudas ou inatas) e etiologias genéticas. Causas menos comuns, mas importantes, são a abstinência por suspensão de fármacos/drogas e trauma craniano relacionado com o parto.

CLASSIFICAÇÃO DAS CRISES NEONATAIS

O tipo de crise é determinado pela característica clínica predominante. Entretanto, como muitas crises neonatais são apenas eletrográficas, sem características clínicas evidentes; esta categoria também foi incluída na classificação. Os eventos clínicos sem correlação com o EEG não foram incluídos.

Como foi demonstrado que as crises no período neonatal apresentam início focal, uma divisão em focal e generalizada não é necessária. As crises podem ter apresentação motora (automatismos, clônicas, espasmos epilépticos, mioclônicas, tônicas), não motora (autonômica, parada comportamental) ou sequencial. A classificação permite ao usuário escolher o nível de detalhamento ao classificar as crises nesta faixa etária (Fig. 3-2).

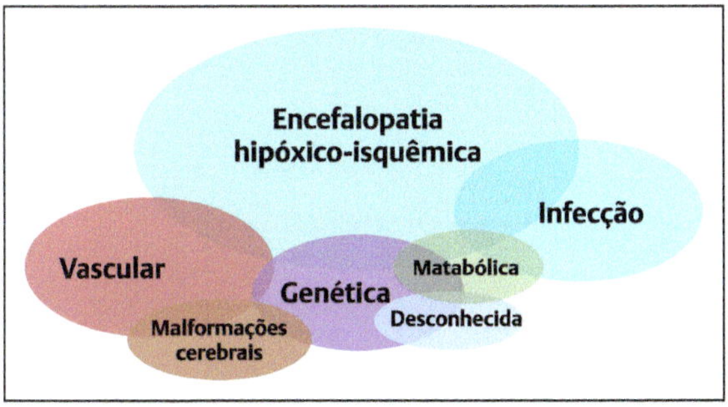

Fig. 3-1. Ocorrência relativa de etiologias comuns de crises neonatais em recém-nascidos a termo.

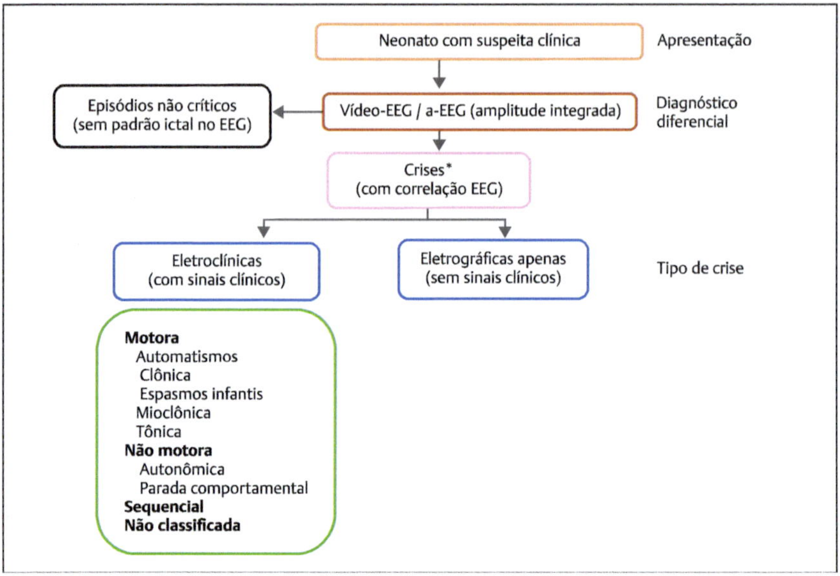

Fig. 3-2. Esquema diagnóstico de crises epilépticas no período neonatal, incluindo classificação de crises. Adaptado da classificação de crises epilépticas da ILAE, de 2017. A apresentação clínica inicia com neonatos que apresentam eventos suspeitos de serem crises epilépticas ou estão em estado crítico (geralmente ventilados, sedados e tratados com relaxantes musculares em terapia intensiva). * Se não houver EEG disponível, consulte o algoritmo para determinar graus de certezas diagnósticas para crises epilépticas neonatais (Fig. 3-3).

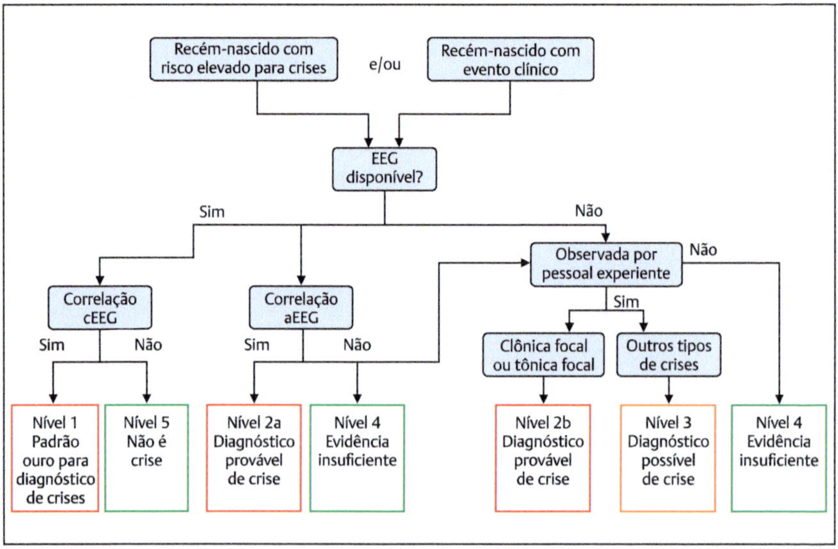

Fig. 3-3. Algoritmo para determinar graus de certeza diagnóstica para crises epilépticas neonatais. Este fluxograma ajudará a determinar a certeza diagnóstica de crises neonatais, dependendo do método de diagnóstico disponível (cEEG, aEEG ou observação por pessoal experiente) e tipo de crise. cEEG: EEG convencional; aEEG: EEG por amplitude integrada. (Desenvolvido pela Brighton collaboration.)

Embora as crises epilépticas neonatais possam apresentar uma variedade de sinais clínicos, na maioria dos casos uma única característica semiológica predominante pode ser determinada. Na prática, parece ser melhor classificar as crises epilépticas conforme a manifestação clínica predominante, pois isso provavelmente terá mais implicações clínicas na determinação da etiologia do que na determinação da região de início da crise epiléptica. Essa pode ou não ser a primeira manifestação clínica.

Em algumas situações, pode ser difícil identificar a característica dominante, tipicamente nas crises epilépticas mais longas em que uma sequência de características clínicas pode ser vista, muitas vezes com mudança na lateralização. Eventos com sequência de sinais, sintomas e alterações de EEG em diferentes momentos têm sido descritos como crise epiléptica sequencial no manual de classificação da ILAE, de 2017. Como isso é frequentemente visto em recém-nascidos, este termo foi adicionado aos tipos de crises epilépticas. Sequencial refere-se a várias manifestações epilépticas que ocorrem em sequência (não necessariamente de forma simultânea) em uma dada crise epiléptica, e não manifestações semiológicas que ocorrem em diferentes crises (por exemplo, um recém-nascido pode apresentar espasmos infantis e outras crises epilépticas focais). As crises sequenciais são frequentemente vistas na epilepsia neonatal autolimitada e nos recém-nascidos com encefalopatia *KCNQ2* ou *SCN2A*.

Várias crises epilépticas descritas na classificação da ILAE, de 2017, não podem ser diagnosticadas em recém-nascidos por causa da falta de comunicação verbal e limitação não verbal. Estas incluem crises epilépticas sensoriais, cognitivas e emocionais. Estas crises não foram incluídas na nova classificação. As crises epilépticas motoras podem ser descritas usando descritores conforme listado na Tabela 3-1.

GRAU DE CERTEZA DIAGNÓSTICA

Nos cenários onde o EEG não estiver disponível, podemos sugerir o uso do algoritmo desenvolvido pela "Brighton collaboration" que define diferentes graus de certezas diagnósticas dependendo dos testes diagnósticos disponíveis (Fig. 3-3). O EEG é considerado como o padrão ouro (diagnóstico definitivo), enquanto os eventos vistos no aEEG podem ser considerados crises com "provável certeza".

TRATAMENTO

Não há um consenso na literatura sobre o tratamento das crises neonatais. Ao se definirem crises eletroclínicas e apenas eletrográficas, reconhecemos que a decisão de quando tratar as crises neonatais depende não apenas do diagnóstico correto, mas também da frequência das crises. A densidade das crises (tempo em segundos/minutos de crises eletrográficas em um determinado período), mas não a frequência de crises (número de crises em um determinado período independentemente da duração) ou manifestação clínica parece estar associada a prognóstico desfavorável. De um modo geral, recomenda-se que tanto as crises clínicas, como as crises eletrográficas devam ser tratadas.

Os FACs e as doses frequentemente utilizadas estão descritos na Figura 3-4.

Nas crises farmacorresistentes, considerar o uso de piridoxina (100 mg por via oral ou sonda nasogástrica), piridoxal fosfato (30 mg/kg/dia por via oral ou sonda nasogástrica) e ácido folínico (4 mg/kg/dia por via oral ou sonda nasogástrica) por causa da presença de crises neonatais associadas à deficiência e/ou dependência de vitaminas.

Tabela 3-1. Descritores das Crises Epilépticas Motoras no Período Neonatal

Tipo de crise epiléptica	Descritores
Automatismos	▪ Unilateral ▪ Bilateral assimétrico ▪ Bilateral simétrico
Crises epilépticas clônicas	▪ Focal ▪ Multifocal ▪ Bilateral
Espasmos epilépticos	▪ Unilateral ▪ Bilateral assimétrico ▪ Bilateral simétrico
Crises epilépticas mioclônicas	▪ Focal ▪ Multifocal ▪ Bilateral assimétrico ▪ Bilateral simétrico
Crises epilépticas tónicas	▪ Focal ▪ Bilateral assimétrico ▪ Bilateral simétrico

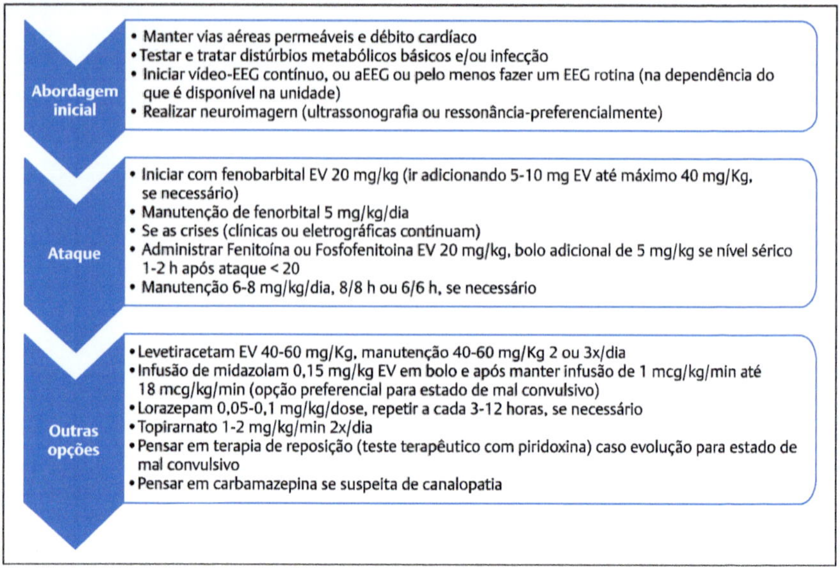

Fig. 3-4. FACs e as doses frequentemente utilizadas.

Segundo as recomendações da Organização Mundial da Saúde e ILAE (WHO 2011), o fenobarbital e a fenitoína são as opções de primeira linha no tratamento das crises neonatais. Entretanto, esta publicação está sendo revisada, e dados atualizados estão previstos para serem publicados, em 2022.

BIBLIOGRAFIA RECOMENDADA

Abend NS, Jensen FE, Inter TE, Volpe JJ. Neonatal seizures. In: Volpe JJ (ed). Volpe's neurology of the newborn. 6st ed. Philadelphia, PA, Elsevier; 2018. p. 275-321.

Clarke TA, Saunders BS, Feldman B. Pyridoxine-dependent seizures requiring high doses of pyridoxine for control. Am J Dis Child. 1979;133:963-5.

Fisher RS, Cross JH, French JA, Higurashi N, Hirsch E, Jansen FE, et al. Operational classification of seizure types by the International League Against Epilepsy: Position Paper of the ILAE Commission for Classification and Terminology. Epilepsia 2017;58(4):522-30.

Glass HC, Kan J, Bonifacio SL, Ferriero DM. Neonatal seizures: treatment practices among term and preterm infants. Pediatr Neurol. 2012 Feb;46(2):111-5.

World Health Organization, International League against Epilepsy. Guidelines on Neonatal Seizures. Associazione OASI SS Maria, 2011.

Karamian AGS, Wusthoff CJ. Antiepileptic drug therapy in neonates. In: Benitz WE, Smith PB (Eds.). Neonatology questions and controversies- Infectious disease and pharmacology. Philadelphia, PA, Elsevier; 2019. p. 207-26.

Nunes ML, Yozawitz EG, Zuberi S, Mizrahi EM, Cilio MR, Moshé SL, et al. Neonatal seizures: Is there a relationship between ictal electroclinical features and etiology? A critical appraisal based on a systematic literature review. Epilepsia Open. 2019;4(1):10-29.

Pressler RM, Cilio MR, Mizrahi EM, Moshe SL, Nunes ML, Plouin P, et al. The ILAE classification of seizures and the epilepsies: Modification for seizures in the neonate. Position paper by the ILAE Task Force on Neonatal Seizures. Epilepsia. 2020;00:1-14.

Parte II SÍNDROMES EPILÉPTICAS QUE CARACTERIZAM ENCEFALOPATIAS EPILÉPTICAS E/OU ENCEFALOPATIAS DO DESENVOLVIMENTO

CAPÍTULO 4

EPILEPSIA NEONATAL

PONTOS-CHAVE

- Embora a maioria das crises epilépticas no período neonatal ocorra no contexto de uma doença aguda, em alguns casos elas podem ser a primeira manifestação de uma síndrome epiléptica.
- A diferenciação entre crises provocadas e epilepsias de início neonatal tem importante implicação diagnóstica, terapêutica e de prognóstico.
- Nos neonatos as crises são sempre focais e são divididas em dois grupos: crises eletroclínicas e crises somente eletrográficas.
- As síndromes epilépticas que iniciam no período neonatal podem ser divididas em dois grandes grupos: epilepsia neonatal autolimitada e encefalopatia epiléptica e do desenvolvimento infantil precoce.

INTRODUÇÃO

Embora a maioria das crises epilépticas no período neonatal ocorra no contexto de uma doença aguda, em alguns casos elas podem ser a primeira manifestação de uma síndrome epiléptica. A diferenciação entre crises provocadas e epilepsias de início neonatal tem importante implicação diagnóstica, terapêutica e de prognóstico porque a avaliação e a conduta em longo prazo das epilepsias neonatais são diferentes daquelas das crises provocadas.

A proposta da "International League Against Epilepsy – ILAE" (Scheffer *et al.*, 2017) foi revisitada pela Força-Tarefa de Classificação das Crises Neonatais e sofreu algumas adaptações.

Nesta proposta o diagnóstico fica categorizado em dois níveis, no primeiro verifica-se o tipo de crise, e no segundo faz-se o diagnóstico da síndrome e sua associação à etiologia.

CLASSIFICAÇÃO DAS CRISES NEONATAIS

Nos neonatos, as crises são sempre focais e dividem-se em dois grupos:

1. Crise eletroclínica (manifestação clínica acompanhada de alterações no EEG).
2. Crise somente eletrográfica (sem manifestação clínica aparente e descargas epileptiformes no EEG).

Nos dois níveis (diagnóstico da crise e diagnóstico da síndrome epiléptica), as etiologias subjacentes permeiam o raciocínio clínico, e em algumas situações podemos ter duas etiologias concomitantes. Como exemplo, temos as crises associadas à deficiência de piridoxina, em que um distúrbio metabólico tem origem numa mutação genética. A Figura 4-1 mostra a adaptação ao período neonatal.

CLASSIFICAÇÃO DAS SÍNDROMES NEONATAIS

As síndromes epilépticas que iniciam no período neonatal podem ser divididas em dois grandes grupos: epilepsia neonatal autolimitada (previamente crise neonatal familiar benigna) e encefalopatia epiléptica e do desenvolvimento infantil precoce, este último grupo inclui a maioria das síndromes etiologia-específicas, incluindo as encefalopatias epilépticas neonatais previamente descritas (encefalopatia epiléptica infantil precoce e epilepsia mioclônica precoce). Nas síndromes de epilepsia autolimitadas, as crises são relacionadas com a faixa etária, são tipicamente farmacorresponsivas e no acompanhamento as funções cognitivas permanecem normais ou ocorrem pequenos prejuízos.

Nos neonatos e lactentes que apresentam encefalopatia epiléptica e do desenvolvimento infantil precoce, o atraso no neurodesenvolvimento pode ser atribuível tanto à causa básica, quanto aos efeitos adversos da atividade epiléptica contínua.

Na Tabela 4-1 citamos as epilepsias que iniciam no período neonatal e sua etiologia, quando determinada, além de características do EEG e prognóstico neurológico.

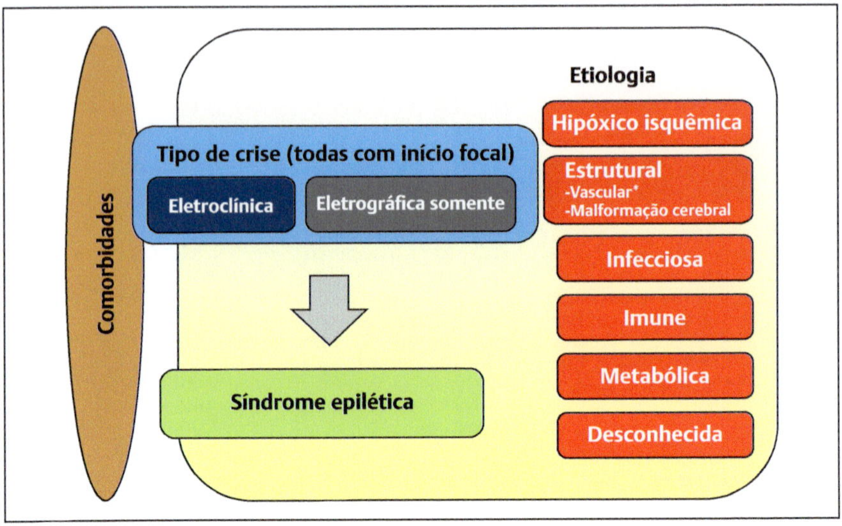

Fig. 4-1. Esquema para síndromes epilépticas que iniciam no período neonatal. Adaptado do esquema de classificação das epilepsias proposto pela ILAE, de 2017. A etiologia hipóxico-isquêmica é considerada uma entidade separada por ser a mais comum de crises nessa faixa etária. A etiologia "processos imunológicos" foi excluída, pois não existem evidências em recém-nascidos que estas doenças gerem síndromes epilépticas. A categoria estrutural inclui acidente vascular encefálico isquêmico agudo, hemorragia (intraventricular, subaracnoide, intraparenquimatosa) e isquemia vascular induzida (p. ex.: leucomalácia periventricular).

Tabela 4-1. Síndromes Epilépticas do Período Neonatal

Síndrome/ incidência	Gene envolvido	Clínica	EEG	Prognóstico
Epilepsia neonatal autolimitada				
Epilepsia neonatal (familiar) autolimitada 5,3/100.000 nascidos vivos	Mutações em *KCNQ2* ou *KCNQ3* Herança autossômica dominante com penetração incompleta	Crises iniciam nos primeiros dias de vida (geralmente entre 2º e 7º). Nos prematuros ocorrem em torno da 40ª semana de idade corrigida. As crises são caracterizadas por postura tônica assimétrica, clonias uni ou bilaterais assíncronas, apneia e queda na saturação de oxigênio Breves (1-2 s), mas frequentes, podem evoluir para EMC	EEG interictal com atividade de base normal e bem organizada, eventualmente pode ter atividade epileptiforme	O desenvolvimento neuropsicomotor não é afetado, mas existe risco aumentado para outras epilepsias após o período neonatal. Tratamento com baixa dose de Carbamazepina ou oxcarbazepina (10 mg/kg/dia)
Encefalopatia epiléptica e do desenvolvimento infantil precoce				
Encefalopatia epiléptica e do desenvolvimento (inclui síndrome de Ohtahara e encefalopatia mioclônica epiléptica precoce) 10/100.000 nascidos vivos	Diversos genes podem estar envolvidos, doenças metabólicas (erros inatos do metabolismo) e malformações do desenvolvimento cortical	Início do nascimento ao 3º mês de vida. Crises refratárias, predomínio tônica, mioclônica (focal ou multifocal), clônica e espasmos, podem ocorrer de forma sequencial	EEG interictal com ritmo de base mostrando padrão de surto-supressão (SS), espículas multifocais, ponta-onda e ondas agudas. O padrão ictal varia com o tipo de crise (nas tônicas ocorre atenuação do SS e emerge atividade rápida de alta frequência e baixa voltagem, nas crises mioclônicas ocorrem descargas de espículas ou ondas agudas, o mioclônus errático/fragmentado pode não ter correlato ictal As crises focais se correlacionam com atividade focal recrutante	Alta morbi-mortalidade. Atraso cognitivo e do desenvolvimento. Alterações ao exame neurológico (tônus e postura)
Epilepsia piridoxina dependente	*ALDH7A1* (codifica a antiquitina, enzima envolvida no catabolismo da lisina cerebral)	Crises iniciam precocemente, às vezes intrauterinas, predomínio de crises clônicas, podendo ocorrer crises mioclônicas e tônicas. Evolução para EMC é frequente	Surtos de 1-4 Hz generalizados e atividade lenta. Evolui para surto-supressão	Teste de piridoxina (100 mg) cessa as crises de imediato e normaliza o EEG (24-48 h). Diagnóstico e tratamento precoce melhoram o prognóstico. Setenta e cinco por cento permanecem com alterações no neurodesenvolvimento
Deficiência de Piridoxina 5-fosfato-oxidase	*PNPO*	É mais rara. Quadro semelhante a deficiência de piridoxina	Surtos de 1-4 Hz generalizados e atividade lenta. Evolui para surto-supressão	O tratamento é com piridoxal-fosfato, eventualmente responde à piridoxina Prognóstico variável

(Continua.)

Tabela 4-1. *(Cont.)* Síndromes Epilépticas do Período Neonatal

Síndrome/ incidência	Gene envolvido	Clínica	EEG	Prognóstico
Encefalopatia epiléptica e do desenvolvimento infantil precoce				
Encefalopatia *KCNQ2*	Mutações no *KCNQ2*	Crises tônicas focais com início precoce e desenvolvimento de quadro com encefalopatia	EEG multifocal com atenuação do ritmo de base ou padrão de surto-supressão	As crises remitem, mas ocorre deficiência intelectual grave. Preconiza-se tratamento com Carbamazepina ou Fenitoína
Encefalopatia *KCNB1*	LQTS Codifica KV2.1	Crises refratárias podendo evoluir para estado de mal convulsivo. Pode ter associadamente QT longo ou arritmia cardíaca	Sem características específicas	Atraso motor e cognitivo Politerapia com FACs Dieta cetogênica
Deficiência de sulfito oxidase	Mutação no gene *SUOX*. Transmissão autossômica recessiva	Quadro com encefalopatia semelhante a EIH com crises refratárias que iniciam nas primeiras horas de vida, dificuldade de deglutição, opistótono, espasticidade, microcefalia progressiva	Sem padrão típico	Prognóstico desfavorável com atraso importante no neurodesenvolvimento e alta morbi-mortalidade precoce. Não existe tratamento preconizado
Deficiência de cofator do Molibdênio	Condição rara com herança autossômica recessiva	Quadro com encefalopatia precoce com crises refratárias e edema cerebral	Sem padrão típico	Prognóstico desfavorável com atraso importante no neurodesenvolvimento e alta morbi-mortalidade precoce
Encefalopatia epiléptica associada ao *SLC13A5*	Mutações no *SLC13A5* levam à perda no transporte de citrato com falha energética e desequilíbrio entre glutamato e gaba	Crises iniciam nos primeiros dias de vida com progressão para epilepsia refratária e estado de mal convulsivo e frequentemente evoluindo para óbito. Os sobreviventes têm extenso comprometimento neurológico	O EEG interictal pode ser normal ou apresentar algum grau de descontinuidade	Prognóstico desfavorável, os sobreviventes têm importante atraso no neurodesenvolvimento e epilepsia refratária

Epilepsias neonatais associadas ao *SCN2A*-	*SCN2A* codifica o *Nav1.2*, principal canal de sódio no SNC	O espectro varia. No quadro familiar benigno as crises iniciam entre o 2º dia de vida e o 3º-6º mês, com predomínio tônico ou clônico focal. No quadro da encefalopatia ocorrem crises farmacorresistentes (tônica, tônico-clônica ou espasmos) que iniciam nos primeiros meses de vida	Benigno: EEG interictal normal ou com ocasionais espículas. Encefalopatia EEG multifocal ou com surto-supressão	Benigno: crises cedem até o 2º ano de vida, baixo risco de recorrência e desenvolvimento normal Encefalopatia: deficiência intelectual grave, hipotonia axial, microcefalia e eventualmente distúrbios do movimento
Encefalopatia *CDKL5*	*CDKL5*	Início das crises em torno da 6ª semana. Hipotonia, sem contato ocular	Inicialmente normal depois vai deteriorando	Déficit motor e intelectual. Sem tratamento efetivo
Encefalopatia *STXBP1*	*STXBP1*	Início pode ser mais tardio (< 3 meses vida). Crises do tipo de espasmos	EEG com surto-supressão	
Rigidez neonatal letal associada a convulsões multifocais	BRAT1	Crises mioclônicas e apneias convulsivas de início precoce podem iniciar intrauterina	Alterações focais migratórias	Instabilidade autonômica, leva a óbito no 1º ano de vida. Sem tratamento efetivo

EHI, encefalopatia hipóxico isquêmica; EMC, estado de mal convulsivo; SNC, sistema nervoso central; SS, surto-supressão.
Modificado de Cornet, et al, 2018 e https://rarediseases.org/

CONCLUSÃO

Com o avanço da investigação genética novas síndromes epilépticas que iniciam no período neonatal estão sendo descritas. Desta forma, o correto diagnóstico é fundamental para escolha da terapêutica e elaboração do prognóstico.

BIBLIOGRAFIA RECOMENDADA

Cornet MC, Sands TT, Cilio MR. Neonatal epilepsies: clinical management. Seminars in Fetal & Neonatal Medicine. 2018;23:204-212.

Scheffer IE, Berkovic S, Capovilla G, Connolly MB, French J, Guilhoto L, et al. ILAE classification of the epilepsies: Position paper of the ILAE Commission for Classification and Terminology. Epilepsia. 2017;58(4):512-21.

Symonds JD, Elliot K, Shetty J, Amrstrong M, Brunklaus A, et al. The early childhood epilepsies: epidemiology, classification, aetiology, genomics, socio-economic determinants and outcomes. Brain, in press. 2021.

Zuberi SM, Wirrell E, Yozawitz E, Wilmshurst JM, Specchio N, Riney K, et al. ILAE Classification & Definition of Epilepsy Syndromes in the Neonate and Infant: Position Statement by the ILAE Task Force on Nosology and Definitions (artigo em preparação).

CAPÍTULO 5

SÍNDROME DOS ESPASMOS INFANTIS

PONTOS-CHAVE

- Os espasmos, com ou sem hipsarritmia, levam à parada ou regressão do desenvolvimento neuropsicomotor mesmo em crianças que já tenham comprometimento prévio.
- A síndrome de West é caracterizada pela tríade espasmos, hipsarritmia e comprometimento global do desenvolvimento.
- O tratamento agressivo e precoce da síndrome dos espasmos do lactente pode promover uma melhor evolução, com redução dos impactos da síndrome no desenvolvimento.
- A primeira linha de tratamento é constituída por ACTH, prednisolona e vigabatrina.

DEFINIÇÃO

A síndrome dos espasmos infantis é o termo proposto para a síndrome de West como também espasmos epilépticos que não preencham os critérios para essa síndrome. A expressão síndrome de West é usada para definir classicamente a tríade dos espasmos, hipsarritmia e parada ou regressão do desenvolvimento. Entretanto, os lactentes com a síndrome dos espasmos infantis não preenchem pelo menos um dos critérios para síndrome de West. Por exemplo, o impacto no desenvolvimento pode não ser aparente, ou a hipsarritmia típica pode não estar presente.

O diagnóstico e tratamento precoces estão associados a um melhor prognóstico. A síndrome dos espasmos do lactente ou infantis é caracterizada pela instalação dos espasmos epilépticos entre 3 e 12 meses de idade; embora o início possa ocorrer mais tardiamente. Os lactentes podem não ter um antecedente prévio ou história que possa refletir a etiologia (p. ex.; asfixia neonatal). Em alguns casos, lactentes com encefalopatias do desenvolvimento precoces ou outras epilepsias de início precoce podem apesentar características clínicas e eletroencefalográficas da síndrome do espasmo infantil após os 3 a 4 meses.

Estima-se que a incidência de espasmos infantis seja de 30/100.000 nascidos vivos com uma prevalência de 1/10.000 crianças até os 10 anos. Em estudo de coorte, a síndrome dos espasmos infantis representa 10% das epilepsias antes dos 36 meses.

SEMIOLOGIA

Os espasmos epilépticos são um componente da síndrome dos espasmos infantis e são clinicamente caracterizados, por contrações abruptas seguidas por uma contração tônica com duração de segundos que envolve o tronco e o pescoço com adução ou abdução dos braços. Os espasmos tônicos podem ser bilaterais e simétricos ou assimétricos. Os espasmos assimétricos são predominantemente observados nos casos lesionais (estruturais), frequentemente associados a outros tipos de crises epilépticas (p. ex., crises focais motoras). Há um circadianismo evidente, sendo que os espasmos ocorrem predominantemente na fase N1 do sono (sonolência) ou ao despertar, em salvas ou *clusters*. Nos fenótipos mais graves, os espasmos epilépticos podem ocorrer durante o sono.

O comprometimento global do DNPM, com ou sem regressão, é tipicamente observado no início dos sintomas. Ocasionalmente, o DNPM pode ser normal e continuar dentro do esperado para a idade.

ETIOLOGIA

A despeito da semiologia dos espasmos ser similar, a etiologia é heterogênea. O espectro fenotípico da síndrome dos espasmos infantis compreende as crises epilépticas e as anormalidades cognitivas e comportamentais, como esperado por causa de sua etiologia heterogênea.

Na maior parte, a etiologia é conhecida como causas estruturais (adquiridas ou congênitas), infecciosas, metabólicas, imunológicas e anomalias genéticas. Todos estes fatores podem agir como agente causal isolado (p. ex., encefalopatia hipóxico-isquêmica) ou em associações complexas (p. ex., mutações do gene *TSC2* levando à presença de túberes corticais epileptogênicos na esclerose tuberosa). Entretanto, deve-se ressaltar que em aproximadamente 35% dos casos, a etiologia é desconhecida. De um modo geral, acredita-se que, nestes casos, o prognóstico seja mais favorável, podendo ocorrer desenvolvimento normal após o cessar dos espasmos em até 15% se o tratamento for precoce.

Estudos com séries numerosas demonstraram que as etiologias mais comuns são a encefalopatia hipóxico-isquêmica, anomalias cromossômicas, síndromes malformativas complexas, AVC perinatal, esclerose tuberosa e leucomalácia periventricular ou hemorragia.

A etiologia genético-molecular vem sendo gradualmente reconhecida nos pacientes com espasmos epilépticos com técnicas mais modernas de investigação (CGH-*array*, sequenciamento do exoma e genoma), permitindo a identificação de um número crescente de genes ou *copy number variation* (CNV). A alteração molecular pode atuar diretamente, gerando por si só os espasmos epilépticos ou levar a uma alteração estrutural ou metabólica (p. ex., LIS1 determinando a presença de lissencefalia ou ALDH7A1, determinando a dependência de piridoxina) que determina a presença dos espasmos epilépticos.

INVESTIGAÇÃO DIAGNÓSTICA

EEG

Atividade de Base

A atividade de base é sempre alterada, com ondas lentas irregulares de voltagem elevada. No início do quadro, o EEG em vigília pode estar normal. A anormalidade pode ser evidenciada apenas no sono ou no despertar.

EEG Interictal

Associadas a esta atividade de base desorganizada ocorrem espículas, ondas agudas e poliespículas ou multiespículas multifocais, padrão denominado de "hipsarritmia" (Fig. 5-1). Em cerca de 30% dos pacientes podemos observar assimetria e outros padrões de hipsarritmia modificada.

O padrão de hipsarritmia pode não estar presente. No período inicial das crises de espasmo, podemos encontrar anormalidades no EEG somente durante o sono.

EEG Ictal

Os espasmos epilépticos são mais comumente acompanhados por ondas agudas ou lentas, generalizadas, de voltagem elevada, seguidas de atividade rápida de baixa amplitude em meio à atenuação difusa do traçado (padrão eletrodecremental). Este padrão pode também ser observado no sono, com ou sem evidência de crises clínicas.

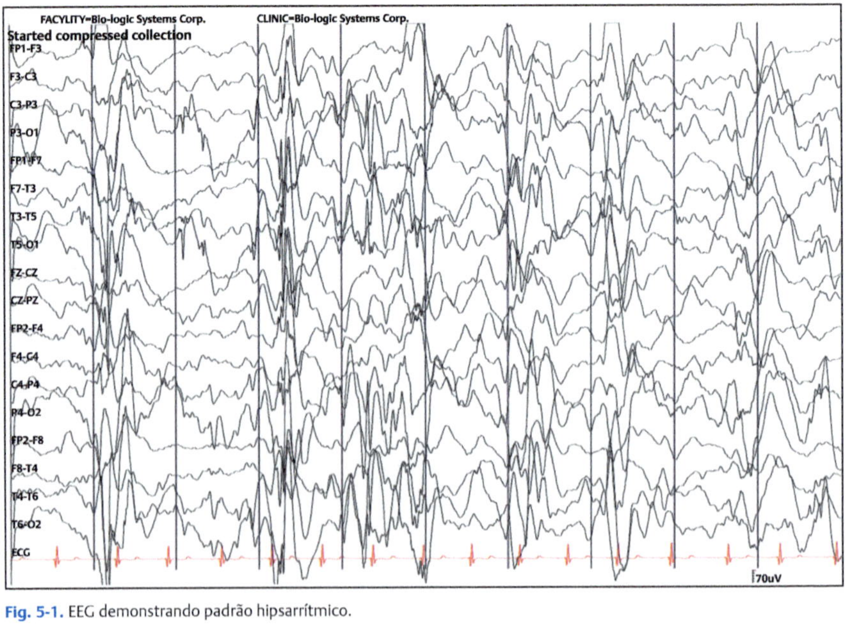

Fig. 5-1. EEG demonstrando padrão hipsarrítmico.

Neuroimagem

Pode evidenciar lesões estruturais, como malformações do SNC, sequelas de insultos hipóxico-isquêmicos e lesões da esclerose tuberosa, como nódulos subependimários e túberes corticais. Habitualmente a RM revela a etiologia da síndrome dos espasmos do lactente em 55% dos casos, porém nos demais casos, a imagem estrutural pode ser normal.

Genética

Alguns casos apresentam etiologia genética, e o padrão de herança depende do gene envolvido. Anormalidades genéticas associadas à síndrome dos espasmos do lactente incluem mutações nos genes *ARX, CDKL5, SPTAN1, STXBP1* entre outros. Etiologias genéticas relacionadas com as anormalidades estruturais também são encontradas, como os genes *TSC1* e *TSC2* na esclerose tuberosa.

TRATAMENTO

O tratamento para os espasmos epilépticos consiste em hormônio adrenocorticotrófico (ACTH), vigabatrina (VGB) e corticosteroides, neste caso prednisolona. A associação da VGB e prednisolona – terapia combinada – parece ser mais eficaz do que as demais usadas isoladamente.

O ACTH é amplamente utilizado com variações da dose, relacionadas com a experiência de cada centro, por um período de duas a quatro semanas. A maior parte dos estudos sugere que doses menores são tão efetivas quanto doses maiores com menos efeitos adversos. O tratamento com prednisolona (40-60 mg/dia prolongado por 14 dias) é considerado eficaz e bem tolerado. Os efeitos adversos são imunossupressão, infecções, hipertensão, reações metabólicas e falência renal. A superioridade de um tratamento sobre o outro é controversa.

O fator determinante do sucesso terapêutico parece ser a precocidade do tratamento e a etiologia dos espasmos.

Outro tratamento proposto, com eficácia bastante inferior, é a dieta cetogênica que pode reduzir as crises em 45% das crianças tratadas. Outros fármacos sugeridos como segunda ou terceira linha de tratamento são: nitrazepam, levetiracetam, valproato de sódio, topiramato, zonisamida, rufinamida, clobazam e perampanel.

Um organograma possível de tratamento encontra-se ilustrado na Figura 5-2. Os protocolos de tratamento com vigabatrina, prednisolona e ACTH encontram-se a seguir.

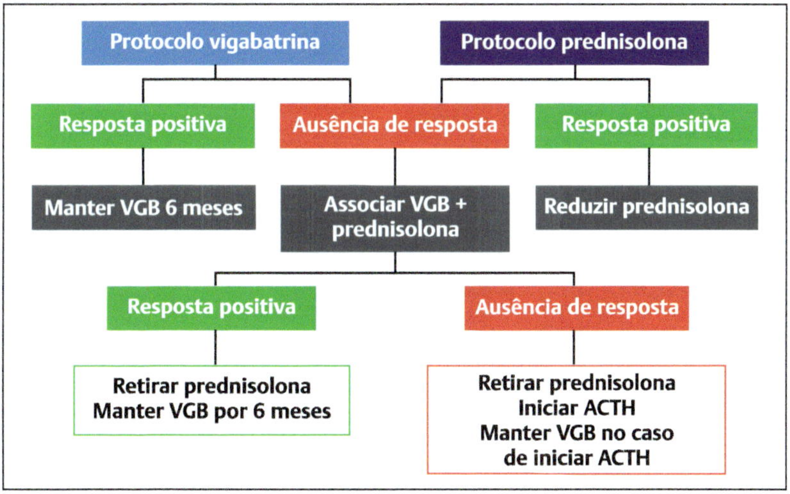

Fig. 5-2. Organograma de tratamento sugerido. ACTH, hormônio adrenocorticotrófico; VGB, vigabatrina.

PROTOCOLO UKISS – *UNITED KINGDOM INFANTILE SPASMS STUDY* (ADAPTADO)

Protocolo de Prednisolona

Formulação Oral

Dose Inicial: 10 mg 4× ao dia (total = 40 mg/dia).

- Após 1 semana: realizar EEG, se possível prolongado.
- Se os espasmos e/ou hipsarritmia persistirem, a dose deve ser aumentada para 20 mg 3 vezes ao dia (total = 60 mg/dia).

Após duas semanas na dose efetiva, começar a redução da dose:

- Se for 40 mg/dia: reduzir 10 mg a cada 5 dias;
- Se for 60 mg/dia: reduzir para 40 mg por 5 dias e depois reduzir 10 mg a cada 5 dias.

Protocolo do Tetracosídeo Depot (Fórmula Sintética ACTH *Depot*)

Administração IM

Dose inicial: 0,5 mg (40 UI) em dias alternados.

- Após 1 semana: realizar EEG, se possível prolongado.
- Se os espasmos e/ou hipsarritmia persistem, a dose deve ser aumentada para 0,75 mg (60 UI) em dias alternados.

Após duas semanas na dose efetiva, começar a redução do esteroide com prednisolona:

- Se a dose for 40 UI de ACTH: começar 30 mg/dia de prednisolona (divididos em 3 doses ao dia) e reduzir 10 mg a cada 5 dias;
- Se a dose for 60 UI: começar 40 mg/dia de prednisolona (divididos em 4 doses ao dia) e reduzir 10 mg a cada 5 dias.

Protocolo da Vigabatrina

Dose inicial: 50 mg/kg/dia, divididos em duas doses ao dia.

- Dia 2: 100 mg/kg/dia, divididos em duas doses ao dia.
- Dia 5: 150 mg/kg/dia, divididos em duas doses ao dia.
- **Após 1 semana:** realizar EEG, se possível prolongado.
- Se os espasmos e/ou hipsarritmia persistirem, a dose deve ser aumentada para 200 mg/kg/dia divididos em duas doses ao dia.
- O tratamento deve ser mantido por seis meses.

Se o paciente não responder ao tratamento com corticoide ou VGB, ou à associação dos dois, a dieta cetogênica pode ser indicada. Estudos recentes sugerem indicar a dieta cetogênica de forma precoce, como segunda opção ao corticoide, após falha de tratamento com VGB.

- Após o término do tratamento, se o EEG for **normal** (se possível realizar prolongado por 12 horas), não é necessário manter FAC.
- Se o EEG ainda apresentar atividade epileptiforme, optar por manter FAC como o TPM ou LEV.

PROGNÓSTICO

Na maioria dos pacientes, o atraso de desenvolvimento varia de leve à grave e muitas vezes já está presente antes do início dos espasmos se agravando com a instalação dos mesmos. A deficiência intelectual e o transtorno do espectro autista, com gravidades variáveis, são frequentemente relatados após a remissão dos espasmos epilépticos.

Em um estudo de 147 indivíduos por um período de 20-35 anos após a remissão dos espasmos, observou-se que 1/3 dos casos não teve mais crises, 1/3 dos pacientes apresentou crises diárias ou mensais, e o restante apresentou crises menos frequentes. Os espasmos tendem a cessar por volta dos 3 a 4 anos de idade, e a transição de espasmos para a síndrome de Lennox-Gastaut é relatada em 18% dos casos. A evolução fatal pode ocorrer nos casos mais graves.

Vários fatores influenciam a evolução clínica, dentre eles a resposta mais pobre ao tratamento, evolução para outras síndromes epilépticas, o grau de desenvolvimento intelectual, distúrbios de comportamento e a coexistência de comorbidades clínicas.

BIBLIOGRAFIA RECOMENDADA

Dressler A, Benninger F, Trimmel-Schwahofer P, Gröppel G, Porsche B, Abraham K, et al. Efficacy and tolerability of the ketogenic diet versus high-dose adrenocorticotropic hormone for infantile spasms: A single-center parallel-cohort randomized controlled trial. Epilepsia. 2019;60(3):441-51.

Go CY, Mackay MT, Weiss SK, Stephens D, Adams-Webber T, Ashwal S, et al. Evidence-based guideline update: medical treatment of infantile spasms. Report of the American Academy of Neurology and the Child Neurology Society. Neurology. 2012;78:1974-80.

Knupp KG, Coryell J, Nickels KC, Ryan N, Leister E, Loddenkemper T, et al. Response to treatment in a prospective national infantile spasms cohort. Ann Neurol. 2016;79(3):475-84.

Lux AL, Edwards SW, Hancock E, Johnson AL, Kennedy CR, Newton RW, et al. The United Kingdom Infantile Spasms Study comparing vigabatrin with prednisolone or tetracosactide at 14 days: a multicentre, randomised controlled trial. Lancet. 2004;13-19;364:1773-8.

Mehta V, Ferrie CD, Cross JH, Vadlamani G. Corticosteroids including ACTH for childhood epilepsy other than epileptic spasms (review). Cochrane Database Syst Rev. 2015;(6):CD005222.

O'Callaghan FJ, Edwards SW, Alber FD, Hancock E, Johnson AL, Kennedy CR, et al. Safety and effectiveness of hormonal treatment versus hormonal treatment with vigabatrin for infantile spasms (ICISS): a randomised, multicentre, open-label trial. Lancet Neurol. 2017;16(1):33-42.

Wilmshurst JM, Gaillard WD, Vinayan KP, Tsuchida TN, Plouin P, Van Bogaert P, et al. Summary of recommendations for management of infantile seizures: Task Force Report for the ILAE Commission of Pediatrics. Epilepsia. 2015;56(8):1185-97.

Zuberi SM, Wirrell E, Yozawitz E, Wilmshurst JM, Specchio N, Riney K, et al. ILAE Classification & Definition of Epilepsy Syndromes in the Neonate and Infant: Position Statement by the ILAE Task Force on Nosology and Definitions (artigo em preparação).

CAPÍTULO 6

SÍNDROME DE DRAVET

PONTOS-CHAVE

- Reconhecer a síndrome de Dravet precocemente é essencial no manejo destes pacientes.
- Pacientes com crises que podem ter relação com hipertermia, vacinação ou infecção, no primeiro ano de vida, e que evoluem com epilepsia farmacorresistente devem ser prontamente considerados.
- A maior parte dos pacientes, mas não todos, terá mutação do gene *SCN1A*.
- O tratamento deve ser agressivo, e algoritmos de tratamento já estão disponíveis.
- O plano de cuidados deve ter medidas de emergência (p. ex.; medicação de resgate, locais de referência) para crises com fenômenos motores prolongadas.

A incidência da síndrome de Dravet (SD), ou previamente denominada epilepsia mioclônica do lactente, varia de 1:15.000 a 1:40.000. A primeira crise geralmente ocorre durante o primeiro ano de vida, sendo que 3% a 7% dos pacientes que apresentam crises no primeiro ano de vida têm a SD.

QUADRO CLÍNICO

Há uma variação relacionada com a idade, sendo que os sintomas principais são crises epilépticas, atraso do desenvolvimento, deterioração cognitiva, comportamental e disfunção motora.

Crises Epilépticas

A primeira crise ocorre no primeiro ano de vida, entre cinco e oito meses, sendo predominantemente motora – focal ou generalizada. A primeira crise pode ser afebril ou ocorrer após febre, vacinação, banho quente e infecção. Após um breve intervalo de tempo, as crises epilépticas farmacorresistentes aparecem e aumentam gradualmente em frequência. No segundo ano de vida, a gravidade e a frequência das crises epilépticas podem levar ao estado de mal e há a regressão do desenvolvimento neuropsicomotor.

As crises epilépticas com fenômenos motores podem ser tônico-clônicas generalizadas (TCG), hemiclônicas e mioclônicas. As crises motoras mais comuns são as crises com clonias unilaterais migrando de um dimídio para o outro na mesma crise ou em crises subsequentes. As crises mioclônicas aparecem entre 1 a 5 anos (85% dos casos), ocorrendo inúmeras vezes ao dia e podendo ser axiais e/ou apendiculares. As ausências atípicas podem ocorrer até os 12 anos de idade. Geralmente, as ausências atípicas da SD estão associadas a crises mioclônicas e quedas do segmento cefálico.

O fenômeno conhecido como *"obtudantion status"* é observado em 40% dos pacientes e consiste na diminuição do contato com o meio acompanhada por mioclonias erráticas fragmentadas e segmentadas, envolvendo face e membros. Este estado pode demorar minutos a horas, e durante o seu curso há a perda total ou parcial da percepção do meio.

As crises focais aparecem entre 4 meses a 4 anos. As crises mais frequentes são: as crises focais motoras e crises focais disperceptivas com fenômenos autonômicos (palidez, cianose, rubor, alterações do padrão respiratório, sialorreia excessiva, sudorese) (Fig. 6-1).

Fatores Precipitantes

A febre e as variações discretas de temperatura, assim como, alterações da temperatura do meio (verão, banhos quentes) podem desencadear ou agravar as crises epilépticas. A fotossensibilidade pode ocorrer em diferentes estágios da doença e pode ser transitória.

Atraso do Desenvolvimento

O atraso do desenvolvimento se torna evidente após os dois anos de idade. As crianças deambulam, mas apresentam uma marcha instável persistente. Embora a linguagem tenha início na idade adequada, o seu desenvolvimento é lento e frequentemente não atinge a construção de frases. Os distúrbios de comportamento (hiperatividade, comportamento opositor, traços autísticos) e a deficiência intelectual fazem parte do quadro clínico. Estas características afetam significativamente o comportamento adaptativo e a vida social.

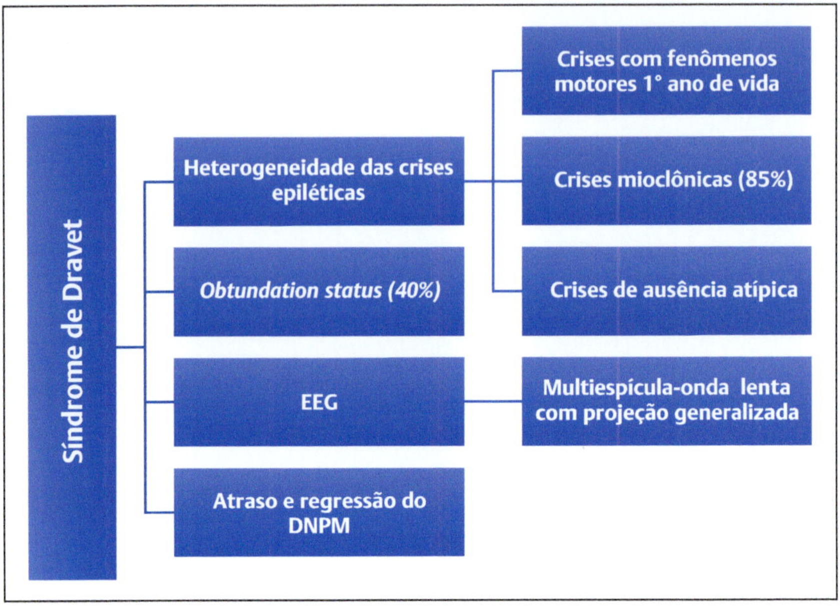

Fig. 6-1. Fenótipo da SD.

CARACTERÍSTICAS ELETROENCEFALOGRÁFICAS

No segundo ano de vida, o padrão com multiespícula ou poliespícula-onda generalizado se instala sendo que muitas vezes acompanhado de crises mioclônicas. Com o agravamento do quadro, observa-se a diminuição dos elementos fisiológicos da normalidade ao EEG (p. ex.; ritmo dominante posterior, fusos de sono) (Fig. 6-2).

ETIOLOGIA

A mutação *de novo* na subunidade alfa-1 do gene de canal de cálcio voltagem-dependente (*SCN1A*), no cromossomo 2q24, ocorre em 70% a 80% dos casos.

Mais de 90% das mutações são *de novo* (esporádicas), e casos familiais representam 5% a 10%.

Outros genes identificados nos pacientes com fenótipo classificável como SD são: *PCDH19, GABRA1, STXBP1, CHD2, SCN1B, SCN2A* e, mais raramente, *KCNA2, HCN1* e *GABRG2.*

TRATAMENTO

Tratamento das Crises Prolongadas e Estado de Mal

Uma das características da SD é a presença das crises prolongadas com fenômenos motores, frequentemente necessitando de medidas de emergência e hospitalização.

O tratamento precoce das crises epilépticas reduz o risco de *status epilepticus* e hospitalização. Na SD é recomendado que os pacientes tenham orientações, preferencialmente por escrito, para o tratamento de emergência que contemple o uso de medicação de resgate.

Considerando-se qual medicação deve ser usada, um benzodiazepínico deveria ser a primeira linha de tratamento domiciliar ou no hospital. Recomenda-se o uso do midazolam bucal ou do diazepam via retal (0,3 a 0,5 mg/Kg). O uso máximo de duas doses, principalmente domiciliar, deve ser respeitado por causa do risco de depressão respiratória. Posteriormente, caso necessário, deve-se adotar o protocolo para estado de mal.

Tratamento com Fármacos Anticrises (FACs)

A compreensão sobre o melhor tratamento da síndrome de Dravet (SD) evoluiu ao longo dos anos. Ainda assim, o diagnóstico tardio leva ao pior prognóstico caracterizado pela persistência das crises epilépticas, deteriorações cognitiva e comportamental. A abordagem terapêutica, adequada e precoce, parece ser essencial para a mudança deste cenário.

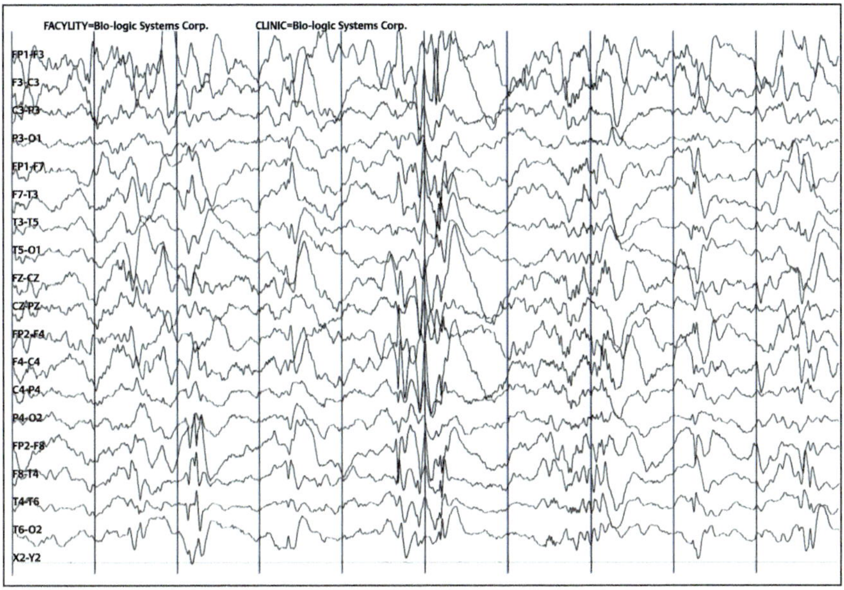

Fig. 6-2. EEG demonstrando padrão com multiespícula-onda com projeção multifocal que pode ser observado na epilepsia mioclônica do lactente.

- Início do tratamento: Há algoritmos de tratamento (Fig. 6-3) que sugerem a introdução dos FACs em uma determinada sequência. O início deve ser realizado com valproato, e como as crises não são controladas com monoterapia, sugere-se a introdução rápida do clobazam.

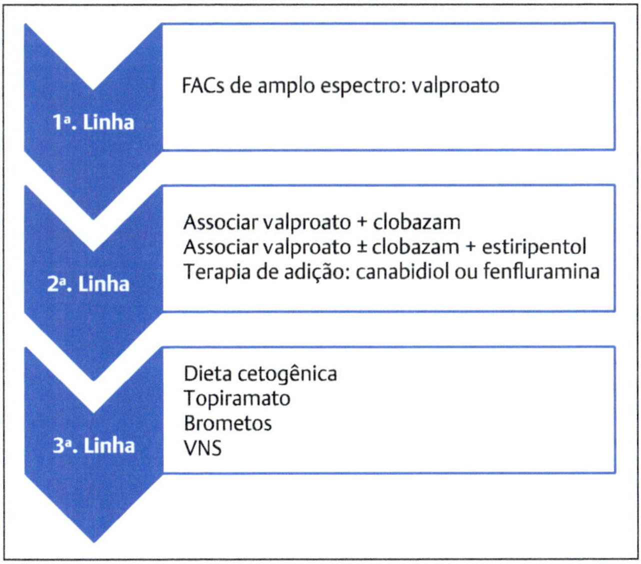

Fig. 6-3. Algoritmo de Tratamento. (Adaptada de Cross *et al.*, 2019.)

Tabela 6-1. Fármacos Anticrises Indicados na SD como Segunda Linha no Tratamento

FACs*	Dose (mg/kg/dia)	Posologia	
Estiripentol	30-50 mg/kg/dia	2 a 3 doses	Redução da dose de clobazam em 25% Se problemas gastrointestinais, redução do valproato
Canabidiol	10-20 mg/kg/dia	2 doses	Redução do clobazam, se sonolência Redução do valproato, se alteração das enzimas hepáticas
Fenfluramina	0,2-0,4 mg/kg/dia Dose máxima: 17 mg/dia	2 doses	Não tem interação com outros FACs relevantes

FACs, Fármacos Anticrises.
*Terapia de Adição.

Portanto, o valproato, associado ou não ao clobazam, é visto como a primeira linha de tratamento na SD, devendo ser introduzido, assim que o diagnóstico seja confirmado ou se houver a suspeita deste diagnóstico.

Estudos randomizados e controlados (Classe I) demonstraram que o estiripentol, o canabidiol e, mais recentemente, a fenfluramina são fármacos efetivos. A eficácia destes fármacos parece ser prolongada e se mantém em longo prazo (Tabela 6-1).

Fármacos Anticrises Eficazes

Embora não tenhamos estudos controlados e randomizados, estudos abertos e não controlados demonstram que o topiramato, os brometos e a dieta cetogênica podem ser utilizados. Os brometos são relatados como especialmente benéficos, embora sua disponibilidade seja limitada.

ATENÇÃO

FÁRMACOS ANTICRISES QUE DEVEMOS EVITAR

- Bloqueadores de canais de sódio (p. ex.; carbamazepina, oxcarbazepina) podem agravar as crises na SD, pois as mutações do *SCN1A* podem levar à perda da função do canal de sódio. Desta forma, o seu uso pode ter um impacto sobre o desfecho cognitivo destes pacientes.
- Entretanto, alguns pacientes parecem ser responsivos à lamotrigina, em especial quando associada ao valproato, com agravamento do quadro na retirada da medicação. Portanto, deve-se considerar a resposta individual de cada paciente.

PROGNÓSTICO

As causas mais comuns para a morte prematura na SD são morte súbita e estado de mal. Estima-se que 10%-20% dos pacientes com SD morrem antes dos 10 anos. O estudo conduzido pela International Dravet Syndrome Epilepsy Action League (IDEA *League*) demonstrou que 31/833 pacientes com a SD morreram até os 10 anos. A média de idade para o óbito é de 4,6 anos, 19/31 morreram de morte súbita, 10 decorrentes de estado de mal, um decorrente de cetoacidose, e outro decorrente de acidente. A expectativa média de vida não é definida.

O declínio cognitivo e comportamental pode ser melhorado com a prevenção do estado de mal em idades precoces.

Concluindo, o valproato deve ser introduzido assim que o diagnóstico é realizado com a adição rápida do estiripentol associado ou não ao clobazam. O canabidiol pode ser considerado pela sua eficácia como segunda ou terceira linha de tratamento. Se a eficácia da fenfluramina for confirmada, ela provavelmente se tornará um fármaco de segunda linha e, eventualmente, de primeira linha.

Deve-se lembrar que o uso de FACs não adequados para a SD pode alterar o desfecho comportamental e cognitivo destes pacientes.

BIBLIOGRAFIA RECOMENDADA

Ceulemans B, Schoonjans AS, Marchau F, Paelinck BP, Lagae L. Five-year extended follow-up status of 10 patients with Dravet syndrome treated with fenfluramine. Epilepsia. 2016;57:129.

Chiron C, Marchand MC, Tran A, Rey E, d'Athis P, Vincent J, et al. Stiripentol in severe myoclonic epilepsy in infancy: a randomised placebo-controlled syndrome-dedicated trial. STICLO study group. Lancet. 2000;356:1638-42.

Cross JH, Caraballo RH, Nabbout R, Vigevano F, Guerrini R, Lagae L. Dravet syndrome: Treatment options and management of prolonged seizures. Epilepsia. 2019 Dec;60 Suppl 3:S39-S48.

Dravet C. Severe Myoclonic Epilepsy of Infancy. In: Duchowny M, Cross H, Arzimanoglou A. (Eds.) Pediatric Epilepsy. New York: McGraw-Hill, Medical Publishing Division, 2013, p. 99-111.

Devinsky O, Patel AD, Thiele EA, Wong MH, Appleton R, Harden CL, et al. Randomized, dose-ranging safety trial of cannabidiol in Dravet syndrome. Neurology. 2018 Apr 3;90(14):e1204-e1211.

Guerrini R, Tonnelier S, d'Athis P, Rey E, Vincent J, Pons G, et al. Stiripentol in severe myoclonic epilepsy in infancy (SMEI): a placebo-controlled Italian trial. Epilepsia. 2002;43(Suppl 8):s155.

Lagae L. Dravet syndrome. Curr Opin Neurol. 2020 Dec 31; Publish Ahead of Print.

Lagae L, Sullivan J, Knupp K, Laux L, Polster T, Nikanorova M, et al. Fenfluramine hydrochloride for the treatment of seizures in Dravet syndrome: a randomised, double-blind, placebo-controlled trial. Lancet. 2019;394(10216):2243-54.

Myers KA, Lightfoot P, Patil SG, Cross JH, Scheffer IE. Stiripentol efficacy and safety in Dravet syndrome: a 12-year observational study. Dev Med Child Neurol. 2018;60:574–8.

Nabbout R, Mistry A, Zuberi S, Villeneuve N, Gil-Nagel A, Sanchez-Carpintero R, et al. Fenfluramine for Treatment-Resistant Seizures in Patients with Dravet Syndrome Receiving Stiripentol-Inclusive Regimens: A Randomized Clinical Trial. JAMA Neurol 2020 Mar 1;77(3):300-8.

Thanh TN, Chiron C, Dellatolas G, Rey E, Pons G, Vincent J, Dulac O. Long-term efficacy and tolerance of stiripentol in severe myoclonic epilepsy of infancy (Dravet syndrome). Arch Pediatr. 2002;9:1120-7.

Thiele EA, Marsh ED, French JA, Mazurkiewicz-Beldzinska M, Benbadis SR, Joshi C, et al. Cannabidiol in patients with seizures associated with Lennox Gastaut syndrome (GWPCARE4): a randomised, double blind, placebo-controlled phase 3 trial. Lancet. 2018;391(10125):1085-96.

Wirrell EC, Laux L, Donner E, Jette N, Knupp K, Meskis MA, et al. Optimizing the diagnosis and management of Dravet syndrome: recommendations from a North American consensus panel. Pediatr Neurol. 2017;68:18-34. e3.

Wirrell EC, Laux L, Franz DN, Sullivan J, Saneto RP, Morse RP, et al. Stiripentol in Dravet syndrome: results of a retrospective US study. Epilepsia. 2013;54:1595-604.

CAPÍTULO 7

EPILEPSIA MIOCLÔNICO-ATÔNICA

PONTOS-CHAVE

- A epilepsia mioclônico-atônica (EMA) é caracterizada pela presença de crises epilépticas muito frequentes que levam à regressão do desenvolvimento.
- A EMA tem início entre 2 a 6 anos, sendo os meninos mais comumente acometidos do que as meninas.
- O início das crises é abrupto e tormentoso (*'stormy' onset*) com crises frequentes e múltiplos tipos de crises, incluindo crises tônico-clônicas generalizadas e crises mioclônicas.
- Há remissão das crises epilépticas com melhoras cognitiva e comportamental em 2/3 dos casos.
- O tratamento com dieta cetogênica deve ser considerado precocemente.

Neste capítulo, iremos abordar a epilepsia com crises mioclônico-atônicas. Outras encefalopatias epilépticas desta faixa etária (infância) são a síndrome de Lennox-Gastaut e a encefalopatia epiléptica e do desenvolvimento com atividade epileptiforme ativada pelo sono.

EPILEPSIA MIOCLÔNICO-ATÔNICA

A epilepsia mioclônico-atônica (EMA), previamente denominada de epilepsia com crises mioclônico-atônicas ou astáticas (ou síndrome de Doose), tem início na infância precoce. Em dois terços dos casos, o desenvolvimento prévio é normal.

O quadro clínico completo que leva ao diagnóstico pode não estar presente no início da doença e ir aparecendo ao longo do tempo. Durante a fase ativa das crises (*stormy phase*), as crianças apresentam estagnação do desenvolvimento ou mesmo regressão do desenvolvimento, que pode melhorar uma vez que as crises epilépticas estejam controladas.

A EMA tem incidência de aproximadamente 1 em 10.000 crianças e representa aproximadamente 2% das epilepsias da infância.

QUADRO CLÍNICO

A EMA tem início entre 2 a 6 anos, sendo os meninos mais comumente acometidos do que as meninas. Aproximadamente 25% das crianças têm história de crise febril, sendo esta aparentemente associada a um prognóstico mais favorável. O desenvolvimento prévio e o exame neurológico antes do início das crises epilépticas são tipicamente normais em dois terços dos pacientes.

Na maior parte dos casos, o início das crises é abrupto (*'stormy' onset*) com crises em frequência elevada e múltiplos tipos de crises, incluindo crises tônico-clônicas generalizadas e crises mioclônicas. Em outros casos, pode evoluir mais lentamente, requerendo acompanhamento cuidadoso para o diagnóstico diferencial com a síndrome de Lennox-Gastaut.

As crises são frequentemente farmacorresistentes, particularmente durante a fase que cursa com frequência elevada das crises (*stormy phase*), podendo apresentar estado de mal epiléptico recorrente.

Durante esta fase, há o *plateau* ou mesmo a regressão do desenvolvimento, que acomete predominantemente o comportamento (p. ex.; hiperatividade e agressividade) e o funcionamento executivo. A ataxia é evidente. Os distúrbios do sono também são comuns durante a fase ativa. Estas comorbidades tipicamente melhoram ou remitem, assim que o controle das crises epilépticas é alcançado.

Apesar da farmacorresistência inicial, dois terços das crianças alcançam a remissão, geralmente dentro dos três primeiros anos após o início das crises epilépticas. No restante, crises persistentes, perda cognitiva, agressividade e hiperatividade são frequentemente observadas.

O controle das crises costuma ser concomitante à melhora do EEG. Graus variáveis de deficiência intelectual são observados nestas crianças. Os fatores preditivos de pior desfecho incluem crises tônicas, estado epiléptico não convulsivo recorrente e um EEG demonstrando atividade epileptiforme muito frequente, caracterizada por espícula-onda generalizada irregular ou lenta e atividade rápida generalizada.

TIPOS DE CRISES

As crises mioclônico-atônicas são mandatórias para este diagnóstico e são caracterizadas por crises mioclônicas breves, afetando a musculatura proximal, frequentemente associada a uma discreta vocalização, seguida de um componente atônico breve que pode ser sutil com queda da cabeça ou mais proeminentemente com queda abrupta.

As crises atônicas puras, que também são frequentemente observadas, não têm o componente mioclônico e levam à queda abrupta com perda do tônus axial, com queda da cabeça ou queda súbita (crises de queda).

Outros tipos de crises frequentemente observados são as crises mioclônicas, ausências e crises tônico-clônicas generalizadas. Esta última pode ocorrer com ou sem febre e estão presentes em dois terços dos pacientes. As crises tônicas podem aparecer tardiamente e são indicativas de mau prognóstico.

O estado epiléptico não convulsivo é também comum e se manifesta por perda do contato com o meio e pode ser um fenômeno inaugural. O estado de mal dura de horas a dias com ausências atípicas, crises mioclônicas e crises atônicas associadas à sonolência, instabilidade, sialorreia e distúrbios da fala. Há crises mioclônicas erráticas predominantemente na face e nos membros superiores.

O estado de mal epiléptico não convulsivo recorrente é associado a desfecho menos favorável.

ALTERAÇÕES ELETROENCEFALOGRÁFICAS

A atividade elétrica cerebral é adequada para a idade no início do quadro. O ritmo teta monomórfico, com projeção nas regiões posteriores (predominantemente parietal) é característico da EMA, mas não é documentado em todos os pacientes.

Com o aumento da frequência das crises, a atividade epileptiforme generalizada e a lentificação da atividade elétrica cerebral podem ser observadas.

A atividade epileptiforme interictal é caracterizada por espícula ou poliespícula-onda de 3 a 6 Hz frequentes em surtos que duram de 2-6 segundos. Sequências prolongadas de atividade de espícula-onda lenta devem levar à suspeita de estado de mal não convulsivo.

O registro ictal das crises mioclônico-atônicas é representado por atividade generalizada de multiespícula ou espícula com mioclonia, seguidos por ondas lentas de amplitude elevada, acompanhando o componente atônico. A adição de eletrodos de músculo pode ser necessária para a diferenciação entre as crises epilépticas (p. ex.; crises mioclônico-atônicas, mioclônicas e atônicas).

INVESTIGAÇÃO DIAGNÓSTICA

- **RM de encéfalo**: A neuroimagem não é recomendada e é normal.
- **Genética**: A história familiar de epilepsia ou crises febris é observada em aproximadamente um terço dos casos e está associada a um desfecho mais favorável em longo prazo.

  A epilepsia genética com crises febris *plus* pode ser observada nos casos familiais de EMA.

  Na maior parte das crianças, a EMA tem herança complexa com padrão poligênico. Em alguns casos, variantes patogênicas são identificadas nos genes *SCN1A128, SCN1B129, SCN2A130, STX1B131, SLC6A1132, CHD2102, SYNGAP1103*. Aproximadamente 5% dos pacientes com EMA têm deficiência do transportador da glicose (GLUT1) com variante patogênica no gene *SLC2A1*.

DIAGNÓSTICOS DIFERENCIAIS

Síndrome de Lennox-Gastaut (SLG)

Na SLG, dá-se a presença de crises tônicas em fases precoces da doença e EEG demonstrando padrão de espícula-onda lento a 2,5 Hz (vigília) e ritmo recrutante (sono). As crianças com a SLG costumam ter atraso do desenvolvimento antes do início do quadro ou história pregressa de espasmos infantis.

Epilepsia Mioclônica do Lactente

A epilepsia mioclônica do lactente diferencia-se pela ausência das crises mioclônico-atônicas e crises de ausência atípica e apresenta-se em idades mais precoces.

Síndrome de Dravet

As crises são prolongadas e caracterizadas pela presença de fenômenos motores (crises hemiclônicas) desencadeadas por febre/infecção no primeiro ano de vida e ausência de crises mioclônico-atônicas.

Lipofuccinose Ceroide (CLN2)

A CLN2 tipicamente se inicia nas crianças com desenvolvimento normal ou com atraso de fala. As crianças podem apresentar um fenótipo que se assemelha à EMA; entretanto, há declínio cognitivo, motor e ataxia. O EEG mostra resposta paroxística nas frequências de 1-3 Hz, sendo a testagem com frequências baixas de fotoestímulo importante para o diagnóstico.

TRATAMENTO

Não há consenso sobre o tratamento na EMA. O estudo retrospectivo, conduzido pelo Hospital John Hopkins, com uma série numerosa, demonstrou que 17% dos pacientes tiveram redução ≥ 50% das crises, após o primeiro fármaco, e 5% ficaram livres de crises. A piora das crises existentes ou o aparecimento de novos tipos de crises epilépticas ocorreu em 41%. Um segundo tratamento foi necessário em 90% dos pacientes; 24% responderam, e 2% se tornaram livres de crises.

De um modo geral, os FACs mais utilizados com redução das crises epilépticas foram levetiracetam (17%), ácido valproico (31%), combinação de outros FACs (26%).

A terapia dietética, geralmente utilizada como segunda escolha, foi eficaz em 79% (75/95) dos casos, o que faz crer que esta possa ser a primeira linha de tratamento associada ou não aos FACs.

BIBLIOGRAFIA RECOMENDADA

Joshi C, Nickels K, Demarest S, Eltze C, Cross JH, Wirrell E. Results of an international Delphi consensus in epilepsy with myoclonic atonic seizures/Doose syndrome. Seizure. 2021 Feb;85:12-18.

Nickels K, Kossoff EH, Eschbach K, Joshi C. Epilepsy with myoclonic-atonic seizures (Doose syndrome): Clarification of diagnosis and treatment options through a large retrospective multicenter cohort. Epilepsia. 2021 Jan;62(1):120-127.

Specchio N, Wirrell EC, Scheffer IE, Nabbout R, Riney K, Samia P, et al. ILAE Classification and Definition of Epilepsy Syndromes with Onset in Childhood: Position Paper by the ILAE Task Force on Nosology and Definitions. https://www.ilae.org/files/dmfile/CHILDApril6withfigs.pdf

CAPÍTULO 8

SÍNDROME DE LENNOX-GASTAUT

PONTOS-CHAVE

- Presença de crises epilépticas multiformes: ausências atípicas, atônicas, tônicas axiais, tônico-atônicas, mioclônicas e crises focais e tônico-clônicas.
- O estado de mal de ausência atípica é comum e de difícil reconhecimento.
- O EEG apresenta caracteristicamente complexos de onda aguda-onda lenta, multiespícula/poliespícula-onda lenta generalizados e atividade beta recrutante difusa.
- O tratamento geralmente requer politerapia farmacológica, podendo ser necessário uso de dieta cetogênica e/ou abordagem invasiva.
- Prognóstico em longo prazo é ruim quanto ao controle das crises e evolução cognitiva, havendo declínio cognitivo progressivo e deficiência intelectual moderada à severa.

A síndrome de Lennox-Gastaut (SLG) leva ao declínio cognitivo e comportamental progressivo, causado pela epileptogênese ictal e interictal. Desta forma, embora antes do início das crises, o desenvolvimento neuropsicomotor possa ser normal, após cinco anos de evolução, 75% a 95% dos pacientes vão apresentar algum grau de comprometimento cognitivo.

PERFIL ELETROCLÍNICO

Os critérios diagnósticos clássicos consistem em uma *tríade* com múltiplos tipos de crises epilépticas, EEG anormal e regressão cognitiva.

A SLG corresponde a 1% a 10% das epilepsias da infância, com idade de início entre 1 e 7 anos, mais tipicamente entre 3 e 5 anos, persistindo na adolescência e idade adulta.

Múltiplos Tipos de Crises Epilépticas

Não existem sinais patognomônicos, porém o polimorfismo das crises é característico, com crises do tipo ausências atípicas, tônicas, atônicas, mioclônicas, focais e tônico-clônicas.

As crises tônicas são as mais características e estão presentes em todos os casos; as ausências atípicas são o segundo tipo de crise mais frequente, de difícil reconhecimento, podendo ser prolongadas. O estado de mal não convulsivo – crises de ausência atípica – pode durar dias a semanas e ocorre em até 50% a 75% dos pacientes. As crises de queda (*drop attacks*), frequentes e particularmente debilitantes, ocorrem em 50% dos casos (Fig. 8-1).

O início muito precoce dos sintomas (abaixo dos dois anos de idade) é frequentemente associado a crises tônicas breves, repetitivas, presentes em vigília, e associado a déficits cognitivo e comportamental graves.

Características Eletroencefalográficas

A atividade de base é quase sempre lenta e desorganizada com escassez de elementos fisiológicos. Os paroxismos epileptiformes, que ocorrem durante a vigília, são do tipo complexos de onda aguda-onda lenta generalizados, com frequência de 1,5 a 2,5 Hz, frequentemente assimétricos e com acentuação focal ou multifocal, particularmente nas regiões anteriores. Esta atividade é pouco reativa às manobras de ativação. Durante o sono, predominam paroxismos de complexos de poliespícula-onda lenta generalizados, frequentemente seguidos por períodos de eletrodecremento ou atividade rápida do tipo recrutante (10 a 20 Hz) difusa (Fig. 8-2).

O EEG ictal reproduz o padrão interictal com maior duração da atividade relatada anteriormente.

Declínio Cognitivo

O declínio cognitivo é frequentemente acompanhado por distúrbios comportamentais.

Aproximadamente 10% a 20% das crianças com SLG têm um QI adequado para a idade, mas após a instalação das crises, há um declínio do processamento cognitivo, impedindo as tarefas diárias. A avaliação ao longo do tempo destes pacientes demonstrou que 69% apresentavam algum grau de deficiência intelectual na primeira visita, comparado a 99% após 17 anos de acompanhamento.

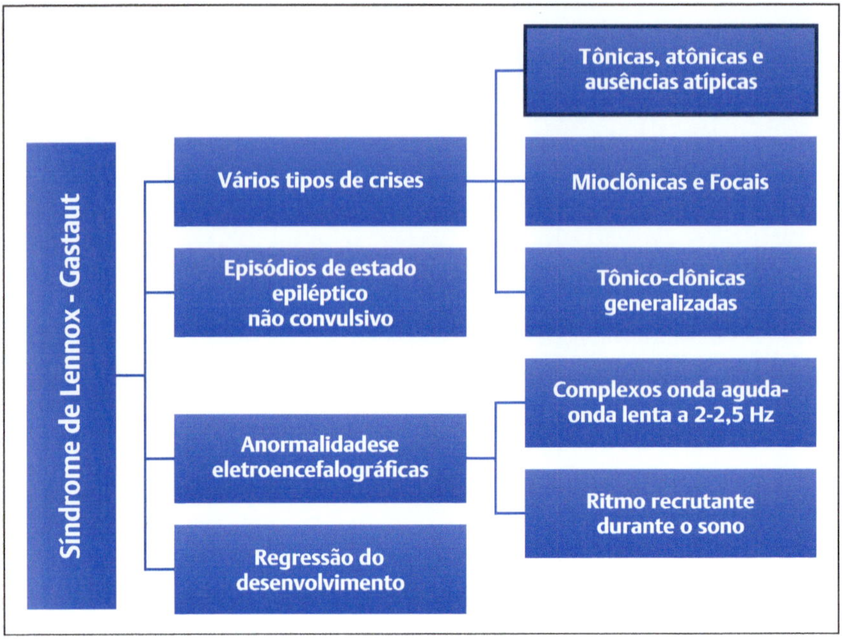

Fig. 8-1. Características eletroclínicas da Síndrome de Lennox-Gastaut.

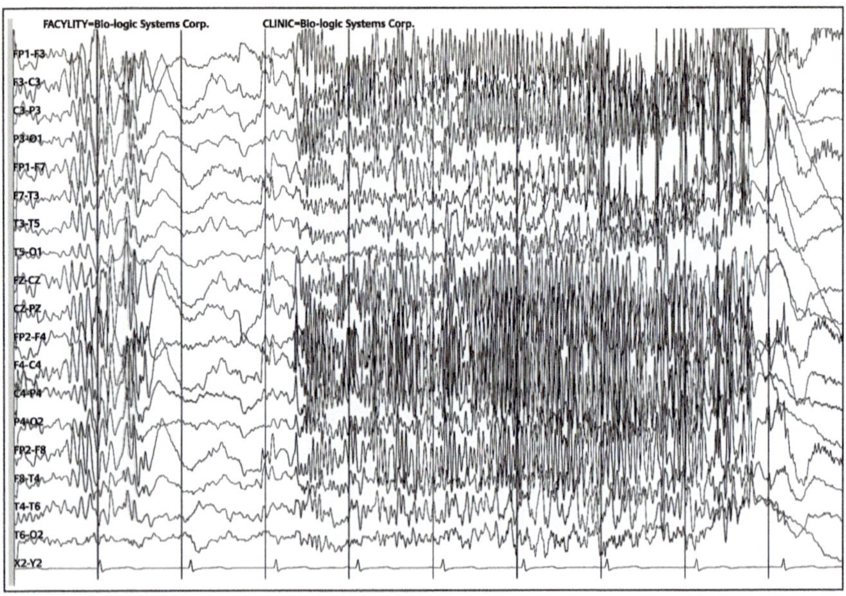

Fig. 8-2. Características do EEG (ritmo recrutante durante o sono).

Quatro fatores de risco independentes estão associados ao declínio cognitivo: estado de mal não convulsivo, diagnóstico prévio de espasmos infantis, etiologia estrutural e idade de início precoce. A ocorrência de estado de mal não convulsivo é o fator mais importante para este declínio.

Os problemas comportamentais, como a hiperatividade, agressão e sintomas clínicos associados ao TEA, ocorrem em metade dos casos. Tais manifestações clínicas são frequentemente observadas nos pacientes com idade de início precoce e SLG estrutural.

INVESTIGAÇÃO ETIOLÓGICA

A SLG tem múltiplas etiologias, e cerca de 20% dos pacientes evoluem a partir dos espasmos epilépticos. Os pacientes de causa identificada correspondem a até 75% dos pacientes, incluindo lesões cerebrais decorrentes de traumas, complicações perinatais, malformações congênitas, doenças metabólicas ou infecciosas entre outras. Em 25% a 35% dos pacientes não se consegue definir a causa.

1. **Laboratorial:** hemograma, painel bioquímico, exames de urina, amônia sérica, ácido láctico e *screening* metabólico.
2. **Sequenciamento do exoma ou painel para epilepsia**: várias mutações genéticas têm sido descritas em pacientes com SLG, embora ainda exista uma grande heterogeneidade de resultados. Os principais genes atualmente descritos são *SCN1A, SLC2A1, STXBP1, DNM1* e *GABRB3.*
3. **Neuroimagem:** habitualmente, a ressonância magnética (RM) revela uma lesão estrutural (aproximadamente 70% dos casos), porém pode ser normal. As lesões estruturais mais comuns são as malformações do SNC e sequelas de insultos hipóxico-isquêmicos.

ATENÇÃO

Pacientes sem etiologia definida, mas com deterioração global, devem ser investigados para *SLC2A1* (deficiência do transportador da glicose), *CLN2* (lipofuscinose ceroide infantil tardia), e *TSC1* e 2 (esclerose tuberosa).

TRATAMENTO

O objetivo do tratamento da SLG é a diminuição da frequência e gravidade das crises para melhorar a qualidade de vida e o prognóstico, reconhecendo que o controle total das crises não é possível.

Um algoritmo de tratamento foi proposto por *experts* da Escola Europeia a fim de tornar o mais racional possível a escolha do tratamento na SLG (Fig. 8-3).

Tratamento Farmacológico

Alguns fármacos são particularmente eficazes em alguns tipos de crises epilépticas (Fig 8-3). Os *guidelines* (recomendações) para tratamento são limitados pelas dificuldades no tratamento de uma síndrome tão heterogênea, pelas incertezas sobre a eficácia do tratamento da SLG e pelo fato de que a seleção de um tratamento é individual.

Os únicos fármacos com estudos de fase III, ou seja com efetividade demonstrada por estudos controlados e randomizados como terapia de adição, são o topiramato, canabidiol, a rufinamida e o clobazam. Estudos abertos e não controlados demonstraram a eficácia em longo prazo destes fármacos, e há evidências oriundas de estudos fase IV, abertos e não controlados, que a associação valproato e lamotrigina pode ser eficaz no controle das crises de queda.

Embora não testada especificamente na síndrome de Lennox-Gastaut, a associação valproato e etossuximida pode beneficiar os pacientes com ausência atípica.

Portanto, não há um consenso sobre o tratamento farmacológico ideal, e inúmeros FAC são utilizados, como: valproato, lamotrigina, topiramato, rufinamida, clobazam, felbamato, levetiracetam, zonisamida e canabidiol.

Tratamentos Não Farmacológicos

Dieta Cetogênica

Os tratamentos não farmacológicos, como a dieta cetogênica (DC), podem ter um papel central no tratamento da SLG. A dieta cetogênica pode diminuir a frequência das crises epilépticas, como demonstrado na série do John Hopkins em que 44% dos pacientes tiveram uma redução > 50% das crises epilépticas.

A DC pode ser tentada em todos os pacientes com SLG. Entretanto, os pacientes com deficiência de *GLUT1* têm indicação precípua deste tipo de tratamento, que deve ser iniciada em fases muito precoces.

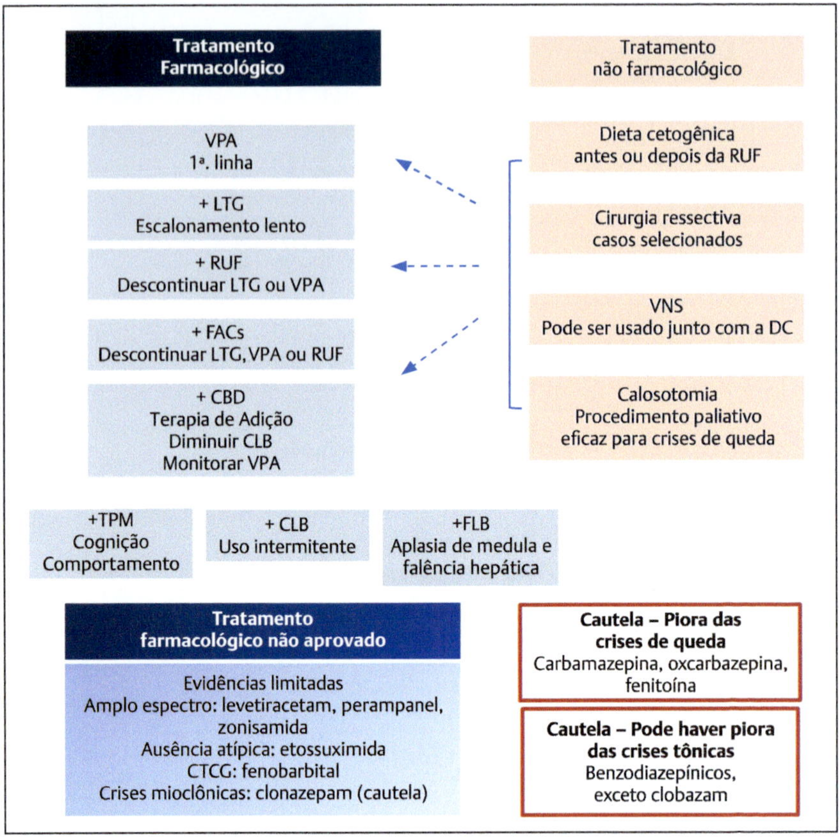

Fig. 8-3. Algoritmo de Tratamento. CBD, canabidiol; CLB, clobazam; DC, dieta cetogênica; FACs, fármacos anticrises; FLB, felbamato; LTG, lamotrigina; ÐPA, valproato; RUF, rufinamida; TPM, topiramato; VNS, estimulador de nervo vago. (Adaptada de Cross *et al.*, 2017).

Cirurgia Ressectiva e Paliativa

Outras abordagens mais invasivas incluem a cirurgia e a neuromodulação. O estudo da Cleveland Clinic com ressecções focais, lobares, multilobares e hemisferectomias demonstrou que 53% dos pacientes ficaram livres de crises, e 28% tiveram uma redução de 50% a 90%. Para este tipo de abordagem – cirurgias ressectivas – é essencial o delineamento de uma lesão focal.

A calosotomia é uma cirurgia paliativa que tem como objetivo a diminuição das crises de queda com eficácia superior à da neuromodulação nas crises atônicas.

Neuromodulação

A estimulação do nervo vago é utilizada em concomitância com outros tratamentos e leva à redução das crises 50% em mais da metade dos pacientes. Este tratamento parece ser mais eficaz nos pacientes que apresentam crises mioclônicas, mas tem eficácia limitada nas crises tônicas.

ATENÇÃO

No tratamento da SLG, deve-se considerar a associação de estratégias de tratamento farmacológico e não farmacológico. Portanto, a introdução da DC, a indicação para avaliação pré-operatória ou a neuromodulação devem ser tentativas precoces concomitantes ao uso dos fármacos.

PROGNÓSTICO

A evolução em longo prazo é variável, e 47% a 76% dos pacientes evoluem com deficiência intelectual severa e crises epilépticas farmacorresistentes. As morbidades particularmente associadas à SLG incluem déficits cognitivos, problemas comportamentais, distúrbios do sono e dificuldades motoras. A frequência elevada e a intensidade das crises epilépticas requerem vigilância contínua, pois o risco de traumatismos é alto, causando significativo impacto na família e cuidadores. Equipamentos de proteção, como capacete e cadeira de rodas, são necessários.

O prognóstico da SLG é muito pobre: 5% das crianças morrem, 80%-90% continuam a ter crises na vida adulta e quase todos apresentam problemas cognitivos e comportamentais.

O risco de morte é 14 vezes maior do que nas crianças e adolescentes da população em geral; a maior parte dos óbitos resulta de causas neurológicas, tendo as crises como fator precipitante. Estes achados sugerem que a redução das crises diminui a mortalidade.

BIBLIOGRAFIA RECOMENDADA

Amrutkar C, Riel-Romero RM. Lennox Gastaut syndrome. 2019 Jan 16. Stat Pearls [Internet]. Treasure Island (FL): StatPearls Publishing; 2018 Jan-. Disponível em: http://www.ncbi.nlm.nih.gov/books/NBK532965/

Asadi-Pooya AA. Lennox-Gastaut syndrome: a comprehensive review. Neurol Sci 2018;39:403-14.

Cross JH, Auvin S, Falip M, Striano P, Arzimanoglou A. Expert opinion on the management of Lennox-Gastaut syndrome: Treatment algorithms and practical considerations. Front Neurol. 2017;8:505.

Jahngir MU, Ahmad MQ, Jahangir M. Lennox-Gastaut syndrome: In a nutshell. Cureus. 2018 Aug 13;10(8):e3134.

Machado VH, Palmini A, Bastos FA, Rotert R. Long-term control of epileptic drop attacks with the combination of valproate, lamotrigine, and a benzodiazepine: a 'proof of concept,' open label study. Epilepsia. 2011;52(7):1303-10.

Nieh SE, Sherr EH. Epileptic encephalopathies: new genes and new pathways. Neurotherapeutics. 2014;11(4):796-806.

Parte III SÍNDROMES EPILÉPTICAS AUTOLIMITADAS OU IDIOPÁTICAS

CAPÍTULO 9

EPILEPSIA FOCAL AUTOLIMITADA DA INFÂNCIA COM PAROXISMOS CENTROTEMPORAIS

PONTOS-CHAVE

- É a síndrome epiléptica mais frequente na faixa etária escolar.
- As crises epilépticas habitualmente são motoras, perceptivas, breves, durante o sono (75%) e caracterizam-se por manifestações orofaringolaríngeas, bloqueio da vocalização, sintomas sensório-motores faciais unilaterais e hipersalivação.
- O EEG é caracterizado por paroxismos epileptiformes centrotemporais ativados pela sonolência e sono NREM.
- Excelente prognóstico, a remissão é esperada em todas as crianças até 15-16 anos.
- Na maioria dos casos não há indicação de tratamento com fármacos anticrises.

EPILEPSIAS FOCAIS AUTOLIMITADAS DA INFÂNCIA

As síndromes epilépticas focais autolimitadas da infância são frequentemente limitadas a esta faixa etária e tem etiologia desconhecida. Estas condições não devem mais ser nomeadas de "benignas" ou idiopáticas. O termo benigno não é recomendado, pois não reconhece as comorbidades cognitivas e comportamentais que podem ocorrer nestes pacientes. O termo idiopático é agora restrito às epilepsias generalizadas idiopáticas (p. ex.; epilepsia ausência da infância, epilepsia mioclônica juvenil).

Dada a evolução típica destas condições, com início e remissão idade-dependente, o termo autolimitado é adequado.

Embora fatores genéticos tenham um papel importante na etiologia, nenhuma mutação foi identificada até o momento. Por esta razão, esta é considerada uma condição de etiologia desconhecida.

As epilepsias focais autolimitadas da infância representam até 25% de todas as epilepsias pediátricas. Estas compreendem um grupo de síndromes que têm características similares, descritas a seguir:

1. Ocorrência idade-dependente, específica para cada síndrome.
2. Ausência de lesão estrutural.
3. Ausência de antecedentes pessoais dignos de nota.
4. Cognição e exames neurológicos normais.
5. Remissão geralmente ocorre na adolescência.
6. Farmacorresponsividade, se tratada.
7. Predisposição genética à alteração eletroencefalográfica.
8. Semiologia ictal clássica para cada síndrome. (Crises são focais motoras ou sensoriais com ou sem perda da percepção e podem evoluir para crises tônico-clônicas bilaterais.)
9. Padrões de EEG particulares: paroxismos epileptiformes com morfologia e localização distintas (dependendo da síndrome epiléptica), frequentemente ativadas pelo sono. A atividade de base ou atividade elétrica cerebral é normal.

As síndromes específicas que se enquadram nesta categoria são:

1. Epilepsia autolimitada com paroxismos ou espículas centrotemporais (previamente denominada de epilepsia rolândica, epilepsia da infância com paroxismos ou espículas centrotemporais, epilepsia benigna da infância com paroxismos ou espículas centrotemporais).
2. Epilepsia autolimitada com crises autonômicas (previamente denominada de síndrome de Panayiotopoulos ou epilepsia occipital benigna com instalação precoce).
3. Epilepsia occipital visual da infância (previamente denominada de epilepsia occipital benigna de instalação tardia ou síndrome de Gastaut ou epilepsia occipital idiopática da infância – tipo Gastaut).
4. Epilepsia do lobo occipital fotossensível (previamente denominada epilepsia de lobo occipital fotossensível idiopático).

Neste capítulo, abordaremos a epilepsia autolimitada com paroxismos ou espículas centrotemporais que é a mais frequente da infância.

EPILEPSIA AUTOLIMITADA COM PAROXISMOS OU ESPÍCULAS CENTROTEMPORAIS

Introdução

É a síndrome epiléptica mais frequente da faixa etária escolar abaixo de 15 anos de idade (15%-25%), sendo que 75% têm início dos 7 aos 10 anos.

A síndrome é mais frequente em meninos, os fatores genéticos e o espectro fenotípico são complexos e ainda não totalmente definidos.

Apresentação Clínica

As crises epilépticas têm início entre 4 e 10 anos de idade (83%), caracterizadas por serem breves, com duração de 1-3 minutos e em 75% dos casos, ocorrerem durante o sono NREM, na indução do sono ou próximo ao despertar. As crises habitualmente são focais motoras, perceptivas e caracterizam-se por manifestações orofaringolaríngeas, bloqueio da vocalização, sintomas sensório-motores faciais unilaterais e hipersalivação muitas vezes abundante.

Mioclonias negativas têm sido descritas em alguns pacientes como uma interrupção do tônus muscular, sendo que estudo poligráfico (EEG/EMG) mostra a descarga centrotemporal contralateral sem evidências características de crises mioclônicas, precedendo os paroxismos epileptiformes. As crises tônico-clônicas bilaterais podem ocorrer sendo consideradas como integrantes da síndrome. As crises prolongadas (> 10 minutos) e o estado de mal epiléptico, embora raros, podem ocorrer. Este último especialmente focal motor ou hemiconvulsivo mais do que de crises tônico-clônicas bilaterais. Em torno de 7% a 10% das crianças com epilepsia autolimitada da infância têm história pessoal de crises febris.

Padrão Eletroencefalográfico

A atividade de base é normal, com presença de paroxismos centrotemporais, frequentemente bilaterais, ativados pela sonolência e sono NREM (Fig. 9-1). Aventa-se a possibilidade de que esta atividade epileptiforme anormal seja resultante de uma disfunção do circuito talamocortical que possa impedir a produção de fusos do sono, um ritmo cerebral essencial para os processos de memória, o que explicaria ao menos em parte as dificuldades cognitivas observadas durante a fase ativa da doença. No entanto, observa-se que os paroxismos centrotemporais podem ser encontrados em 2%-3% das crianças em idade escolar, porém < 10% apresentarão crises epilépticas.

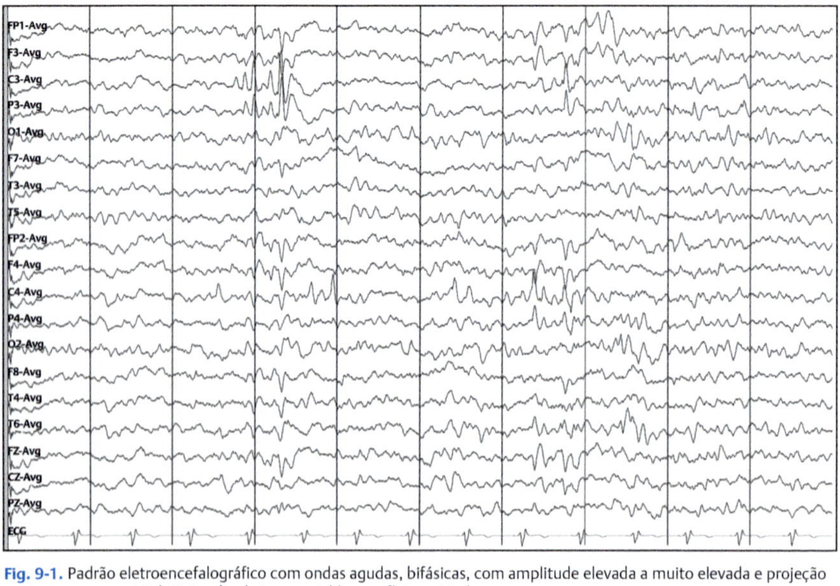

Fig. 9-1. Padrão eletroencefalográfico com ondas agudas, bifásicas, com amplitude elevada a muito elevada e projeção centrotemporoparietal. Notar dipolo tangencial à superfície cortical.

Comorbidades Associadas

Distúrbios linguísticos, cognitivos e do comportamento, geralmente leves e reversíveis, são referidos durante a fase ativa da doença. Podem ser mais significativos em crianças com início das crises antes dos 8 anos de idade. Avaliações mais detalhadas mostram déficits em domínios, como atenção, verbal e memória visual. Distúrbios do comportamento são referidos especialmente como agressividade. Ansiedade e depressão podem ocorrer muitas vezes relacionadas com distúrbios do sono. Chama a atenção a alta incidência de TDAH frequentemente associado a distúrbios de aprendizado.

Exame neurológico normal e inteligência preservada são condições obrigatórias para definição deste tipo de síndrome epiléptica.

Prognóstico

A evolução é excelente, sendo que o risco de desenvolver crises de ausência é menor do que 2% e menos frequentemente ainda de evoluírem com crises TCG na vida adulta. A remissão ocorre 2-4 anos após o início dos sintomas e antes dos 16 anos de idade.

Raramente a evolução pode ser para formas ditas atípicas em um *continuum* que vai desde a epilepsia autolimitada com paroxismos ou espículas centrotemporais até formas mais graves, como as síndromes de Landau-Kleffner (LKS) e de ponta onda contínua durante o sono. Por vezes, esta evolução é desencadeada de forma paradoxal, por FAC rotineiramente utilizado no tratamento da epilepsia autolimitada da infância com paroxismos centrotemporais, como carbamazepina, oxcarbazepina ou mesmo valproato.

ATENÇÃO

Outros exames como a RM de encéfalo não são necessários quando o quadro clínico-eletroencefalográfico é característico. Estudos de RM em crianças com epilepsia autolimitada com paroxismos ou espículas centrotemporais quando comparadas a crianças sem esta forma de epilepsia mostram aumento da espessura cortical na região rolândica, aumento este que se torna menos evidente nas crianças medicadas.

Tratamento

A maioria das crianças tem excelente prognóstico, sendo que:

- 10%-30% têm apenas crise única;
- 60%-70% apresentam < 10 crises;
- 10%-20% apresentam crises frequentes, algumas vezes resistentes ao tratamento.

O tratamento da epilepsia autolimitada com paroxismos ou espículas centrotemporais é controverso, e não existem evidências de que o prognóstico em longo prazo é pior nas crianças não tratadas, embora elas possam não estar protegidas da recorrência de crises, incluindo as tônico-clônicas bilaterais. Com base nos riscos e benefícios do uso do FAC, o tratamento contínuo não tem sido recomendado para crianças que têm apenas uma crise ou crises breves. Alguns recomendam retardar o início do tratamento até a terceira crise. Por outro lado, a possibilidade de que os distúrbios cognitivos possam estar relacionados com atividade epileptiforme frequente tem levado à indicação do tratamento medicamentoso por alguns, o que não é aceito por todos. Na Figura 9-2, observa-se esquema de tratamento modificado de Fejerman, Gobbi e Grosso.

Qualquer que seja a expectativa, o tratamento com FACs deverá ser sempre ponderado junto com os familiares. Quando se indica o tratamento, não há FACs com nível de evidência A ou B, como também não há evidência de pior prognóstico em longo prazo nas crianças não tratadas.

A remissão é esperada em todas as crianças até os 15-16 anos de idade.

A literatura mostra variedade de opiniões na escolha do FAC quando se opta pelo tratamento. Não há evidência de superioridade de monoterapia com qualquer FAC em particular. Nos EUA utiliza-se de preferência a CBZ e, na Europa, VPA, LEV ou sultiame (indisponível no Brasil). Fejerman e Caraballo recomendam CLB, 10 mg à noite, como primeira escolha para as crianças com crises exclusivamente noturnas.

A educação dos pais e o suporte psicológico são a pedra angular do sucesso no manejo desta epilepsia, pois a despeito do excelente prognóstico, as crises causam um impacto negativo aos pais.

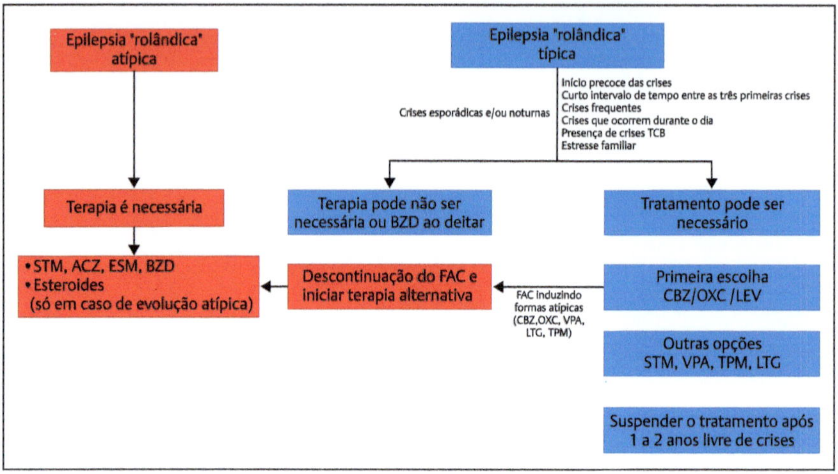

Fig. 9-2. Esquema de tratamento para a epilepsia autolimitada da infância com descargas centrotemporais modificado de Fejerman. TCB, tônico-clônicas bilaterais; CBZ, carbamazepina; OXB, oxcarbazepina; LEV, levetiracetam; STM, sultiame; VPA, ácido valproico; TPM, topiramato; LTG, lamotrigina; ACZ, acetazolamida; ESM, etossuximida: BZB, benzodiazepínicos.

BIBLIOGRAFIA RECOMENDADA

Asadi-Pooya AA, Forouzesh M, Eidi H, Mirzaghafour SE. Levetiracetam versus carbamazepine in treatment of rolandic epilepsy. Epilepsy Behav. 2019;94:1-8.

Caraballo RH, Darra F, Dalla Bernardina B, Fejerman N. Clinical and EEG features of idiopathic focal epilepsies in childhood. J Pediatr Epilepsy. 2016;5(3):116-21.

Demirbilek V, Bureau M, Çokar O, Panayiotopoulos CP. Self-limited focal epilepsies in childhood. In: Bureau M, Genton P, Dravet C, Delgado-Escueta AV, Guerrini R, Yassinari AC, et al. (Eds.). Epileptic syndromes in infancy, childhood and adolescence. London: John Libbey Eurotext Ltd; 2019. p. 219-60.

Fejerman N, Gobbi G, Grosso S. Benign Epilepsy Syndromes with Centrotemporal Spikes. In: Duchowny MS, Cross JH, Arzimanoglou A. (Eds.). Pediatric Epilepsy. McGraw Hill Medical; 2013. p. 183-90.

Glauser T, Ben-Menachem E, Bourgeois B, Cnaan A, Guerreiro C, Kälviäinen R, et al. Updated ILAE evidence review of antiepileptic drug efficacy and effectiveness as initial monotherapy for epileptic seizures and syndromes. Epilepsia. 2013;54(3):551-63.

Kramer MA, Stoyell SM, Chinappen D, Ostrowski LM, Spencer ER, Morgan AK, et al. Focal Sleep Spindle Deficits Reveal Focal Thalamocortical Dysfunction and Predict Cognitive Deficits in Sleep Activated Developmental Epilepsy. J Neurosci. 2021 Feb 24;41(8):1816-29.

Panayiotopoulos CP, Bureau M, Caraballo RH, Dalla Bernardina B, Valeta T. Idiopathic focal epilepsies in childhood. In: Bureau M, Genton P, Dravet C, Delgado-Escueta A, Tassinari CA, Thomas P, Wolf P. (Eds.). Epileptic syndromes in infancy, childhood and adolescence. 5th Ed. Montrouge: John Libbey Eurotext; 2012. p. 217-5.

Valeta T, Panayiotopoulos CP. Treatment of classic syndromes in idiopathic focal epilepsies in childhood. J Pediatr Epilepsy. 2016;5:142-6.

Xu Y, Yang F, Hu Z, He Y, Zhang Q, Xu Q, et al. Anti seizure medication correlated changes of cortical morphology in childhood epilepsy with centrotemporal spikes. Epilepsy Res. 2021 Mar 23;173:106621.

Wilmshurst JM, Gaillard WD, Vinayan KP, Tsuchida TN, Plouin P, Van Bogaert P, et al. Summary of recommendations for the management of infantile seizures: task force report for the ILAE Commission of Pediatrics. Epilepsia. 2015;56(8):1185-97.

CAPÍTULO 10

EPILEPSIA COM CRISES DE AUSÊNCIA NA INFÂNCIA

PONTOS-CHAVE

- As epilepsias generalizadas compreendem aproximadamente de 15% a 20% de todas as epilepsias quando avaliadas em crianças e adultos.
- As crises de ausência são divididas em típicas e atípicas, e ainda em outros tipos de ausências com características particulares, ausências mioclônicas e ausências com mioclonias palpebrais ou periorais.
- A epilepsia ausência da infância (EAI) é uma síndrome epiléptica mais comum nessa faixa etária e representa 10% das epilepsias, sendo farmacorresponsiva e autolimitada à infância na maior parte dos casos.
- A escolha inadequada do fármaco anticrises promoverá o agravamento destas epilepsias.

DEFINIÇÃO

As epilepsias generalizadas genéticas (EGGs), previamente denominadas epilepsias generalizadas idiopáticas, são um grupo distinto de epilepsias, que geralmente têm início na infância ou adolescência, claramente definidas na Classificação Internacional de Síndromes Epilépticas e Epilepsias de 1989. No entanto, esta denominação nem sempre significa que essas epilepsias são herdadas ou podem ser transmitidas aos descendentes, pois a etiologia genética pode ser uma mutação espontânea nova ou de herança complexa. O termo, epilepsia generalizada idiopática, é, portanto, usado como sinônimo das EGGs, e um médico pode escolher qual termo usar, dependendo da importância da ênfase na herança genética para um paciente específico. Embora esse grupo de epilepsias tenha sido individualizado com base na idade de início, tipos de crises epilépticas predominantes e características eletroencefalográficas, a experiência clínica mostrou que esses critérios nem sempre são cumpridos em todos os pacientes e que as EGGs representam uma condição heterogênea. O fenótipo clínico e eletroencefalográfico preciso de um único paciente costuma ser difícil de determinar, e uma síndrome de EGG pode evoluir para outra.

Em estudos epidemiológicos com base em características clínicas e eletroencefalográficas, apesar das dificuldades do diagnóstico sindrômico, sua importância é definitivamente destacada por sua prevalência, cerca de 15% a 20% de todas as epilepsias quando avaliadas em crianças e adultos. Existem muitas semelhanças entre os vários tipos de EGGs: os mesmos tipos de crises epilépticas, ou seja, ausências, mioclonias e crises tônico-clônicas generalizadas (TCG) ou clônico-tônico-clônicas isoladas ou em combinações de gravidade variável além de achados eletroencefalográficos semelhantes, representados por atividade de fundo normal e paroxismos generalizados de espículas, poliespícula ou complexos de espícula ou poliespícula-onda ritmados a 3/s ou mais, tanto no período interictal, como ictal. As razões para a coexistência desses tipos de crises e características eletroencefalográficas ainda são insuficientemente esclarecidas e representam um desafio contínuo para os investigadores. Estas crises epilépticas e estes paroxismos são frequentemente desencadeados por hiperventilação, privação de sono e estimulação fótica intermitente. Em casos suspeitos com eletroencefalogramas (EEG) em vigília de rotina normal, deve ser obtido um registro durante o sono e o despertar, uma vez que a maioria das crises ocorra ao acordar, principalmente após a privação de sono. O exame neurológico e a inteligência encontram-se dentro da normalidade, assim como os estudos de imagem. Diz-se que algumas das síndromes de EGGs geralmente perduram por toda a vida, embora outras sejam relacionadas com a idade. Elas são determinadas geneticamente, mesmo que os membros da família expressem diferentes síndromes de EGGs ou outros tipos de epilepsia e afetam indivíduos de ambos os sexos e todas as etnias.

É fundamental diagnosticar corretamente as síndromes de EGGs, pois, enquanto o uso de fármacos anticrises (FAC) deixará sem crises a maioria dos pacientes, a escolha inadequada do tratamento promoverá o agravamento destas epilepsias. Algumas destas EGGs cursam ausências de início na primeira década de vida e podem ter apresentações e prognósticos diferenciados. A seguir descreveremos algumas destas síndromes.

SÍNDROMES DE EPILEPSIAS GENERALIZADAS IDIOPÁTICAS COM CRISES DE AUSÊNCIA COM INÍCIO NA INFÂNCIA

Subtipos de Crises de Ausência

As crises de ausência são divididas em típicas e atípicas, e ainda em outros tipos de ausências com características particulares, ausências mioclônicas e ausências com mioclonias palpebrais ou periorais. Ausência típica é uma crise generalizada com início abrupto e comprometimento da perceptividade em graus variados. Podem ocorrer piscamentos, contrações clônicas da cabeça, sobrancelhas, musculatura perioral, palpebral, automatismos orais e manuais e, mais raramente, mioclonias de membros.

As ausências atípicas têm início menos abrupto e comprometimento variável da consciência. São frequentemente associadas a outras características clínicas, como a perda do tônus muscular da cabeça, do tronco ou dos membros (geralmente uma queda gradual) e movimentos mioclônicos sutis. O comprometimento da perceptividade pode ser mínimo, com o paciente continuando uma atividade, mas que será executada lentamente ou com erros. Deve-se atentar que ocorrem quase exclusivamente em indivíduos com deficiência intelectual. Podem ser de difícil reconhecimento clínico, e recomenda-se correlação eletroclínica. As ausências atípicas são muito resistentes ao tratamento farmacológico, geralmente requerendo politerapia. As ausências atípicas estão presentes na síndrome de Lennox-Gastaut que pode apresentar diversas etiologias e será abordada em outro capítulo.

As ausências mioclônicas caracterizam-se por movimentos mioclônicos repetidos dos ombros e abdução tônica dos braços, o que resulta no levantamento progressivo desses. As mioclonias são tipicamente bilaterais, mas podem ser unilaterais ou assimétricas. Ausências com mioclonias palpebrais são crises de ausência acompanhadas por abalos mioclônicos breves, repetitivos, frequentemente rítmicos, rápidos (4-6 Hz) das pálpebras, com desvio simultâneo para cima dos globos oculares e extensão da cabeça. As crises são muito breves (< 6 segundos de duração), podem ser diárias e ocorrer múltiplas vezes ao dia. Na grande maioria a percepção é mantida. As ausências com mioclonias periorais são de curta duração e apresentam movimentos breves rítmicos da região perioral e raramente da mandíbula, podendo se iniciar na infância ou vida adulta. Apesar de a caracterização clínica das ausências na maioria dos casos permitir a classificação em uma síndrome epiléptica em uma determinada criança, outras vezes isto não é possível, podendo haver um *continuum* de apresentações fenotípicas.

A apresentação de crises de ausência típica na infância com aspectos comuns semiológicos, achados de EEG e evolução clínica caracteriza algumas síndromes epilépticas generalizadas idiopáticas que serão descritas a seguir.

Epilepsia Ausência da Infância

Quadro Clínico e Eletroencefalográfico

A epilepsia ausência da infância (EAI) é a síndrome epiléptica mais comum nessa faixa etária e representa 10% das epilepsias. Esta síndrome ocorre em crianças típicas em idade escolar (pico das manifestações entre seis e sete anos de idade) com uma forte predisposição genética.

O sexo feminino é mais acometido que o masculino, e a incidência estimada é de 6,3-8/100.000 em crianças até 15 anos. Pode haver história de crises febris em 15%-20% dos casos. As crises ocorrem classicamente na idade escolar, com predomínio dos seis aos sete anos, em crianças previamente hígidas. As ausências são muito frequentes (picnolepsia, do grego *pyknos*: frequente) e constituem o tipo inicial de crises. Segundo Loiseau & Duché, há predisposição genética, com história familiar para epilepsia relatada em 15%-44% dos casos. Quando a história familiar está presente, os membros afetados têm EAI ou uma epilepsia relacionada com as EGGs, como epilepsia ausência da juventude, epilepsia mioclônica juvenil ou, menos comumente, epilepsia genética com crises febris *plus*.

O EEG mostra atividade de base normal e paroxismos de complexos de espícula-onda ritmados geralmente a 3/s, simétricos, bilaterais e síncronos. No registro ictal não há variações na relação entre a espícula e a onda lenta, na frequência intrasurto ou fragmentação das descargas. Pode ocorrer atividade delta rítmica posterior, considerada um sinal de bom prognóstico. Durante a adolescência, frequentemente ocorrem crises TCG. Caso contrário, as ausências podem diminuir ou, mais raramente, persistir como o único tipo de crise. O diagnóstico é relativamente de fácil realização e pode ser feito em uma consulta desde que a avaliação clínica seja completada por um teste de hiperpneia bem executado e/ou registro de EEG. A EAI é conhecida há muito tempo. Historicamente, foi usado o termo "*petit mal*", mas isso deve ser abandonado porque representou um grupo heterogêneo de várias síndromes epilépticas em que EAI foi a mais comum.

A ocorrência de crises TCG e mioclônicas antes do início e durante o período ativo das crises de ausência típicas, componentes mioclônicos significativos durante as crises de ausência e a ocorrência de fotossensibilidade clínica são considerados incompatíveis com o diagnóstico de EAI.

Entre as crianças com ausências que se iniciam antes dos quatro anos de idade, 10% têm deficiência de *GLUT1* (uma mutação em *SLC2A1*). Outros genes ligados a esta síndrome incluem *GABRG2* e *CACNA1A*.

Tratamento

Etossuximida (ESM) foi o fármaco indicado para crianças com crises de ausência até 1974, quando foi descrito que ácido valproico (VPA), um FAC à época relativamente novo, mostrou 100% de controle das crises em 12 de 17 indivíduos com crises de ausência com ou sem automatismos e padrão de complexos de espícula-onda no EEG. Enquanto a ESM não tem efeito em crises TCG, VPA é altamente eficaz no controle desse tipo de crise. De acordo com a literatura de 1980, VPA e ESM deveriam ser tentados sequencialmente e depois em combinação. Na década seguinte, uma série de relatos indicou que lamotrigina (LTG) também era um agente eficaz no tratamento de crises de ausência, um fato ulteriormente confirmado em um ensaio clínico randomizado aberto comparando LTG e VPA. Em 2010, Glauser *et al.* em estudo randomizado de 400 crianças com EAI avaliaram ESM, VPA e LTG. ESM foi considerado o FAC mais eficaz e com menos efeitos adversos.

Prognóstico

A evolução é boa, com controle das crises em 80% dos pacientes. Na "EAI pura", sem características clínicas ou eletroencefalográficas aberrantes, o prognóstico é muito bom; as crises não recidivam após quatro anos de controle e há subsequente descontinuação do tratamento, com resultado favorável em relação às funções cognitivas. A suspensão gradual do fármaco é recomendada após um período sem crises de pelo menos dois anos.

Epilepsia com Ausências Mioclônicas

Quadro Clínico e Eletroencefalográfico

A epilepsia com ausências mioclônicas (EAM) é clinicamente caracterizada por ausências acompanhadas por espasmos clônicos rítmicos bilaterais importantes, frequentemente associados a contrações tônicas. Em 1969, Tassinari *et al.* descreveram dez crianças que apresentavam crises de ausência frequentes, acompanhadas por abalos mioclônicos bilaterais, rítmicos, especialmente nos músculos proximais dos membros superiores, duração variável (quatro a seis segundos a vários minutos) e idade de início dos dois aos nove anos. As ausências apresentam comprometimento variável da consciência, e outros tipos de crises podem-se associar, como crises TCG e, mais raramente, crises tônicas.

Em 1995, Tassinari *et al.*, em uma revisão de 49 casos de EAM, observaram as seguintes características: baixa incidência (0,5%-1%); predomínio no sexo masculino (69%); história familiar positiva em 19% dos casos; idade média de início de sete anos; em 1/3 dos casos ausências mioclônicas são a única manifestação da doença, raramente sendo observadas crises TCG e de queda; exame neurológico normal em todos os casos, exceto por deficiência intelectual, presente em 45% dos casos antes da instalação das ausências mioclônicas e em 25% após o seu início; farmacorresistência a FACs foi descrita, especialmente nos casos com outros tipos de crises associadas.

Manonmani & Wallace observaram alteração de comportamento em sete de dez pacientes e deterioração mental em todos, salientando a importância do diagnóstico diferencial da forma de EAI, a fim de que medidas de aconselhamento e suporte precoces sejam adotadas na evolução da doença.

O EEG ictal na EAM mostra descargas de espícula-onda repetidas ritmicamente a 3 Hz, com início e final abruptos, enquanto o interictal apresenta atividade de fundo normal, descargas de poliespículas-onda, desencadeadas facilmente pela hiperventilação e acentuadas durante o sono.

No EEG, as ausências na EAM são sempre acompanhadas por descargas bilaterais, síncronas e simétricas de complexos de espícula-onda ritmados a 3/s, semelhante ao padrão observado na EAI. Essas crises ocorrem várias vezes ao dia, a consciência durante as contrações pode ser mantida e constitui o único tipo de crise em 30% dos pacientes. Outros tipos de crises (TCG e crises atônicas) ocorrem na maioria deles. A idade de início é de cerca de sete anos, e há preponderância masculina (70%). De herança complexa, poligênica, tem prognóstico menos favorável do que na EAI por causa da resistência das crises à terapia, deterioração mental (70% dos afetados têm dificuldade de aprendizado) e possível evolução para outros tipos de epilepsia, como síndrome de Lennox-Gastaut. Foi observado que havia uma relação constante entre o componente positivo pós-espícula e a mioclonia.

A Comissão de Classificação e Terminologia da ILAE, em 1989, incluiu a síndrome de ausências mioclônicas entre as epilepsias generalizadas criptogênicas ou sintomáticas. Em 2010, Berg *et al.* na proposta de classificação da ILAE incluíram a crise de ausência mioclônica como um tipo de crise de ausência com características especiais e a EAM como uma síndrome eletroclínica na infância.

Tratamento

Nos pacientes descritos inicialmente por Tassinari *et al.* foi observado que o controle das crises com VPA e ESM em altas doses podia promover remissão rápida das ausências em alguns casos, evitando-se deterioração intelectual, sendo nessa ocasião descrita também a eficácia dos benzodiazepínicos. Em quatro casos, houve evolução para síndrome de Lennox-Gastaut e em dois, piora do déficit intelectual. Estudos subsequentes os FACs mais utilizados são VPA, ESM, BDZ, LEV e PB, mas as crises são muito resistentes ao tratamento.

Prognóstico

A heterogeneidade fenotípica e genética pode ser responsável pela presença de ausências mioclônicas de forma exclusiva ou em combinação com outros tipos de crises e evolução para formas mais graves de epilepsia. A presença de ausências mioclônicas isoladamente indica um prognóstico mais favorável. O tratamento eficaz e precoce pode resultar em melhora cognitiva significativa, sugerindo que essa síndrome pode representar uma encefalopatia epiléptica.

Epilepsia Ausência com Mioclonias Palpebrais

Quadro Clínico e Eletroencefalográfico

Jeavons, em 1977, descreveu Epilepsia Ausência com Mioclonias Palpebrais (EAMPa), caracterizada por abalos palpebrais imediatamente após o fechamento ocular, com desvio dos olhos para cima e associação de ausências breves. Concomitantemente observam-se descargas de espícula-onda lenta a 3 Hz imediatamente após o fechamento dos olhos em ambiente iluminado. As ausências são de curta duração, ao redor de dois a três segundos, podendo ocorrer espontaneamente ou ao despertar e também durante a hiperventilação. É ainda conhecida atualmente como síndrome de Jeavons, e sua prevalência situa-se em torno de 2,7% de pacientes com epilepsia adultos.

A idade de início das ausências por vezes é difícil de ser estimada, porém ela geralmente ocorre por volta de quatro a cinco anos de idade. Fotossensibilidade marcante é observada e parece diminuir como o decorrer da idade. Crises TCG infrequentes geralmente ocorrem após os 11-12 anos, sendo associadas a fatores desencadeantes, como menstruação, privação de sono ou fotoestimulação. As crises de ausência podem ser autoinduzidas pelo fechamento dos olhos, fato negado por outros autores.

A Comissão de Classificação e Terminologia da ILAE, em 1989, não incluiu a EAMPa como síndrome específica entre as epilepsias generalizadas idiopáticas. No entanto, essa entidade parece constituir uma forma característica dentro do grupo das epilepsias generalizadas idiopáticas, justificando seu reconhecimento na futura classificação das epilepsias como síndrome isolada. Em 2010, Berg *et al.* na proposta de classificação da ILAE incluíram a crise de ausência com mioclonias palpebrais como um tipo de crise de ausência com características especiais, mas não houve o reconhecimento de uma síndrome eletroclínica específica.

Tratamento

Nas ausências com mioclonias palpebrais os seguintes FACs podem ser utilizados: VPA, ESM, LTG, LEV e benzodiazepínicos. O uso de lentes azuis pode ser recomendado em casos de fotossensibilidade.

Prognóstico

O prognóstico é variável, e o controle das crises é geralmente mais difícil que nas outras formas de epilepsias idiopáticas, e a remissão é baixa.

Epilepsia Ausência com Mioclonias Periorais

Quadro Clínico e Eletroencefalográfico

Panayiotopoulos *et al.*, em 1994, descreveram seis casos de epilepsia ausência com mioclonias periorais (EAMPe) caracterizadas por ausências com duração média de 3,7s acompanhadas por mioclonias rítmicas da região perioral e raramente da mandíbula, com idade de início desde a infância até a adolescência. Crises TCG infrequentes são vistas em todos os pacientes, geralmente antes do início das ausências. Estado de mal de ausência é comum, e história familiar para epilepsia é observada na maior parte dos casos. Fotossensibilidade não está geralmente presente. A prevalência é baixa, constituindo 1,8% de todos os casos de epilepsia desse grupo. O diagnóstico por vezes é difícil, e as mioclonias periorais podem ser interpretadas como crises focais motoras, sendo necessária a realização de vídeo-EEG para a adequada caracterização do quadro. Diante da dificuldade da caracterização sindrômica e resistência ao tratamento medicamentoso, essa forma de epilepsia é muitas vezes subdiagnosticada, sendo mais comumente descrita em adultos.

Tratamento

O tratamento consiste em fármacos de amplo espectro como VPA ou ainda ESM e LTG em alguns casos.

Prognóstico

As crises apresentam baixa remissão, mostrando refratariedade ao tratamento medicamentoso.

Epilepsia Genética com Crises Febris *Plus* (Previamente Epilepsia Generalizada com Crises Febris *Plus*)

Quadro Clínico e Eletroencefalográfico

As principais características da síndrome de EGG mais recentemente caracterizada, a epilepsia generalizada com crises febris *plus* (GEFS$^+$), agora amplamente reconhecida, é que é familiar com um amplo espectro fenotípico. Inclui crises febris que aparecem algumas vezes antes dos três meses de idade ou que persistem além dos seis anos de idade, mas que tipicamente são autolimitadas e se resolvem até a puberdade: ausências, mioclonias, crises atônicas, mioclônico-atônicas, focais e, no final do espectro, características da síndrome de Dravet. Embora possam raramente ocorrer crises das EGGs na vida adulta, a presença nesses heredogramas de alguns membros da família com epilepsia focal levou à sugestão de que o acrônimo GEFS$^+$ corresponde, mais adequadamente, à denominação epilepsia genética com crises febris *plus*. Na verdade, os indivíduos afetados nas famílias com GEFS$^+$ frequentemente apresentam uma variedade ampla de subtipos de epilepsia, com idades de início e gravidade marcadamente diferentes, sugerindo a ação de modificadores genéticos e/ou ambientais. A herança é autossômica dominante com penetrância incompleta, mas pode ocorrer herança complexa. A principal importância da GEFS$^+$ foi o reconhecimento dos genes associados à síndrome. As mutações genéticas descritas em associação a GEFS$^+$ codificam canais iônicos: mutações em *SCN1A, SCN1B, SCN2A* e dos genes *GABRG2, GABRD* e *PCDH19* ocorrem em famílias com o fenótipo GEFS$^+$. O gene GEFS$^+$ mais comumente relatado é o *SCN1A*, em que são encontradas mutações missense.

Tratamento

A maioria das crianças com GEFS$^+$ não requer fármacos de rotina, enquanto apresenta crises febris, e os genes de suscetibilidade aumentam a expectativa de que o tratamento, para aqueles que precisam dele, poderá um dia ser adaptado ao defeito fisiopatológico subjacente. Quando necessário, uma vez que a maioria das crianças com GEFS$^+$ tenha crises generalizadas, um FAC de amplo espectro parece uma indicação mais razoável. Crianças com crises febris prolongadas devem receber terapia de resgate com benzodiazepínicos.

Prognóstico

O prognóstico é favorável, a menos que a criança esteja na extremidade grave do espectro GEFS$^+$ como na síndrome de Dravet.

CONCLUSÃO

A apresentação de crises de ausência na infância mostra na maioria dos casos detalhes clínicos e eletroencefalográficos específicos, e sua caracterização torna-se importante para efeitos de tratamento e prognóstico. É fundamental diagnosticar corretamente as síndromes de EGGs que cursam com ausências na infância, pois a escolha inadequada do FAC promoverá o agravamento destas epilepsias.

BIBLIOGRAFIA RECOMENDADA

Appleton RE, Panayiotopoulos CP, Acomb BA, Beirne M. Eyelid myoclonia with typical absences: an epilepsy syndrome. J Neurol Neurosurg Psychiatry 1993;56:1312-6.

Appleton RE. Eyelid myoclonia with absences. In: Duncan JS, Panayiotopoulos CP. (Eds.). Typical Absences and Related Epileptic Syndromes. London: Churchill Livingstone International; 1995. p. 213-20.

Berg AT, Berkovic SF, Brodie MJ, Buchhalter J, Cross JH, van Emde Boas W, et al. Revised terminology and concepts for organization of seizures and epilepsies: report of the ILAE Commission on Classification and Terminology, 2005-2009. Epilepsia. 2010 Apr;51(4):676-85.

Commission on Classification and Terminology of the International League Against Epilepsy. Proposal for revised classification of epilepsies and epileptic syndromes. Epilepsia. 1989;30:389-99.

Coppola G, Auricchio G, Federico R, Carotenuto M, Pascotto A. Lamotrigine versus valproic acid as first-line monotherapy in newly diagnosed typical absence seizures: an open-label, randomized, parallel-group study. Epilepsia. 2004;45:1049-53.

Covanis A. Childhood absence epilepsy. In: Panayiotopoulos CP. (Ed.). Atlas of epilepsies. London: Springer-Verlag; 2010. p. 1013-23.

Covanis A. Epilepsy with myoclonic absences. In: Panayiotopoulos CP. (Ed.). Atlas of epilepsies, London: Springer-Verlag; 2010. p. 1025-40.

Dalby MA. Epilepsy and 3 per second spike and wave rhythms. A clinical, electroencephalographic and prognostic analysis of 346 patients. Acta Neurol Scand Suppl. 1969;45(Suppl 40):1-183.

Darby CE, Korte RA, Binnie CD, Wilkins AJ. The self-induction of epileptic seizures by eye closure. Epilepsia. 1980;21:31-42.

Giannakodimos S, Panayiotopoulos CP. Eyelid myoclonia with absences in adults: a clinical and video-EEG study. Epilepsia. 1996;37:36-44.

Glauser TA, Cnaan A, Shinnar S, Hirtz DG, Dlugos D, Masur D, et al. Ethosuximide, valproic acid, and lamotrigine in childhood absence epilepsy. N Engl J Med. 2010;362:790-9.

Guilhoto LM. Absence epilepsy: Continuum of clinical presentation and epigenetics? Seizure. 2017;44:53-7.

Hirsch E, Panayiotopoulos CP. Childhood absence epilepsy. In: Roger J, Bureau M, Dravet C, Genton P, Tassinari CA, Wolf P. (Eds.). Epileptic syndromes in infancy, childhood and adolescence (4th ed.). London: John Libbey; 2005. p. 315-30.
International League Against Epilepsy. EpilepsyDiagnosis.org. [Internet] Acesso em 29 de maio de 2021. Disponível em https://www.ilae.org/education/diagnostic-manual.
Jallon P, Latour P. Epidemiology of idiopathic generalized epilepsies. Epilepsia. 2005;46(suppl 9):S10-4.
Jeavons PM, Clark JE. Sodium valproate in treatment of epilepsy. BMJ. 1974;2:584-6.
Jeavons PM. Nosological problems of myoclonic epilepsies in childhood and adolescence. Dev Med Child Neurol. 1977;19:3-8.
Loiseau P, Duché B. Childhood absence epilepsy. In: Duncan JS, Panayiotopoulos CP. (Eds). Typical Absences and Related Epileptic Syndromes. London: Churchill Livingstone International; 1995. p. 152-60.
Manonmani V, Wallace SJ. Epilepsy with myoclonic absences. Arch Dis Child. 1994;70:288-90.
Nordli DR. Generalized epilepsy with febrile seizures plus (GEFS+). In: Panayiotopoulos CP. (Ed.). Atlas of epilepsies. London: Springer-Verlag; 2010. p. 861-4.
Oller-Daurella L, Sanchez ME. Evolución de las ausencias típicas. Rev Neurol. 1981;9:81-102.
Panayiotopoulos CP, Ferrie CD, Giannakodimos S, Robinson RO. Perioral myoclonia with absences. In: Duncan JS, Panayiotopoulos CP. (Ed.). Typical Absences and Related Epileptic Syndromes. London: Churchill Livingstone International; 1995. p. 221-30.
Panayiotopoulos CP. The clinical spectrum of typical absence seizures and absence epilepsies. In: Malafosse A, Genton P, Hirsch E, Marescaux C, Broglin D, Bernasconi R. (Eds.). Idiopathic Generalized Epilepsies: Clinical, Experimental and Genetic Aspects. London: John Libbey & Company Ltd.; 1994. p. 75-85.
Sato S, Dreifuss FE, Penry JK, Kirby DD, Palesch Y. Long-term follow-up of absence seizures. Neurology. 1983;33:1590-5.
Scheffer IE, Berkovic S, Capovilla G, Connolly MB, French J, Guilhoto L, et al. ILAE classification of the epilepsies: position paper of the ILAE Commission for Classification and Terminology. Epilepsia. 2017;58:512-21.
Scheffer IE, Berkovic SF. Generalized epilepsy with febrile seizures plus. A genetic disorder with heterogeneous clinical phenotypes. Brain. 1997;120:479-90.
Tassinari CA, Lyagoubi S, Gambarelli F, Roger J, Gastaut H. Relationships between EEG discharge and neuromuscular phenomena. Electroencephalogr Clin Neurophysiol. 1971;31:176.
Tassinari CA, Lyagoubi S, Santos V, Gambarelli G, Roger J, Dravet C, et al. Étude des décharges de pointe-ondes chez l'homme. II. Les aspects cliniques et électroencéphalographiques des absences myocloniques. Rev Neurol (Paris). 1969;121:379-83.
Tassinari CA, Michelucci R, Rubboli G, Passarelli D, Riguzzi P, Parmeggiani L, et al. Myoclonic absence epilepsy. In: Duncan JS, Panayiotopoulos CP. (Eds.). Typical Absences and Related Epileptic Syndromes. London: Churchill Livingstone International; 1995. p. 187-95.
Wallace SJ. Use of ethosuximide and valproate in the treatment of epilepsy. Neurol Clin. 1986;4:601-16.
Weir B. The morphology of the spike-wave complex. Electroencephalogr Clin Neurophysiol. 1965;19:284-90.

CAPÍTULO 11

EPILEPSIAS GENERALIZADAS GENÉTICAS

PONTOS-CHAVE

- Os detalhamentos clínico e eletroencefalográfico e a caracterização diagnóstica são fundamentais para tratamento e prognóstico apropriados.
- O tratamento adequado pode levar ao controle total ou parcial das crises epilépticas.
- Embora farmacorresponsivas, as epilepsias generalizadas genéticas ou idiopáticas do adolescente são farmacodependentes.
- O uso de bloqueadores de canal de sódio pode agravar estas síndromes, levando a quadros de pseudorrefratariedade e aumento da morbidade e mortalidade.

EPILEPSIAS COM CRISES DE AUSÊNCIA NA ADOLESCÊNCIA

Conforme descrito no capítulo anterior, as epilepsias generalizadas genéticas (EGGs) são de importância em razão de suas peculiaridades de apresentação eletroclínica e de prognóstico. Esse grupo de epilepsias é individualizado com base na idade de início, tipos de crises epilépticas predominantes e características eletroencefalográficas e geralmente não tem etiologia específica, exceto a possível causa genética. A seguir descreveremos as formas mais prevalentes de EGGs que se iniciam na adolescência.

SÍNDROMES DE EPILEPSIAS GENERALIZADAS GENÉTICAS COM INÍCIO NA ADOLESCÊNCIA

Epilepsia Ausência da Juventude

Quadro Clínico e Eletroencefalográfico

Na década de 1960, Doose *et al.* chamaram atenção para a epilepsia ausência da juventude (EAJ), que apresenta características semelhantes à forma da infância, porém é de início mais tardio, ocorrendo por volta de 7 a 17 anos. Os dois sexos são igualmente acometidos, e a incidência é aproximadamente um terço da forma da infância. Antecedentes familiares para epilepsia estão presentes em alguns casos. A frequência de crises é menor do que na forma da infância, com ausências ocorrendo com menor frequência do que todos os dias (ausências espaniolépticas, do grego *spanios*, raras). A associação a crises TCG é frequente, e estas precedem mais as manifestações de ausência do que na EAI, ocorrendo frequentemente ao despertar. Não raramente, os pacientes também apresentam crises mioclônicas. As crises na forma juvenil são mais sutis que na forma da infância, a consciência pode por vezes ser mais tardiamente acometida, assim como a linguagem e a reatividade. A associação de crises mioclônicas pode ser observada (15%-20%), e a resposta à terapêutica é boa, especialmente quando as ausências são o único tipo de crise.

As crises de ausência dessa síndrome são as mesmas da epilepsia ausência da infância (EAI), mas as ausências cursam com comprometimento de consciência menos importante do que nessa, e movimentos retropulsivos são menos comuns. A herança é complexa ou poligênica. A distribuição de gênero é igual. Os complexos de espícula-onda costumam ser mais rápidos do que 3/s. A resposta à terapia é excelente.

Tratamento

Os FACs de escolha são ácido valproico (VPA) e lamotrigina (LTG), às vezes associados à terapia combinada. A LTG pode ser administrada como monoterapia de primeira linha em mulheres em idade fértil, com um início da ação terapêutica mais demorado por causa da necessidade de titulação lenta. Etossuximida, assim como levetiracetam (LEV), também podem ser agentes eficazes nesta síndrome. O agravamento sindrômico pode levar a estado de mal de ausência em pacientes tratados inadequadamente com carbamazepina (CBZ), oxcarbazepina (OXC), vigabatrina (VGB), gabapentina (GBP) e pregabalina (PGB).

Prognóstico

Embora a EAJ seja considerada uma condição de fácil controle decorrente de sua farmacossensibilidade, a persistência de ausências isoladas e/ou crises TCG esporádicas pode ocorrer em até 40% dos pacientes, e esta síndrome é provavelmente uma doença que permanece por toda a vida. O prognóstico em longo prazo requer mais estudos, mas as ausências tendem a se tornar menos acentuadas e mais breves após a quarta década de vida.

Epilepsia Mioclônica Juvenil

Quadro Clínico e Eletroencefalográfico

Caracterizada por Janz & Christian em 1957, a epilepsia mioclônica juvenil (EMJ) foi também chamada de pequeno mal impulsivo ou síndrome de Janz. A incidência desta entidade varia de 2,7% a 11,9% das pessoas com epilepsia.

A EMJ caracteriza-se por abalos mioclônicos ao despertar, crises TCG e ausências em cerca de um terço dos pacientes. As crises de ausência iniciam-se geralmente na infância ou adolescência e são seguidas, mais tarde, por crises mioclônicas e TCG de baixa remissão, podendo as ausências tornarem-se mais discretas com a idade. Privação de sono ou despertar precoce constituem os principais fatores desencadeantes.

As crises de ausência estão presentes em 10%-33% dos pacientes com EMJ e geralmente antecedem os abalos mioclônicos em média em quatro a cinco anos, sendo a gravidade dos episódios dependente da idade. Crises de ausência com início antes dos dez anos são semelhantes às da forma infantil, enquanto aquelas com início após os dez anos tendem a promover rápida interrupção das atividades, descrita como perda de concentração.

Segundo Janz & Waltz, cerca de 6% dos casos de EMJ se desenvolveriam a partir da EAI, e 22%, da EAJ. Esta síndrome surge por volta da puberdade e é caracterizada por abalos mioclônicos irregulares, arrítmicos, bilaterais, únicos ou repetitivos, predominantemente nos braços. Alguns pacientes podem cair repentinamente por causa de um destes abalos. Nenhuma perturbação da consciência é perceptível. O distúrbio pode ser hereditário, e a distribuição por sexo é igual. Frequentemente, há crises TCG e, com menos frequência, ausências esporádicas. As crises geralmente ocorrem logo após o despertar e costumam ser precipitadas pela privação de sono. O EEG interictal e ictal mostra complexos de espículas e poliespícula-onda rápidos, generalizados, frequentemente irregulares; não há correlação estreita entre os paroxismos no EEG e os abalos. Frequentemente, os pacientes são fotossensíveis. A resposta aos FACs apropriados é satisfatória.

Tratamento

A EMJ se caracteriza por boa resposta ao tratamento, incluindo medidas gerais de orientação de estilo de vida, como evitar privação de sono e excesso de álcool, além da necessária adesão ao tratamento regular com fármacos. O FAC de primeira escolha é o VPA, que deve ser evitado em mulheres em idade fértil por causa do risco de teratogenicidade. LEV ou LTG, que pode exacerbar mioclonias, são outras alternativas de primeira linha. CBZ, OXC e fenitoína podem exacerbar ausências e mioclonias e são, portanto, contraindicados, embora possam melhorar o controle de crises TCG quando estas são resistentes a outros fármacos. GBP, PGB e VGB são contraindicados e podem agravar as crises.

Prognóstico

A EMJ tem sido considerada geralmente responsiva ao tratamento adequado, apresentando taxas em torno de 10%-20% de farmacorresistência. Alguns dados levantam questões relacionadas com sua natureza autolimitada, relatando recidiva das crises em até 70% dos pacientes após pelo menos um ano de controle das crises. Em uma coorte de base populacional de 23 pacientes com acompanhamento de 25 anos, 11 (47,8%) estavam sem medicação ao final, apesar de três continuarem apresentando mioclonias, e dois, crises raras. A taxa de controle completo de crises nesta série foi de apenas 17%. No entanto, 74% dos pacientes tiveram pelo menos um desfecho social desfavorável importante como fracasso em concluir o ensino médio, gravidez não planejada, depressão, desemprego ou viver sozinho.

Entre os fatores prognósticos potenciais, longa duração da doença, combinação dos três tipos de crises, incluindo ausências, apresentações clínicas não clássicas, como EAI evoluindo para EMJ, anormalidades focais no EEG, comorbidades psiquiátricas, mais comumente representadas por ansiedade, transtornos de humor e de personalidade do grupo B foram apontados como fatores relacionados com a dificuldade em alcançar o controle das crises na EMJ. Traços reflexos, como crises induzidas por estimulação fótica e fechamento palpebral, ativação por funções cognitivas, bem como persistência de traços reflexos ao longo da doença, também foram reconhecidos como associados à não remissão de crises. Apesar desses fatos, após um acompanhamento de 25-63 anos, 21 de uma série de 31 (67,7%) pacientes ficaram livres das crises. Nesta série em longo prazo, a ocorrência de crises TCG precedidas por mioclonias bilaterais, longa duração de tratamento malsucedido, politerapia com FACs e respostas fotoparoxísticas foram preditores significativos de pior prognóstico das crises. Além disso, um curso autolimitado em 32 de 48 pacientes (66,6%) foi também relatado, com tendência de remissão ou menor frequência das crises mioclônicas por volta da quarta década de vida, em alguns pacientes, mesmo após a interrupção dos FACs.

Epilepsia com Crises Tônico-Clônicas Generalizadas Isoladas ("Ao Despertar")

Quadro Clínico e Eletroencefalográfico

Já denominada anteriormente "crises de grande mal ao despertar", esta é uma síndrome rara com início principalmente na segunda década de vida. Crises TCG ocorrem exclusiva ou predominantemente (mais de 90% das vezes) logo após o despertar, independentemente da hora do dia, ou, têm um segundo pico no período noturno de relaxamento.

A idade de início é geralmente na segunda década de vida, havendo discreto predomínio no sexo masculino. Assim como nas outras formas de EGGs, as crises podem ser precipitadas por privação de sono e fatores externos. Pelo menos nos primeiros anos da doença, as crises ocorrem ao despertar ou durante os períodos de relaxamento noturno, e esse padrão é essencial para a definição sindrômica.

Quando coexistem com outras crises, trata-se principalmente de ausências ou mioclonias, como na EMJ. A predisposição genética é relativamente frequente. O EEG mostra atividade de base normal e um dos padrões das EGGs. Existe uma correlação significativa com fotossensibilidade. Focalidades e assimetrias podem ser observadas. O exame de imagem de ressonância magnética cerebral não é necessária; no entanto, como muitas vezes a história não é clara, e o início dos episódios não presenciado por outras pessoas, faz-se necessário investigar.

Tratamento

A modificação do estilo de vida é o principal objetivo do aconselhamento de pacientes com esta síndrome de EGG. O tratamento é geralmente em monoterapia com fármacos de amplo espectro, como VPA, LEV ou LTG. Quando necessário pode-se associar benzodiazepínicos como o CLB. Alguns estudos abertos ou prospectivos indicam que o VPA parece ser o tratamento de escolha para a EGG com crises TCG apenas, levando ao controle das crises em até 90% dos pacientes. Em caso de refratariedade, a associação entre fármacos pode ser realizada, lembrando-se que o VPA inibe a metabolização da LTG. Deste modo, a introdução de LTG em pacientes já utilizando VPA deve ser feita de forma mais lenta e cautelosa. Quanto aos novos FACs, às vezes é difícil determinar sua eficácia em ensaios clínicos de crises TCG, uma vez que a associação entre a ocorrência de crises e o ritmo circadiano nem sempre é referida. No entanto, a maioria dos autores enfatiza as dificuldades em diferenciar crises TCG generalizadas e bilaterais. As primeiras são definidas como crises que se generalizam desde o início, acompanhadas ou não de outros tipos de crises generalizadas, como mioclonias e ausências. Outros estudos afirmam claramente que foram incluídos apenas pacientes com EGG. Além disso, casos com qualquer sugestão de crises focais ou expressão interictal de crises focais, conforme revelado por EEGs, foram excluídos dos estudos. Há evidências de estudos de Classe I para apoiar o uso de TPM como monoterapia e de TPM, LTG e LEV como terapia adjuvante de a epilepsia com crises TCG isoladas.

Prognóstico

O risco de recidiva após redução da dose ou retirada em pacientes sem crises é provavelmente muito elevado, ainda maior do que em outras EGGs.

Outras Epilepsias Generalizadas Genéticas que se Apresentam na Adolescência

Assim como descrito no capítulo anterior sobre EEGs com crises de ausências típicas que se iniciam na infância, algumas dessas formas podem-se originar na adolescência como a epilepsia ausência com mioclonias palpebrais e epilepsia ausência com mioclonias periorais. Estas síndromes apresentam baixa remissão e podem ser de difícil tratamento medicamentoso em alguns casos.

CONCLUSÃO

A apresentação de crises nas EEGs que se iniciam na adolescência mostra na maioria dos casos detalhes clínicos e eletroencefalográficos específicos, e sua caracterização diagnóstica é fundamental para tratamento e prognóstico apropriados. É fundamental diagnosticar corretamente as síndromes de EGGs que cursam nesta faixa etária, pois, a escolha inadequada do FAC promoverá o agravamento destas epilepsias e consequente prejuízo clínico e psicossocial.

BIBLIOGRAFIA RECOMENDADA

Arroyo S, Dodson WE, Privitera MD, Glauser TA, Naritoku DK, Dlugos DJ, et al. Randomized dose-controlled study of topiramate as first-line therapy in epilepsy. Acta Neurol Scan. 2005;112:214-22.

Baykan B, Altindag EA, Bebek N, Ozturk AY, Aslantas B, Gurses C, et al. Myoclonic seizures subside in the fourth decade in juvenile myoclonic epilepsy. Neurology. 2008;70:2123-9.

Berkovic SF, Knowlton RC, Leroy RF, Schiemann J, Falter U, Levetiracetam N01057 Study Group. Placebo-controlled study of levetiracetam in idiopathic generalized epilepsy. Neurology. 2007;69:1751-60.
Biton V, Di Memmo J, Shukla R, Lee YY, Poverennova I, Demchenko V, et al. Adjunctive lamotrigine XR for primary generalized tonic-clonic seizures in a randomized, placebo-controlled study. Epilepsy Behav. 2010;19:352-8.
Biton V, Montouris GD, Ritter F, Riviello JJ, Reife R, Lim P, et al. A randomized, placebo-controlled study of topiramate in primary generalized tonic-clonic seizures. Topiramate YTC Study Group. Neurology. 1999;52:1330-7.
Biton V, Sackellares JC, Vuong A, Hammer AE, Barrett PS, Messenheimer JA. Double-blind, placebo-controlled study of lamotrigine in primary generalized tonic-clonic seizures. Neurology. 2005;65:1737-43.
Camfield CS, Camfield PR. Juvenile myoclonic epilepsy 25 years after seizure onset: a population-based study. Neurology. 2009;73:1041-5.
Commission on Classification and Terminology of the International League Against Epilepsy. Proposal for revised classification of epilepsies and epileptic syndromes. Epilepsia. 1989;30:389-99.
De Araújo Filho GM, Pascalicchio TF, Sousa P da S, Lin K, Ferreira Guilhoto LM, Yacubian EM. Psychiatric disorders in juvenile myoclonic epilepsy: a controlled study of 100 patients. Epilepsy Behav. 2007;10:437-41.
Delgado-Escueta AV, Enrile-Bacsal Fe. Juvenile myoclonic epilepsy of Janz. Neurology. 1984;34:285-94.
Doose H, Völzke E, Scheffner D. Verlaufsformen kindlicher Epilepsien mit Spike wave-Absencen. Arch Psychiat Nervenkr. 1965;207:394-415.
Geithner J, Schneider F, Wang Z, Berneiser J, Herzer R, Kessler C, et al. Predictors for long-term seizure outcome in juvenile myoclonic epilepsy: 25-63 years of follow-up. Epilepsia. 2012;53:1379-86.
Gelisse P, Genton P, Thomas P, Rey M, Samuelian JC, Dravet C. Clinical factors of drug resistance in juvenile myoclonic epilepsy. J Neurol Neurosurg Psychiatry. 2001;70:240-3.
Guaranha MS, Filho GM, Lin K, Guilhoto LM, Caboclo LO, Yacubian EM. Prognosis of juvenile myoclonic epilepsy is related to endophenotypes. Seizure. 2011;20:42-8.
Grünewald RA, Panayiotopoulos CP. Juvenile myoclonic epilepsy. Arch Neurol. 1993;50:594-8.
International League Against Epilepsy. EpilepsyDiagnosis.org. [Internet] Acesso em 29 de maio de 2021. Disponível em: https://www.ilae.org/education/diagnostic-manual
Janz D. Epilepsy with impulsive petit mal (juvenile myoclonic epilepsy). Acta Neurol Scand. 1985;72:449-59.
Janz D, Beck-Mannagetta G, Sander T. Do idiopathic generalized epilepsies share a common susceptibility gene? Neurology. 1992;42(Suppl 5):48-55.
Janz D, Waltz S. Juvenile myoclonic epilepsy with absences. In: Duncan JS, Panayiotopoulos CP. (Eds.). Typical Absences and Related Epileptic Syndromes. London: Churchill Livingstone International; 1995, p. 174-83.
Janz D, Wolf P. Epilepsy with grand mal on awakening. In: Engel Jr, Pedley T. (Eds.). Epilepsy: a comprehensive textbook. Philadelphia: Lippincott Raven; 1997. p. 2347-54.
Jayalakshmi SS, Srinivasa RB, Sailaja S. Focal clinical and electroencephalographic features in patients with juvenile myoclonic epilepsy. Acta Neurol Scand. 2010;122:115-23.
Martínez-Juarez IE, Alonso ME, Medina MT, Duron RM, Bailey JN, Lopez-Ruiz M, et al. Juvenile myoclonic epilepsy subsyndromes: family studies and long-term follow-up. Brain. 2006;129:1269-80.
Oller-Daurella L, Sanchez ME. Evolución de las ausencias típicas. Rev Neurol. 1981;9:81-102.
Panayiotopoulos CP. Juvenile myoclonic epilepsy: an underdiagnosed syndrome. In: Wolf P. (Ed.). Epileptic Seizures and Syndromes. London: John Libbey & Company Ltd., 1994. p. 221-30.
Panayiotopoulos CP, Obeid T, Waheed G. Differentiation of typical absence seizures in epileptic syndromes. Brain. 1989;112:1039-56.
Sokic D, Ristic AJ, Vojvodic N, Jankovic S, Sindjelic AR. Frequency, causes and phenomenology of late seizure recurrence in patients with juvenile myoclonic epilepsy after a long period of remission. Seizure. 2007;16:533-7.
Thomas P. Juvenile absence epilepsy. In: Panayiotopoulos CP. (Ed.). Atlas of epilepsies. London: Springer-Verlag 2010. p. 1029-32.
Trevathan E, Kerls SP, Hammer AE, Vuong A, Messenheimer JA. Lamotrigine adjunctive therapy among children and adolescents with primary generalized tonic-clonic seizures. Pediatrics. 2006;118:e371-8.
Wolf P. Epilepsy with grand mal of awakening. In: Roger J, Bureau M, Dravet C, Genton P, Tassinari CA, Wolf P. (Eds.). Epileptic syndromes in infancy, childhood and adolescence (2nd ed.). London: John Libbey; 1992. p. 329-41.
Wolf P. Juvenile absence epilepsy. In: Roger J, Bureau M, Dravet C, Dreifuss FE, Perret A, Wolf P. (Eds.). Epileptic Syndromes in Infancy, Childhood and Adolescence. London: John Libbey & Company Ltd.; 1992. p. 307-12.
Wolf P. Juvenile absence epilepsy. In: Duncan JS, Panayiotopoulos CP. (Ed.). Typical Absences and Related Epileptic Syndromes. London: Churchill Livingstone International; 1995. p. 161-73.
Wolf P. Juvenile myoclonic epilepsy. In: Roger J, Dravet C, Bureau M, Dreifuss FE, Wolf P. (Ed.). Epileptic Syndromes in Infancy, Childhood and Adolescence. London: John Libbey & Company Ltd.; 1985. p. 247-58.
Yacubian EM. Juvenile myoclonic epilepsy: Challenges on its 60th anniversary. Seizure. 2017;44:48-52.

Parte IV EPILEPSIAS RELACIONADAS COM A LOCALIZAÇÃO

CAPÍTULO 12

EPILEPSIA DO LOBO TEMPORAL

PONTOS-CHAVE

- A epilepsia do lobo temporal (ELT) mesial é a forma mais frequente de epilepsia focal de causa estrutural.
- Frequentemente tem início no final da primeira ou na segunda década de vida, após um período silente que se segue a insultos precoces, como crises febris.
- A esclerose hipocampal é a alteração estrutural subjacente, na maioria dos pacientes.
- Evolui frequentemente com farmacorresistência, constituindo a indicação cirúrgica mais comum em adultos.
- O tratamento cirúrgico ressectivo está associado a um bom prognóstico, com controle das crises em aproximadamente 70% dos pacientes;
- A ELT mesial farmacorresistente está associada a um risco aumentado de distúrbios de memória e transtornos do humor.
- Em caso de refratariedade aos dois primeiros tratamentos farmacológicos (bem tolerados e com doses apropriadas), deve-se considerar o encaminhamento precoce para avaliação em centros de cirurgia de epilepsia.

EPILEPSIA DO LOBO TEMPORAL MESIAL

A epilepsia do lobo temporal (ELT) é a forma mais comum de epilepsia focal de causa estrutural. A esclerose hipocampal (EH) (caracterizada por gliose, perda neuronal e dispersão celular no hipocampo) é a lesão mais comum em pacientes com ELT resistente ao tratamento medicamentoso; por isso a ELT mesial determinada pela EH representa a indicação mais frequente de tratamento cirúrgico de epilepsia.

CARACTERÍSTICAS CLÍNICAS

Semiologicamente, as crises do lobo temporal mesial frequentemente se iniciam por sintomas autonômicos, emocionais, cognitivos ou sensoriais, seguidos por perda da percepção, parada da atividade, fixação do olhar e sintomas motores, como automatismos manuais e oroalimentares ipsilaterais e distonia/paresia contralateral à lesão; eventualmente, podem evoluir para movimentos tônico-clônicos bilaterais. No diagnóstico inicial (sobretudo em crises que ocorrem durante o sono), a queixa do paciente pode ser de crises tônico-clônicas bilaterais, e os sintomas precedentes são identificados apenas após minuciosa anamnese com pacientes e acompanhantes, pois o paciente pode não se recordar do evento.

A crise focal perceptiva típica consiste em um mal-estar epigástrico ascendente, com uma sensação de estranheza do lugar ou das pessoas conhecidas (*jamais-vu*) ou, ao contrário, de reconhecimento e familiaridade de pessoas ou lugares desconhecidos (*déja-vu*). Podem ocorrer ainda alucinações olfativo-gustativas e sintomas autonômicos, como palidez ou rubor facial, midríase e taquicardia, além de sensações psíquicas de medo ou pânico. Nem sempre o paciente consegue relatar ou descrever os sintomas iniciais da crise que precedem a alteração da percepção.

As crises costumam ter início na infância ou adolescência após um período latente assintomático. É comum que os pacientes apresentem história de incidentes precipitantes antes dos 5 anos, como crises febris, traumas ou infecções do sistema nervoso central. Não é incomum a história familiar de crises. Após esse intervalo, têm início as crises recorrentes típicas da síndrome. Embora possa haver boa resposta ao tratamento medicamentoso, muito frequentemente a síndrome evolui para refratariedade farmacológica, que se associa à progressão de déficit mnemônico. Por essa razão, o tratamento cirúrgico ressectivo é frequentemente indicado. Pacientes com características sugestivas de ELT mesial devem ser encaminhados a centros de referência em cirurgia de epilepsia, para avaliação e confirmação da indicação de lobectomia temporal ou amigdalo-hipocampectomia.

Pacientes com ELT frequentemente apresentam disfunções cognitivas envolvendo sobretudo a memória, mas também a atenção, as funções executivas e a velocidade de processamento mental. Alterações de humor e personalidade também são descritas, com depressão ocorrendo em cerca de 1/3 dos pacientes. Desta forma, a avaliação neuropsicológica (mandatória em casos com indicação cirúrgica) com acompanhamentos psicológico e psiquiátrico é essencial a esses pacientes.

AVALIAÇÃO

A propedêutica inicial deve incluir RM do encéfalo e EEG em sono e vigília.

Na RM a EH é suspeitada pela atrofia do hipocampo que se caracteriza por perda de volume nas imagens T1, e pelo aumento da intensidade do sinal nas imagens ponderadas em T2/FLAIR (Fig. 12-1). Comumente outras lesões em lobo temporal podem ser evidenciadas à RM, como displasias corticais focais ou mesmo tumores de baixo grau associados à epilepsia (LEATs).

O EEG pode evidenciar paroxismos epileptiformes focais nas regiões temporais (geralmente facilitados pelo sono), embora nem sempre isso ocorra nos exames de curta duração. Uma atividade lenta rítmica intermitente nas derivações temporais também pode ser encontrada, além de atividade delta rítmica temporal (TIRDA), que nesses casos tem valor de atividade epileptiforme (Fig. 12-2).

TRATAMENTO

A primeira escolha para o tratamento farmacológico recai sobre inibidores de canais de sódio voltagem-dependentes, como lamotrigina, carbamazepina, oxcarbazepina ou lacosamida. É importante titular o fármaco até a dose máxima tolerada antes de se definir a sua ineficácia para o controle das crises. Em caso de associações, o clobazam é uma boa opção.

O levetiracetam, por apresentar um diferente mecanismo de ação, pode ser usado em monoterapia ou em adição.

As comorbidades devem ser consideradas na escolha do fármaco, evitando, por exemplo, FACs indutores enzimáticos (fenitoína, carbamazepina, fenobarbital, primidona) para pacientes em uso de substâncias metabolizadas no sistema CYP-450. Os pacientes com uso crônico de FACs indutores devem ter monitorizados a função hepática, a vitamina D e, eventualmente, os esteroides sexuais. Por outro lado, nos pacientes com transtorno de humor e ansiedade, o uso de levetiracetam deve ser feito com cautela.

Há estudos demonstrando que os índices de sucesso do tratamento cirúrgico são inversamente proporcionais ao tempo de duração da epilepsia. Portanto, ressaltamos que na falha no controle das crises após duas tentativas bem conduzidas de tratamento farmacológico, o paciente deve ser encaminhado para avaliação de possível tratamento cirúrgico em centros especializados.

EPILEPSIA DO LOBO TEMPORAL LATERAL

As epilepsias que se iniciam na região lateral do lobo temporal costumam apresentar semiologia diferente da ELT mesial. Sintomas auditivos, como zumbidos, distorções do som ou alucinações auditivas, são os mais comuns, podendo estar associados à afasia de compreensão. Quando ocorre propagação para estruturas mesiais e extratemporais, podem ocorrer perda da percepção e evolução para crise tônico-clônica bilateral. Algumas crises podem ser desencadeadas por estímulos sonoros.

As crises de ELT lateral podem ser desencadeadas por lesões nessa região, como displasias corticais focais ou tumores; entretanto existem casos genéticos que costumam apresentar RM sem alterações.

A **epilepsia autossômica dominante do lobo temporal lateral** é uma epilepsia genética que tipicamente se manifesta com crises com semiologia auditiva. As crises geralmente se manifestam na adolescência ou início da vida adulta e costumam ser responsivas ao tratamento medicamentoso. Ao EEG, atividade epileptiforme ou ondas lentas intermitentes são evidenciadas em região temporal uni ou bilateral. Diversos genes já foram associados à patologia, sendo que 50% dos casos apresentam mutações nos genes *LGI1*, *RELN* e *MICAL-1*.

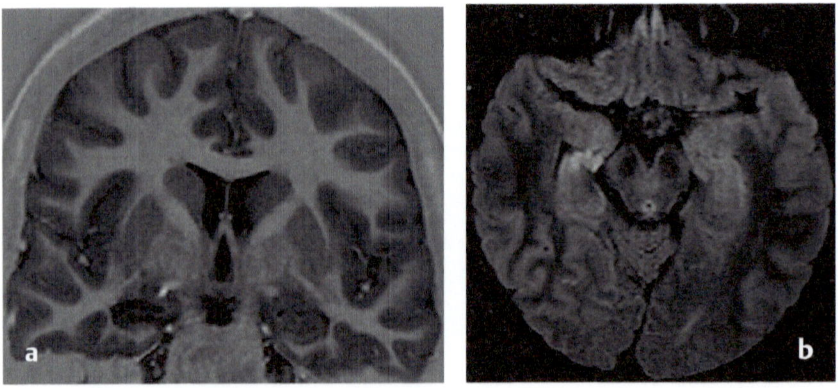

Fig. 12-1. (a) Imagem ponderada em T1 evidenciando redução de volume do hipocampo direito. (b) Imagem FLAIR evidenciando hipersinal em hipocampo direito.

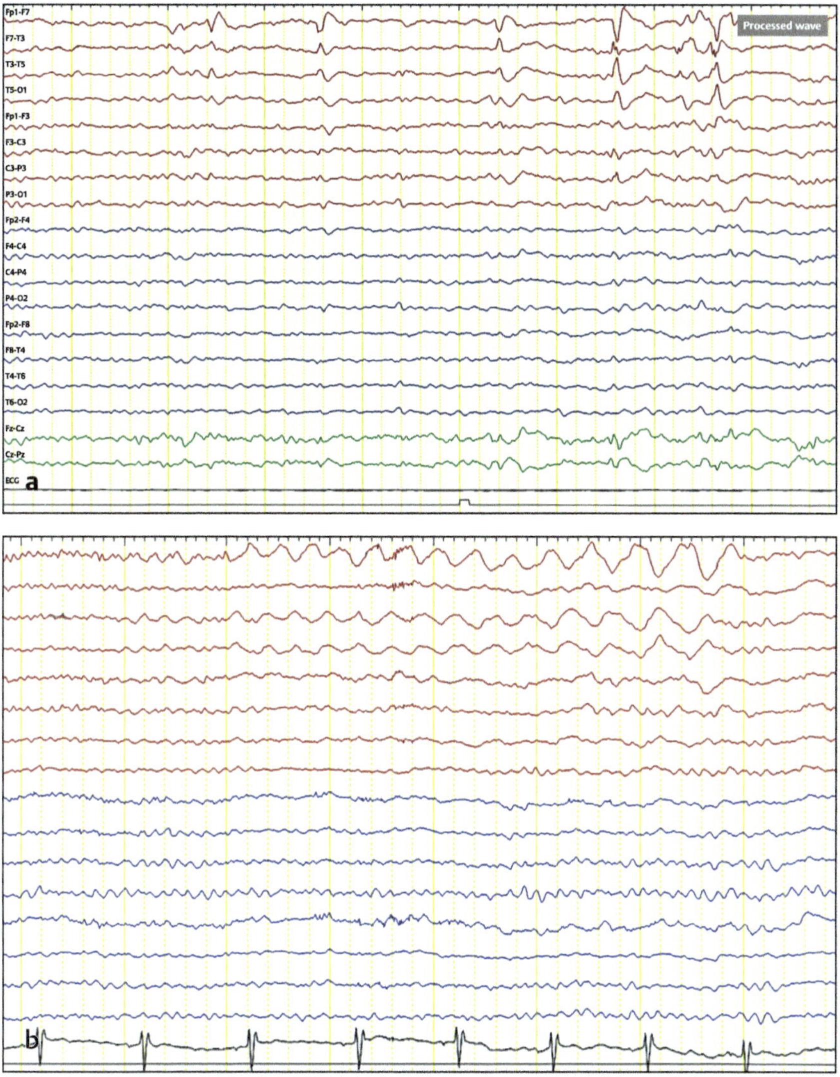

Fig. 12-2. EEG demonstrando (a) ondas agudas seguidas de ondas lentas em região temporal anterior à esquerda e (b) TIRDA (ondas delta temporais rítmicas). Amplitude 10 mcV, HF 70 Hz, LF 0,3 s.

BIBLIOGRAFIA RECOMENDADA

Bjørke AB, Nome CG, Falk RS, Gjerstad L, Taubøll E, Heuser K. Evaluation of long-term antiepileptic drug use in patients with temporal lobe epilepsy: assessment of risk factors for drug resistance and polypharmacy. Seizure. 2018;61:63-70.

Cendes F. Neuroimaging in investigation of patients with epilepsy. Continuum. 2013;19(3):623-42.

Devinsky O. Diagnosis and treatment of temporal lobe epilepsy. Rev Neurol Dis. 2004;1(1):2-9.

Radhakrishnan A, Menon R, Thomas SV, Abraham M, Vilanilam G, Kesavadas C, et al. "Time is brain" – How early should surgery be done in drug-resistant TLE? Acta Neurol Scand. 2018;138(6):531-40.

CAPÍTULO 13

EPILEPSIA FOCAL EXTRATEMPORAL

PONTOS-CHAVE

- A suspeição de epilepsias extratemporais ocorre a partir da descrição da semiologia das crises.
- A imagem é fundamental para a definição etiológica.
- O eletroencefalograma pode auxiliar na melhor localização da zona epileptogênica.
- A cirurgia de epilepsia pode ser considerada em alguns casos de refratariedade aos fármacos anticrises.

INTRODUÇÃO

As epilepsias extratemporais são epilepsias focais com a zona epileptogênica localizada em lobos frontal, parietal, occipital ou na região da ínsula. A suspeição de crises focais com início em regiões extratemporais ocorre de acordo com a semiologia descrita pelo paciente e seus acompanhantes. As crises podem começar com um sintoma neurológico focal sem perda da percepção (aura) ou já iniciar com crises disperceptivas; frequentemente evoluem para crise tônico-clônica bilateral (CTCB). A descrição desses eventos costuma ser bastante localizatória. Um breve resumo das apresentações mais comuns das crises iniciadas em cada região cerebral pode ser visto na Figura 13-1.

ETIOLOGIA

As etiologias das epilepsias focais extratemporais são diversas. A imagem é fundamental para a definição etiológica em grande parte dos casos. Considerando os casos com imagem normal e início na infância, temos as síndromes epilépticas benignas da infância, já abordadas em outros capítulos.

Nos casos de epilepsia estrutural as lesões mais frequentes são malformações do desenvolvimento cortical ou tumores. Dentre as malformações corticais a alteração mais frequente é a displasia cortical focal (DCF), caracterizada por uma desorganização neuronal das camadas corticais em uma determinada região. As crises normalmente se iniciam na infância e, a depender da localização, diferentes semiologias podem ser observadas. Nas imagens de ressonância magnética essas lesões nem sempre são facilmente localizadas. A DCF tipo IIb costuma ser mais evidente, com espessamento cortical e perda

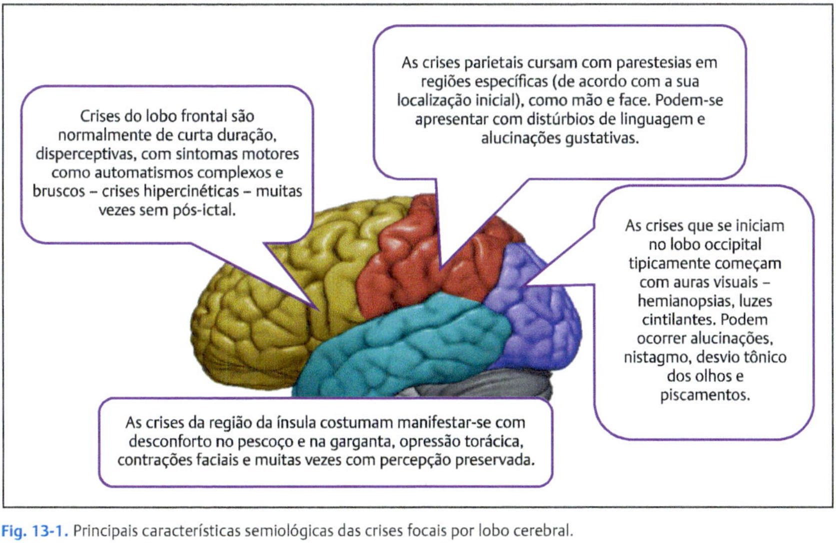

Fig. 13-1. Principais características semiológicas das crises focais por lobo cerebral.

da diferenciação entre substâncias branca e cinzenta. Além disso, algumas vezes é possível identificar um hipersinal nas imagens FLAIR, bem como o "sinal do transmanto" (hipersinal visto da região cortical que se estende até o ventrículo), como ilustrado na Figura 13-2.

Ainda considerando malformações corticais associadas à epilepsia extratemporal, as heterotopias são defeitos da migração neuronal que podem manifestar-se com crises, apesar de poderem ser assintomáticas. As crises são focais e muitas vezes se iniciam com auras têmporo-occipitais. O diagnóstico é feito por RM que pode evidenciar substância cinzenta em localização ectópica, como nódulos periventriculares adjacentes ou protrusas nas paredes dos ventrículos laterais, ou em bandas laminares, como uma camada entre os ventrículos laterais e o córtex (duplo córtex). As heterotopias focais subcorticais se apresentam como focos de substância cinzenta localizados na substância branca mais profunda (Fig. 13-3).

Outras lesões comumente encontradas em pacientes com epilepsias são os tumores. Tumores em geral podem gerar crises, entretanto alguns deles têm a epilepsia como primeiro e principal sintoma, com início na juventude, e são denominados LEATs (*long-term epilepsy associated tumors*). O ganglioglioma e o tumor neuroepitelial desembrionário (DNET) são os mais frequentes. Esses tumores apresentam crescimento muito lento e baixo risco de malignização; desta forma, o acompanhamento por imagem pode ser realizado. A indicação de tratamento cirúrgico nesses casos tem como objetivo o controle de crises e a preservação de regiões eloquentes. À RM, essas lesões se apresentam com hipointensidade em imagens ponderadas em T1, associada a um aumento de sinal em imagens T2/FLAIR, com pouca ou nenhuma captação de contraste; portanto, constituem um importante diagnóstico diferencial das DCF. Componentes císticos ou calcificados podem estar presentes (Fig. 13-2). Outros tipos de alterações estruturais podem estar associados a crises extratemporais, como as heterotopias ilustradas na Figura 13-3.

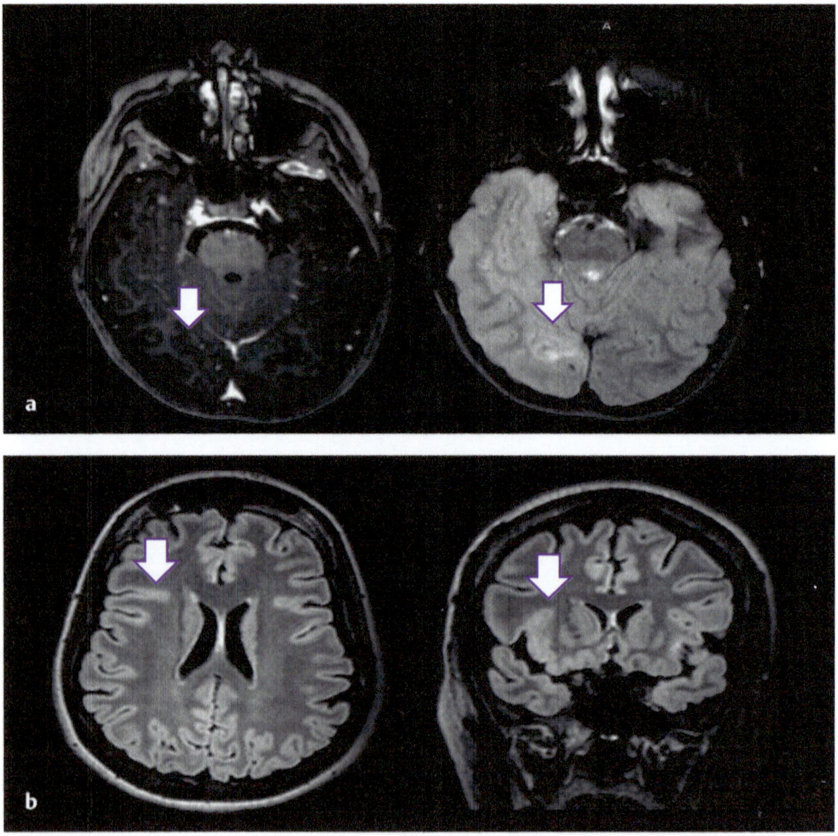

Fig. 13-2. Imagens de ressonância magnética demonstrando: (a) LEAT (ganglioglioma) occipital à direita e (b) displasia cortical focal tipo IIb. Ambas as lesões apresentam-se com espessamento cortical observado em T1 e hipersinal nas imagens FLAIR. Nesse caso o LEAT também demonstra componente cístico e não capta contraste.

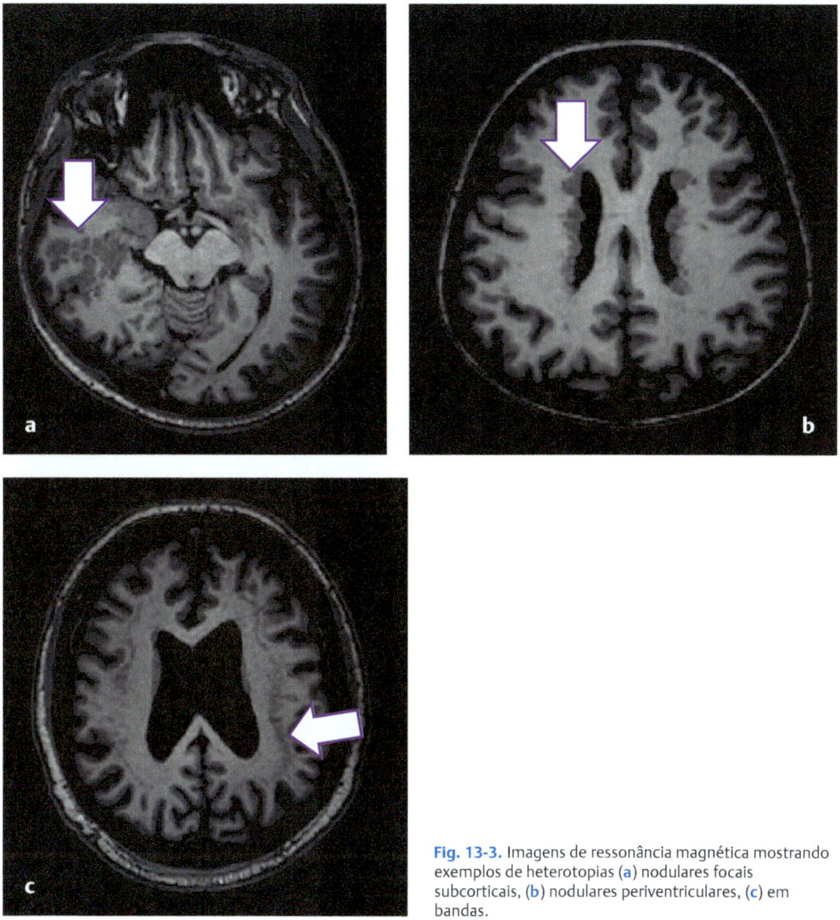

Fig. 13-3. Imagens de ressonância magnética mostrando exemplos de heterotopias (a) nodulares focais subcorticais, (b) nodulares periventriculares, (c) em bandas.

ELETROENCEFALOGRAMA

O EEG das epilepsias focais extratemporais costuma apresentar ondas agudas seguidas de ondas lentas, espículas ou poliespículas que também podem ser seguidas de ondas lentas com polaridade máxima em diferentes regiões de acordo com a epilepsia. Na epilepsia da infância com paroxismos centrotemporais (epilepsia rolândica) ondas agudas de elevada amplitude (por vezes com pequena espícula antecedendo a onda aguda) são observadas uni ou bilaterais, com atividade máxima sem eletrodos C3, C4, T7 e T8, com dipolo horizontal, podendo aparecer exclusivamente durante o sono.

Já a epilepsia da infância com paroxismos occipitais do tipo Gastaut apresenta-se com espículas ou ondas agudas seguidas de ondas lentas de elevada amplitude em regiões posteriores, máximas occipitais (eletrodos O1 e O2, uni ou bilaterais, ativadas pelo sono e inibidas pela abertura ocular (*fixation-off*). A epilepsia do tipo Panayiotopoulos apresenta grafoelementos semelhantes, porém costumam ser mais difusos (máximos em regiões posteriores), e por vezes multifocais. Importante ressaltar que nas três síndromes a atividade de base é normal.

Epilepsias com crises de início no lobo frontal frequentemente se apresentam com atividade epileptiforme rara ou com exames normais, a depender da localização da zona epileptogênica. Os grafoelementos epileptiformes são normalmente evidenciados em regiões frontais ou de maneira generalizada (bissincronia generalizada). No caso de epilepsias secundárias às displasias corticais focais podemos encontrar EEG com atividade rítmica, por vezes quase contínua, que são denominadas RED (*rhythmic epileptiform discharges*).

TRATAMENTO

O tratamento das epilepsias extratemporais é semelhante ao das epilepsias focais como um todo.

Nos casos de tumores e malformações corticais focais, a possibilidade cirúrgica deve ser aventada para os pacientes refratários ao tratamento medicamentoso. Na investigação para a cirurgia é necessário vídeo-EEG com registro das crises para a avaliação detalhada da semiologia e o registro eletrográfico ictal. Além disso, a RM deve ser realizada com protocolos para epilepsia e ser analisada minuciosamente, uma vez que alterações sutis possam passar despercebidas. Exames de medicina nuclear também podem auxiliar como o PET-CT (tomografia por emissão de pósitrons) e SPECT (tomografia computadorizada por emissão de fóton único). O PET-CT é realizado no período interictal e mostra hipometabolismo regional (normalmente mais extenso que a zona epileptogênica), que auxilia bastante na localização desta (Fig. 13-4). Já o SPECT é realizado no período ictal e, quando injetado corretamente no início da crise (menos de 10 segundos), apresenta hiperperfusão na zona epileptogênica, com uma alta acurácia. Conforme a localização da lesão, é necessário avaliar o envolvimento de regiões eloquentes próximas à região a ser ressecada na cirurgia; nestas situações podemos utilizar outras ferramentas, como a ressonância funcional (de linguagem, motora e visual), bem como incluir a tractografia e avaliação de campo visual.

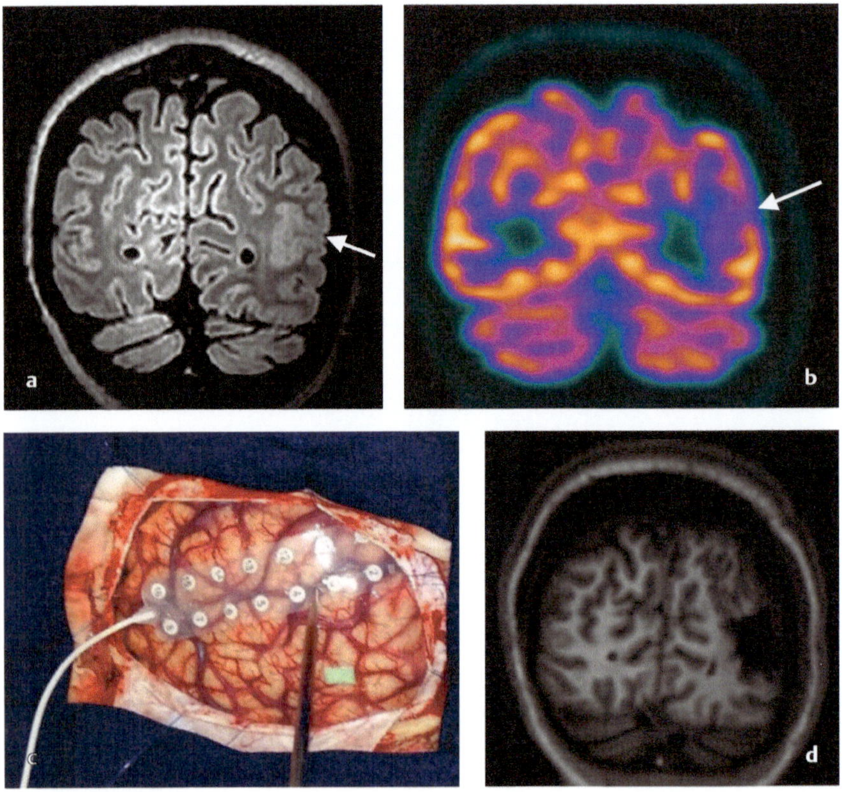

Fig. 13-4. RM evidenciando borramento cortical (a) sugerindo área com DCF em região occipital direita e PET-CT com hipometabolismo (b) na mesma região. O paciente foi submetido à cirurgia com eletrocorticografia (c). Em (d) é possível identificar a lacuna cirúrgica. Paciente evoluiu com controle total de crises após o procedimento. (Imagens de ressonância e eletrocorticografia: gentilmente cedidas pelo Prof. Fernando Cendes – Departamento de Neurologia – UNICAMP; imagem de PET: gentilmente cedida pela Prof. Bárbara Juarez – Departamento de Medicina Nuclear – UNICAMP.)

BIBLIOGRAFIA RECOMENDADA

Blumcke I, Aronica E, Urbach H, Alexopoulos A, Gonzalez-Martinez JA. A neuropathology-based approach to epilepsy surgery in brain tumors and proposal for a new terminology use for long-term epilepsy-associated brain tumors. Acta Neuropathol. 2014;128(1):39-54.

Engel J, Pedley T. Overview Phenomenology. In: Wilkins LW. (Ed.). Epilepsy - A comprehensive book. 1. 2nd ed. Philadelphia: Lippincott Williams & Wilkins; 2008. p. 509-782.

Foldvary-Schaefer N, Unnwongse K. Localizing and lateralizing features of auras and seizures. Epilepsy Behav. 2011;20(2):160-6.

Panayiotopoulos CP. The new ILAE report on terminology and concepts for organization of epileptic seizures: a clinician's critical view and contribution. Epilepsia. 2011;52(12):2155-60.

Yacubian E, Kochen S. Crises Epilépticas. Brazil: Leitura Médica Ltda; 2014.

Parte V EPILEPSIAS E DOENÇAS NEUROLÓGICAS

CAPÍTULO 14

EPILEPSIAS MIOCLÔNICAS PROGRESSIVAS

PONTOS-CHAVE

- As epilepsias mioclônicas progressivas constituem um grupo heterogêneo de doenças genéticas que se apresentam com epilepsia, comprometimento cognitivo e mioclonia de ação grave.
- Estima-se que essas doenças sejam responsáveis por até 1% das síndromes epilépticas em crianças e adolescentes em todo o mundo.
- Entre as epilepsias mioclônicas progressivas destacam-se as ceroides lipofuscinoses neuronais, as doenças de Unverricht-Lundborg e Lafora, a epilepsia mioclônica com fibras vermelhas rasgadas (MERRF), a sialidose e a atrofia dentatorrubro-palidolusiana.
- Os genes responsáveis pela maioria das epilepsias mioclônicas progressivas já foram identificados.
- O tratamento permanece para a maioria delas essencialmente sintomático, com exceção da ceroide lipofuscinose neuronal tipo 2.

INTRODUÇÃO

As epilepsias mioclônicas progressivas (*progressive myoclonic epilepsies* [PMEs]) constituem um grupo heterogêneo de doenças genéticas que se apresentam com epilepsia, comprometimento cognitivo e mioclonia de ação grave, que pode afetar as atividades da vida diária e a capacidade de locomoção independente. No geral, estima-se que essas doenças sejam responsáveis por até 1% das síndromes epilépticas em crianças e adolescentes em todo o mundo.

As PMEs geralmente começam na infância e adolescência, e sua evolução pode ser variável, com progressão lenta em algumas formas e desfecho fatal em outras, inclusive em poucos anos. Do ponto de vista clínico a idade de início, os sintomas iniciais, a ocorrência de crises epilépticas, mioclonia, sinais cerebelares e declínio cognitivo podem variar de acordo com a etiologia.

Entre as PMEs vamos destacar pela frequência: as ceroides lipofuscinoses neuronais; as doenças de Unverricht-Lundborg e Lafora; a epilepsia mioclônica com fibras vermelhas rasgadas ou esfarrapadas; a sialidose e a atrofia dentatorrubro-palidolusiana.

Os genes responsáveis pela maioria das PMEs já foram identificados. Porém o tratamento permanece para a maioria delas essencialmente sintomático, com exceção da ceroide lipofuscinose neuronal tipo 2.

CEROIDE LIPOFUSCINOSE NEURONAL

A ceroide lipofuscinose neuronal (NCL), conhecida como doença de Batten, foi descrita pela primeira vez, em 1826. Ela engloba 14 doenças neurodegenerativas hereditárias de armazenamento lisossomal e representa a causa mais comum de declínio cognitivo em crianças. Identificadas de acordo com o gene acometido e quanto à idade de início, as diferentes formas da doença de Batten têm muito em comum. Quase todos os pacientes são inicialmente saudáveis com um desenvolvimento normal. Os principais sinais que ocorrem são a combinação de dois ou mais dos sintomas de declínio cognitivo, perda visual, epilepsia e deterioração motora. A idade de início da doença pode ir desde o nascimento até a idade adulta. Uma das formas mais comuns do grupo é a NCL tipo 2 (NCL2), responsável por cerca de 26%, de todos os casos de NCL.

A NCL2 é uma doença de armazenamento lisossomal que leva à neurodegeneração. Ela decorre de mutações no gene *NCL* 2 que codifica a enzima tripeptidil-peptidase 1 (TPP1) responsável pela degradação de proteínas, levando à liberação de aminoácidos e peptídeos. No cérebro humano, a TPP1 é expressa em nível alto a partir dos 2 anos de idade.

A NCL2 tem início ao redor dos 2 aos 4 anos de idade com perda ou involução da linguagem, epilepsia farmacorresistente, involução do desenvolvimento, perda da visão, sinais neurológicos, como espasticidade e movimentos involuntários e morte prematura.

O diagnóstico laboratorial da doença NCL2 baseia-se em testes bioquímicos mediante a demonstração da atividade deficiente da enzima TPP1 e testes moleculares para identificação de mutações patogênicas do gene *TPP1/NCL2*.

O tratamento da NCL2 é sintomático e etiológico. O sintomático diz respeito ao controle das crises epilépticas, da mioclonia e dos sintomas neurológicos. Politerapia de fármacos anticrises (FACs) para mioclonia, incluindo valproato (VPA), levetiracetam (LEV), benzodiazepínicos (BZD) (clobazam, clonazepam), lamotrigina (LTG), fenobarbital (PB), zonisamida (ZNS) é geralmente sugerida. No entanto, a mioclonia na NCL2 costuma ser difícil e resistente a essas terapias, sendo que perampanel (PER), um novo FAC, parece apresentar alguma eficácia sobre ela. Cuidados gerais envolvem um grande número de profissionais, como médicos, psicólogos e terapeutas.

O tratamento etiológico da NCL2 consiste em uma terapia de substituição da enzima deficiente por uma enzima construída por engenharia genética a cerliponase alfa, a Brineura®. Esta enzima é introduzida diretamente no sistema ventricular por uma câmera de Ommaya na dose de 300 mg a cada 15 dias. Este tratamento tem-se mostrado eficaz, interrompendo a progressão dos sintomas nas crianças acometidas, além de determinar uma melhora na frequência das crises epilépticas, mas não da mioclonia. Deve-se frisar, no entanto, que este tratamento apenas impede a evolução dos sintomas, não apresentando qualquer benefício em relação àqueles já presentes.

DOENÇA DE UNVERRICHT-LUNDBORG

A epilepsia mioclônica progressiva tipo 1(PME1), ou tipo Unverricht-Lundborg, foi descrita por H. Unverricht e H. Lundborg, em 1891 (na Estônia) e 1904 (na Suécia), e é considerada a forma 'mais pura' de PME com apenas sintomas menores associados às crises epilépticas e à mioclonia. A PME1 é uma doença neurodegenerativa autossômica recessiva que tem a maior incidência entre as epilepsias mioclônicas progressivas. A PME1 é causada por 14 mutações conhecidas no gene da cistatina B (*CSTB)* um inibidor de protease.

O diagnóstico da doença deve ser considerado em qualquer criança previamente saudável que, entre 6 aos 16 anos de idade, apresente pelo menos um dos sintomas: (1) mioclônicas involuntárias desencadeadas por estímulo e/ou ativadas por ação; (2) crise tônico-clônica generalizada (TCG); (3) sinais neurológicos leves na função motora ou coordenação; (4) fotossensibilidade, com paroxismos generalizados de espículas e ondas e poliespículas e ondas, e desorganização da atividade de base no eletroencefalograma (EEG).

Os sintomas neurológicos associados são poucos. Ataxia, dificuldade de locomoção e instabilidade ao levantar-se estão associadas à gravidade da mioclonia. Pacientes com PME1 podem apresentar ainda labilidade emocional, depressão e um leve declínio intelectual ao longo do tempo, mas no geral suas funções cognitivas, como habilidades verbais e memória, são preservadas.

A doença apresenta grande variabilidade sintomática. Pacientes com formas mais graves apresentam deficiência mais acentuada e maiores dificuldades nas atividades diárias. Aproximadamente um terço deles fica preso à cadeira de rodas por causa da mioclonia progressiva e ataxia. Um número considerável de casos parece ter mioclonia tão leve que o diagnóstico é tardio, ou a condição é diagnosticada erroneamente como epilepsia focal ou mesmo como epilepsia mioclônica juvenil. Também há formas raras de PME1 sem a sintomatologia completa ou pacientes com mioclonia de início tardio sem crises epilépticas ou ainda aqueles com a chamada ataxia mioclônica progressiva sem crises epilépticas. A intensidade relativa dos vários sintomas pode variar também entre os indivíduos, mesmo dentro de uma mesma família.

A evolução em longo prazo é caracterizada por progressão limitada após os primeiros cinco a dez anos, com um nível variável, mas razoavelmente estável, de incapacidade a partir de então; o desfecho em adultos varia de vida ativa independente com comprometimento mínimo à incapacidade grave e pacientes em cadeiras de rodas ou mesmo acamados. A morte precoce tem incidência comparativamente baixa e pode ser decorrente de suicídio ou acidentes, mas também a SUDEP, este último principalmente em pacientes 'subtratados', em relação às crises convulsivas persistentes.

O exame clínico do paciente com PME1 deve incluir avaliação da marcha, da coordenação, da caligrafia, do desempenho escolar e do estado emocional, além de um exame mais detalhado da mioclonia. O exame da mioclonia deve envolver uma avaliação em repouso, em ação e em resposta a estímulos, incluindo luz, ruído e/ou estresse.

O tratamento da PME1 é sintomático. FACs e o piracetam (PIR), um agente antimioclônico mais específico, melhoram os sintomas, mas infelizmente, esse efeito é parcial em alguns casos, pois a medicação não influencia o curso natural da doença. O FAC inicialmente prescrito é o VPA eficaz, por algum tempo, na maioria das crises TCG, da fotossensibilidade e de parte da mioclonia. O LEV é cada vez mais usado precocemente em adolescentes. A LTG deve ser usada com cautela pois pode agravar a mioclonia em alguns pacientes com PME1. PB e a primidona (PRM) são eficazes, mas produzem efeitos colaterais cognitivos além das complicações atribuídas à doença; outros fármacos úteis incluem topiramato (TPM), ZNS e BZD. Estes últimos devem ser usados com cuidado pois podem ter um efeito inicial marcante seguido de rápida tolerância.

Alguns FACs apresentam efeito paradoxal agravante. Assim, não há evidência de que a carbamazepina (CBZ), oxcarbazepina (OXC), fenitoína (PTH), eslicarbazepina (ESL), gabapentina (GBP), pregabalina (PRG), vigabatrina (VGB) ou lacosamida (LAC) tenham algum benefício e, frequentemente, a retirada de um desses FACs (especialmente CBZ ou OXC) determina melhora clínica.

No passado, a expectativa de vida era reduzida em pacientes com PME1; muitos indivíduos morriam entre 8 e 15 anos após o início da doença, geralmente antes dos 30 anos de idade. Com um melhor tratamento de suporte farmacológico, reabilitador e psicossocial, a expectativa de vida é muito maior, aproximando-se do normal.

DOENÇA DE LAFORA

A doença de Lafora foi descrita pela primeira vez, em 1911, pelo neuropsiquiatra espanhol, Gonzalo Rodríguez. Trata-se de uma doença neurodegenerativa de herança autossômica recessiva causada por mutações nos genes *EPM2A* no cromossomo 6q24.3 e *EPM2B* no cromossomo 6p22.3 que levam a deficiências em Laforin e Malin, respectivamente. Ela é particularmente comum em alguns países mediterrâneos, no Oriente Médio, Norte da África e sul da Índia, bem como em regiões com alto índice de consanguinidade.

A doença de Lafora se inicia em uma faixa etária que vai de 5 a 20 anos, sendo mais frequente entre 14 e 16 anos. Ela se caracteriza por epilepsia, declínios cognitivo e neurológico. A epilepsia é composta por crises visuais, de ausência, TCG e astáticas. Mioclonias são geralmente discretas no início, mas com a evolução se tornam incapacitantes.

Os primeiros sintomas da doença são geralmente crises focais occipitais ou crises generalizadas, que podem ser fotossensíveis e geralmente estão associadas à cegueira transitória ou alucinações visuais elementares ou ainda complexas. Observam-se ainda episódios de queda por crises de ausência, atônicas e mioclônicas, tanto espontâneas, como por sensibilidade a determinados estímulos. No início dos sintomas, pode não haver anormalidades no EEG ou pode ocorrer apenas lentificação da atividade de base. Posteriormente, de formas progressiva e insidiosa, surgem crises TCG que aumentam progressivamente de frequência, e a mioclonia aparece quase contínua, especialmente nas extremidades superiores e inferiores. Essa mioclonia é a principal causa de dependência de cadeira de rodas. Nessa fase no EEG surgem espículas sobre as regiões occipitais, bem como descargas de espícula onda generalizadas que caracteristicamente aumentam com a estimulação fótica. No entanto, a ressonância magnética não mostra nenhuma irregularidade.

Desde o início da doença ocorre um declínio rapidamente progressivo nos funcionamentos cognitivo e neurológico. Os primeiros sintomas geralmente se refletem em queda do desempenho acadêmico, mas logo em seguida a deterioração começa a devastar o restante das funções, produzindo disartria e afasia, apraxia, ataxia cerebelar, diminuição do tônus muscular, espasticidade e cegueira cortical. Além das deteriorações neurológica e cognitiva, diversos sintomas psiquiátricos surgem precocemente, como distúrbios comportamentais, depressão, apatia, confusão ou sintomas psicóticos.

O prognóstico é progressivo e fatal. Pacientes com doença de Lafora acabam acamados e em estado de dependência absoluta. Nesta última fase, podem-se observar, à RM, atrofias cerebral e cerebelar. A doença tem evolução, em que a frequência e a variedade das crises aumentam progressivamente, bem como a dificuldade de controlá-las com medicamentos. Aproximadamente 10 anos após o início dos sintomas, ocorre a morte, geralmente em estado de mal epiléptico e em razão da pneumonia por aspiração ou complicações relacionadas com a degeneração do sistema nervoso.

Clinicamente, a doença é bastante homogênea em termos de início na puberdade ou adolescência e aparecimento de declínio cognitivo logo após. No entanto, o curso e a gravidade dos sintomas são altamente heterogêneos, e a idade exata de início (dentro do intervalo observado de 5 a 20 anos) é altamente variável. Essa variabilidade tem sido observada mesmo em pacientes pertencentes a uma mesma família e com mutações genéticas idênticas, o que pode indicar que existem outros modificadores genéticos e/ou ambientais que podem influenciar o espectro de caracterização clínica da doença de Lafora.

EPILEPSIA MIOCLÔNICA COM FIBRAS VERMELHAS RASGADAS OU ESFARRAPADAS

A epilepsia mioclônica com fibras vermelhas rasgadas ou esfarrapadas (MERRF de *myoclonic epilepsy with ragged red fibers)* foi descrita pela primeira vez, em 1980, por Fukuhara N, assim essa condição é também conhecida como síndrome de Fukuhara. Trata-se de uma síndrome mitocondrial multissistêmica que ocorre por causa de mutações no DNA mitocondrial (mtDNA), sendo a mutação A8344G no gene *tRNA (Lys)* a mais comum e presente em mais de três quartos dos pacientes.

As mitocôndrias são conhecidas como a força motriz das células, e o mtDNA é necessário para a geração de ATP. Acredita-se que as mutações no mtDNA determinam diminuição da energia celular, disfunção do canal iônico e morte celular neuronal. Como as mitocôndrias estão presentes na maioria das células, esses distúrbios envolvem vários sistemas. MERRF se caracteriza por mioclonia progressiva e crises epilépticas, bem como ataxia cerebelar, miopatia, arritmia cardíaca, perda auditiva neurossensorial, atrofia óptica e demência.

O início geralmente ocorre na infância ou no início da idade adulta, e a progressão é lenta. As crianças afetadas têm um desenvolvimento inicial normal.

A mioclonia pode ser intermitente ou contínua. Frequentemente, é fotossensível e agravada por ações e estímulos. A maioria dos pacientes apresenta outros tipos de crises epilépticas além da mioclonia. As crises podem ser do tipo TCG, atônicas ou de ausência.

Além da epilepsia, os pacientes com MERRF comumente desenvolvem ataxia cerebelar, surdez neurossensorial, baixa estatura, lipomas cutâneos e uma miopatia clínica que pode ser indistinguível da distrofia muscular cintura-membro. Arritmias cardíacas, particularmente a síndrome de Wolff-Parkinson-White e cardiomiopatia, são frequentemente observadas. Declínio cognitivo e demência também ocorrem, mas no final da doença.

Do ponto de vista laboratorial observa-se em pacientes com MERRF aumento dos níveis de ácido láctico tanto no sangue, quanto no líquido cefalorraquidiano (LCR) quer sejam sintomáticos quer assintomáticos. O ácido láctico aumenta ainda mais após a atividade física e exercícios. A proteína do LCR também é aumentada, mas frequentemente não excede 100 mg/dL. O frequente aumento da creatina quinase (CK) demonstra a miopatia.

O EEG mostra lentificação da atividade de base com descargas epileptiformes generalizadas, precipitadas pela fotoestimulação. A eletromiografia e os estudos de condução nervosa podem revelar pequenas unidades motoras polifásicas com recrutamento precoce consistente com um processo miopático. Neuropatia concomitante pode estar presente em alguns pacientes.

A RM e/ou TC do cérebro mostram inicialmente alterações na substância cinzenta, enquanto as alterações na substância branca ocorrem no final da doença. Observam-se ainda, em razão da perda neuronal progressiva, atrofias cerebral e cerebelar com calcificação do núcleo denteado. A espectroscopia de RM revela um pico alto de ácido láctico.

Na biópsia muscular as fibras avermelhadas patognomônicas da doença estão presentes em mais de 90% dos pacientes com MERRF.

Não há tratamento específico para MERRF, semelhante a outras doenças mitocondriais. Vários agentes terapêuticos têm sido utilizados na tentativa de diminuir a progressão da doença com resultados variáveis. Esses agentes terapêuticos incluem coenzima Q10 (CoQ), suplementação de complexo de vitamina B e L-carnitina. O tratamento sintomático diz respeito aos FACs, sendo LEV, TPM, CNZ e ZNS os mais recomendados. Devem-se evitar CBZ, OXC, PTH que podem piorar crises mioclônicas, VPA, embora recomendado para epilepsias mioclônicas, deve ser usado com cautela em doenças mitocondriais, pois inibe a captação de carnitina e pode precipitar insuficiência hepática. Outras complicações, como arritmia cardíaca, surdez e miopatia, são tratadas de acordo. Também é importante evitar medicamentos e toxinas com efeitos mitocondriais adversos, por exemplo, antibióticos aminoglicosídeos, linezolida, cigarros e álcool.

SIALIDOSE

A sialidose foi reconhecida como uma forma de PME por Rapin I *et al.*, em 1978. A doença apresenta fenótipos variáveis, em especial as sialidoses tipos I e II, relacionadas com a idade. Ambas apresentam herança autossômica recessiva e são causadas por mutações do mesmo gene, *NEU1* , localizado no cromossomo 6p21.3 que codifica a neuraminidase lisossomal (sialidase). Diferentes mutações podem ser responsáveis pela gravidade variável da doença. Na verdade, os pacientes com a grave doença infantil do tipo 2 geralmente apresentam sialidase inativa, enquanto aqueles com doença do tipo 1, mais branda, apresentam alguma atividade residual. A sialidose do tipo 1 é relativamente rara em comparação à sialidose do tipo 2.

A sialidose tipo 1 apresenta as características típicas das PMEs. Conhecida como síndrome de mioclonia com manchas vermelhas, é uma forma mais branda da doença e com início tardio. Fenótipos clínicos progressivos de tremor, ataxia, visão prejudicada, manchas vermelhas maculares bilaterais, mioclonia e convulsões têm início na segunda ou na terceira década de vida.

A sialidose tipo 2 é a forma precoce e mais grave da doença. Ela se apresenta com características dismórficas, deficiência cognitiva, hepatoesplenomegalia e perda auditiva. As particularidades dismórficas incluem características faciais grosseiras, tronco curto, tórax em barril, deformidade da coluna vertebral e displasia esquelética, às vezes associadas à opacificação da córnea.

Ambos os tipos de sialidose apresentam piora progressiva da mioclonia multifocal, geralmente na segunda década de vida e variavelmente associada a convulsões e ataxia.

A alteração macular característica a "mancha vermelho-cereja" pode levar à insuficiência visual tardia resultante da degeneração ganglionar. A mancha vermelho-cereja pode, no entanto, ser clinicamente indetectável por muitos anos e pode, além disso, desaparecer em estágios posteriores da doença. A formação de catarata de início jovem também foi identificada em alguns pacientes com sialidose tipo I.

Sialidose e um defeito no gene *NEU1* foram recentemente demonstrados também em pacientes com mioclonia de ação isolada, mais branda que se apresenta na idade adulta, na ausência de outros achados clínicos e laboratoriais típicos, como anormalidades maculares e níveis elevados de ácido siálico na urina.

O diagnóstico clínico das sialidoses geralmente é apoiado pela excreção aumentada de ácido siálico na urina e confirmado por análise genética ou demonstração de deficiência da enzima neuraminidase em cultura de fibroblastos.

O tratamento farmacológico é semelhante ao de outras PMEs. O VPA pode ser considerado o medicamento de primeira linha, mas o tratamento da mioclonia grave requer politerapia, incluindo BZD, LEV, ZNS e TPM.

A diversidade de fenótipos clínicos parece depender do tipo de mutação e da porcentagem da atividade normal da sialidase. Assim, a terapia de reposição enzimática tem sido avaliada em modelos animais. Em ratos tratados, a atividade da neuraminidase persistiu por alguns dias, resultando em uma redução significativa no armazenamento lisossomal, no entanto, a enzima injetada não pode cruzar a barreira hematoencefálica. Além disso, a proteína recombinante injetada parece ter induzido a anafilaxia severa.

ATROFIA DENTATORRUBRO-PALIDOLUSIANA

A atrofia dentatorrubro-palidolusiana (DRPLA) foi descrita pela primeira vez por Titica J e van Boegard L, em 1946. Trata-se de uma doença neurodegenerativa rara causada por expansões de repetição CAG no gene da atrofina-1 (*ATN1*) herdada de forma autossômica dominante com alta prevalência no Japão.

As características clínicas mais marcantes do DRPLA são a considerável heterogeneidade na apresentação clínica, dependendo da idade de início e a antecipação genética proeminente.

Clinicamente a DRPLA apresenta epilepsia mioclônica, ataxia, coreoatetose/distonia, comprometimento cognitivo/demência e distúrbios psiquiátricos. Raramente podem estar presentes, degeneração endotelial da córnea, tremor da cabeça ou atrofia óptica. A apresentação varia com a idade de início.

Caracterizada por antecipação genética, com a transmissão paterna resultando em uma antecipação mais proeminente do que a transmissão materna, os sintomas DRPLA são mais severos e mais precoces em cada geração subsequente. A carga de repetição CAG também está associada ao fenótipo, em que quanto mais longo o tamanho das repetições CAG expandidas, mais cedo a idade de início e morte, mais graves os sintomas e a incapacidade em longo prazo e pior o prognóstico.

Em decorrência da heterogeneidade na apresentação clínica, com base na antecipação genética proeminente e na idade de início, o diagnóstico de DRPLA pode muitas vezes ser um desafio, associando-se a um amplo diagnóstico diferencial. Embora as crises epilépticas sejam comuns em pacientes com início juvenil (início antes dos 20 anos de idade), a frequência das crises é reduzida após os 20 anos de idade e rara em pacientes com início após os 40 anos. Pacientes com início após os 40 anos de idade tendem a apresentar ataxia cerebelar, coreoatetose e demência, muitas vezes tornando a doença difícil de diferenciar de outras doenças, incluindo doença de Huntington e ataxias espinocerebelares hereditárias. Além disso, os achados de RM do cérebro na DRPLA são variáveis, com relatos de casos de pacientes em estágio inicial da doença apresentando apenas alterações leves, enquanto nos estágios finais estão associados a alterações inespecíficas, como atrofia do cerebelo e tronco cerebral, complicando a diferenciação da doença de outros distúrbios neurológicos.

Atualmente não há tratamentos para prevenir ou interromper a progressão da doença em DRPLA. Dada a fisiopatologia da doença acredita-se que o tratamento com oligonucleotídeos antisense (ASO), terapia que vem sendo utilizada para distúrbios neurológicos de expansão repetida, poderia ser promissor no tratamento da DRPLA.

BIBLIOGRAFIA RECOMENDADA

Assenza G, Nocerino C, Tombini M, Di Gennaro G, D'Aniello A, Verrotti A, et al. Perampanel Improves Cortical Myoclonus and Disability in Progressive Myoclonic Epilepsies: A Case Series and a Systematic Review of the Literature. Front Neurol. 2021 Mar 24.

Caciotti A, Melani F, Tonin R, Cellai L, Catarzi S, Procopio E, et al. Type I sialidosis, a normosomatic lysosomal disease, in the differential diagnosis of late-onset ataxia and myoclonus: An overview. Mol Genet Metab. 2020 Feb;129(2):47.

Crespel A, Ferlazzo E, Franceschetti S, Genton P, Gouider R, Kälviäinen R, et al. Unverricht-Lundborg disease. Epileptic Disord. 2016 Sep 1;18(S2):28.

Desdentado L, Espert R, Sanz P, Tirapu-Ustarroz J. Enfermedad de Lafora: revision de la bibliografia [Lafora disease: a review of the literature]. Rev Neurol. 2019 Jan 16;68(2):66.

Hameed S, Tadi P. Myoclonic Epilepsy e Ragged Red Fibers. 2021 Fev 7. In: StatPearls [Internet]. Treasure Island (FL): StatPearls Publishing; 2021 Jan.

Ibrahim F, Murr N. Lafora Disease. 2020 Sep 25. In: StatPearls [Internet]. Treasure Island (FL): StatPearls Publishing; 2021 Jan PMID: 29489177.

Orsini A, Valetto A, Bertini V, Esposito M, Carli N, Minassian BA, et al. The best evidence for progressive myoclonic epilepsy: A pathway to precision therapy. Seizure. 2019 Oct;71:247.

Rocha Cabrero F, De Jesus O. Dentatorubral Pallidoluysian Atrophy. 2021 Feb 7. In: StatPearls [Internet]. Treasure Island (FL): StatPearls Publishing; 2021 Jan.

Schulz A, Kohlschütter A, Mink J, Simonati A, Williams R. NCL diseases - clinical perspectives. Biochim Biophys Acta. 2013 Nov;1832(11):1801-6.

Wang D, Bonten EJ, Yogalingam G, Mann L, d'Azzo A. Short-term, high dose enzyme replacement therapy in sialidosis mice. Mol Genet Metab. 2005 Jul;85(3):181.

Wong LC, Hsu CJ, Lee WT. Perampanel attenuates myoclonus in a patient with neuronal ceroid lipofuscinoses type 2 disease. Brain Dev. 2019 Oct;41(9):817.

CAPÍTULO 15

EPILEPSIA E SÍNDROMES NEUROCUTÂNEAS

PONTOS-CHAVE

- A esclerose tuberosa é uma doença multissistêmica, causada por mutação nos genes *TSC1* ou *TSC2*, com padrão de herança autossômica dominante ou esporádica.
- Neurofibromatose tipo 1 é a síndrome neurocutânea mais frequente, causada por mutação no gene *NF1* que tem padrão de herança autossômica dominante ou esporádica.
- Neurofibromatose tipo 2 é uma doença genética, causada por mutação no gene *NF2* que tem padrão de herança autossômica dominante ou mutação de novo (esporádica). A epilepsia não é um sintoma comum.
- Sturge-Weber é uma doença causada por mutação no gene *GNAQ* e que acomete o cérebro, olho e pele. A epilepsia é uma manifestação comum nesses pacientes e tem evolução variável.
- A hipomelanose de Ito se trata de distúrbio genético, causado por mosaicismo genético na maioria das vezes, evoluindo com epilepsia em 50% dos casos.

ESCLEROSE TUBEROSA

A esclerose tuberosa é uma doença multissistêmica, causada por mutação nos genes *TSC1* ou *TSC2*, com padrão de herança autossômica dominante ou esporádica. O diagnóstico é com base na pesquisa molecular ou conforme os critérios clínicos apresentados na Tabela 15-1.

- Diagnóstico definitivo: 2 critérios maiores; ou 1 critério maior com 2 critérios menores.
- Diagnóstico possível: 1 critério maior; ou 1 critério maior e 1 critério menor; ou mais de 2 critérios menores.

Os sintomas neurológicos mais comuns são: atraso global do desenvolvimento neuropsicomotor, autismo, distúrbio do comportamento, deficiência intelectual e epilepsia (Figs. 15-1 a 15-3).

O tipo de crise epiléptica é muito variável e depende principalmente da idade de início das crises. No primeiro ano de vida é comum a síndrome de West que, em alguns casos, evolui para síndrome de Lennox-Gastaut. Crises focais também são frequentes e podem coexistir com os espasmos epilépticos, precedê-los ou sucedê-los. Pacientes com crises iniciadas após o primeiro ano de vida muitas vezes apresentam crises focais.

O controle das crises é muito variável, podendo ser completo após introdução de FAC em monoterapia ou até mesmo epilepsia farmacorresistente. Um dado importante é o fato de que o controle das crises está associado à menor frequência de deficiência intelectual. Algumas particularidades no tratamento da esclerose tuberosa devem ser ressaltadas:

1. Vigabatrina.
2. Everolimus.
3. Dieta cetogênica.
4. CBD
5. Cirurgia de epilepsia

Tabela 15-1. Critérios para Diagnóstico

Critérios Maiores	Critérios Menores
▪ Angiofibromas	▪ Falha no esmalte dentário (três ou mais)
▪ Mancha hipocrômica (três ou mais > 5 mm)	▪ Fibroma oral (dois ou mais)
▪ Fibroma ungueal	▪ Hamartoma (sem ser renal, dois ou mais)
▪ Placa Shagreen	▪ Mancha acrômica na retina
▪ Hamartoma de retina	▪ Lesão cutânea em confete
▪ Túber cortical	▪ Cistos renais múltiplos
▪ Nódulo subependimário	
▪ Astrocitoma de células gigantes	
▪ Rabdomioma cardíaco	
▪ Linfangioliomiomatose	
▪ Angiomiolipoma (dois ou mais)	

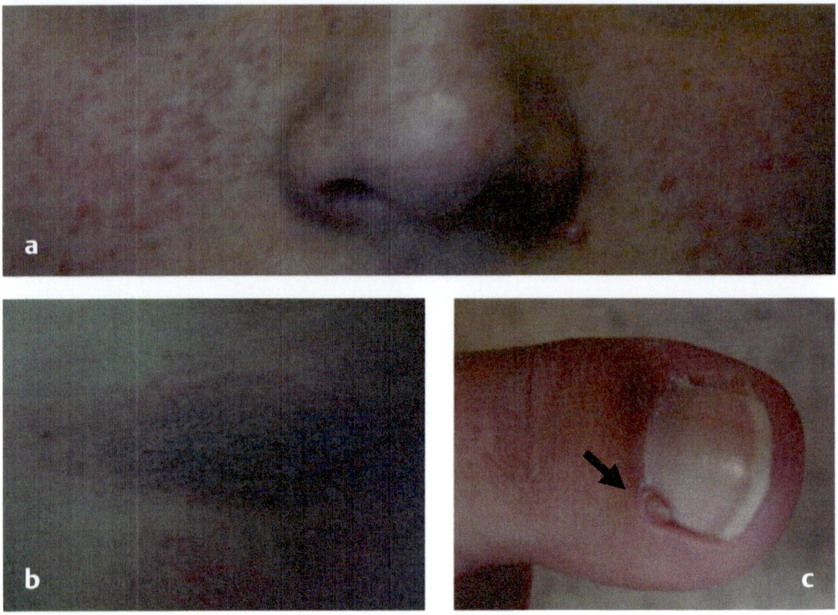

Fig. 15-1. (**a**) Angiofibroma facial, (**b**) mancha Shagreen e (**c**) fibroma periungueal em paciente com esclerose tuberosa. (Reproduzida com permissão de Neuropediatria Ilustrada, Revinter, 2010).

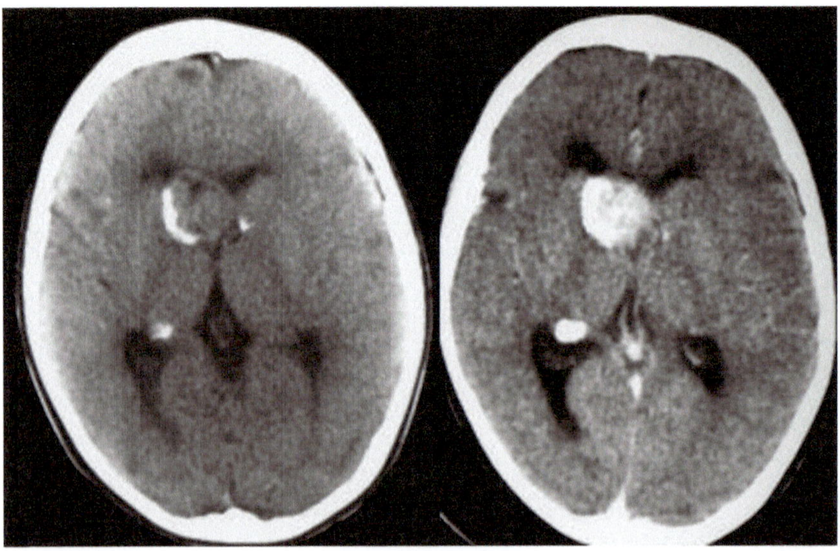

Fig. 15-2. Tomografia de crânio (com e sem contraste) mostrando astrocitoma de células gigantes em paciente com esclerose tuberosa. (Reproduzida com permissão de Neuropediatria Ilustrada, Revinter, 2010.)

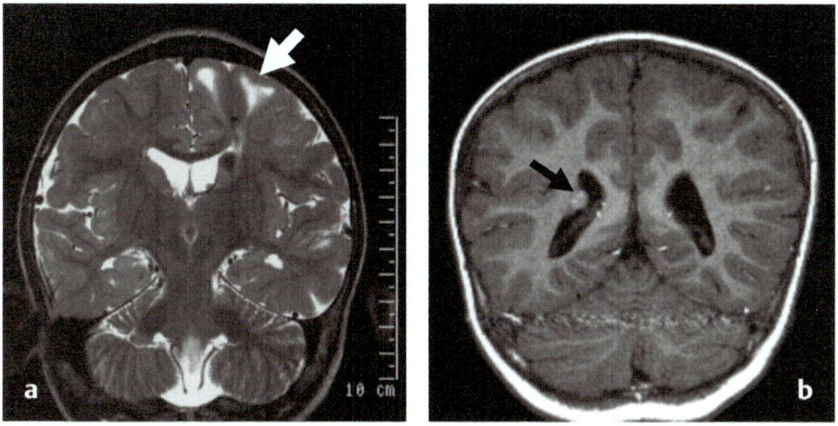

Fig. 15-3. Ressonância magnética de crânio mostrando em (a) túber cortical (seta) e (b) nódulo subependimário (seta). (Reproduzida com permissão de Neuropediatria Ilustrada, Revinter, 2010.)

A vigabatrina é tradicionalmente a medicação de escolha no tratamento dos espasmos epilépticos/síndrome de West em pacientes com esclerose tuberosa. Mais recentemente a vigabatrina também tem sido proposta como opção de tratamento para crises focais em pacientes com epilepsia focal farmacorresistente.

A cirurgia ainda é o tratamento de escolha na maioria dos pacientes com astrocitoma de células gigantes (SEGA) sintomático ou quando a localização da lesão permite uma abordagem cirúrgica relativamente fácil. Everolimus (inibidor m-TOR) pode ser usado em pacientes assintomáticos que apresentem SEGA, e pode causar redução de pelo menos 50% do volume do SEGA em 35%-45% dos pacientes. Entretanto, se a medicação for descontinuada o SEGA volta a crescer. Também existem evidências de que o everolimus pode trazer benefício no controle das crises epilépticas em pacientes com epilepsia farmacorresistente.

Pacientes com esclerose tuberosa são considerados "*good responders*" quando submetidos à dieta cetogênica, apresentando melhor controle das crises do que pacientes com epilepsia causada por outras etiologias. Ainda há controvérsias se essa melhora é sustentada ao longo do tempo. CBD também parece apresentar resposta satisfatória em pacientes com epilepsia farmacorresistente associada à esclerose tuberosa, entretanto ainda são necessários mais estudos para definir melhor a eficácia em longo prazo nesse grupo de pacientes.

Finalmente, a cirurgia de epilepsia deve sempre ser considerada em pacientes com esclerose tuberosa e epilepsia farmacorresistente. O candidato ideal é aquele com crises monomórficas, onde é possível identificar um túber único responsável pela origem das crises. Mas nem sempre isso é possível. Mesmo quando a semiologia das crises sugere mais de um túber potencialmente responsável pelas crises epilépticas, a cirurgia de epilepsia pode trazer melhor controle das crises e da qualidade de vida, mesmo que o paciente não evolua com controle completo das crises epilépticas.

NEUROFIBROMATOSE TIPO 1

A neurofibromatose tipo 1 é a síndrome neurocutânea mais frequente, causada por mutação no gene *NF1* que tem padrão de herança autossômica dominante ou esporádica. Pode ser diagnosticada clinicamente quando existem pelo menos dois dos critérios a seguir (NIH 1988) (Figs. 15-4 e 15-5):

- Seis ou mais manchas café com leite maiores que 5 mm (pré-puberdade) ou 15 mm (pós-puberdade).
- Dois ou mais neurofibromas de qualquer tipo ou um neurofibroma plexiforme.
- Sardas axilares ou inguinais.
- Dois ou mais nódulos de Lisch (hamartoma de íris).
- Glioma óptico.
- Lesão óssea: displasia esfenoidal, afilamento da cortical de ossos longos com ou sem pseudoartrose.
- Familiar de primeiro grau (pais, irmãos ou filhos) com NF1.

O risco de um paciente com neurofibromatose tipo 1 apresentar epilepsia é mais alto do que o apresentado pela população em geral, mas a grande maioria dos pacientes com NF1 não apresentarão epilepsia. Estima-se que aproximadamente 4% a 5% dos pacientes com NF1 apresentam epilepsia, sendo esses casos frequentemente associados a lesões estruturais, como gliomas, hidrocefalia, atrofia hipocampal ou doença de Moyamoya. Lesões focais hiperintensas em T2/FLAIR classicamente chamadas de UBOSs (*unidentified bright objects*) não estão associadas à epilepsia.

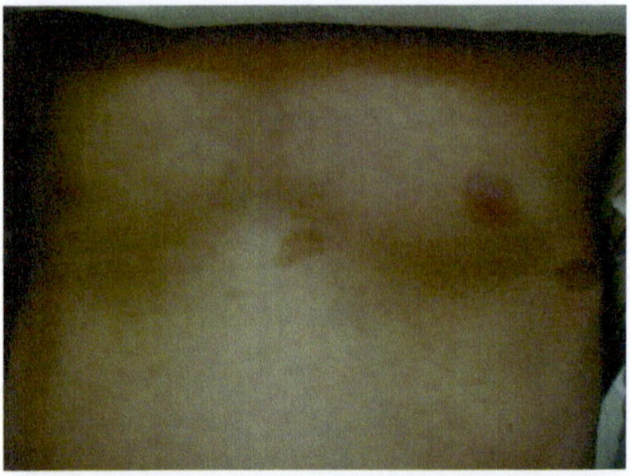

Fig. 13-4. Múltiplas manchas café com leite em um paciente com neurofibromatose tipo 1. (Reproduzida com permissão de Neuropediatria Ilustrada, Revinter, 2010.)

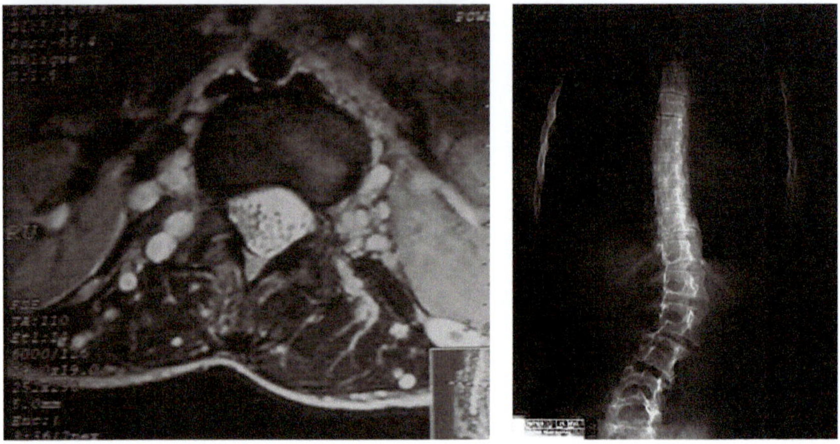

Fig. 15-5. Tomografia e raios-X de coluna mostrando escoliose secundária a múltiplos schwannomas nas raízes nervosas. (Reproduzida com permissão de Neuropediatria Ilustrada, Revinter, 2010.)

Mesmo quando assintomáticos os pacientes com neurofibromatose tipo 1 devem ser acompanhados por neurologista. Na consulta de rotina é importante realizar exame neurológico completo, fundo de olho e aferir pressão arterial. Investigação de possíveis lesões deve ser feita por ressonância magnética de crânio e coluna, ultrassonografia abdominal e avaliação anual com oftalmologista e dermatologista. O paciente deve ser informado sobre os sinais e sintomas que necessitam avaliação imediata (Radtke *et al.*, 2007):

- Dor de origem indeterminada.
- Fraqueza, formigamento de braços ou pernas.
- Tontura, desequilíbrio ou dificuldade de coordenação.
- Alteração visual.
- Dor de cabeça, ou mudança no padrão da dor de cabeça.
- Neurofibromas que mudam rapidamente de cor, tamanho ou causam dor.
- Exame neurológico anormal.
- Hipertensão arterial (estenose da artéria renal ou feocromocitoma).
- Regressão de aquisições adquiridas (fala, marcha, piora na escola etc.).

NEUROFIBROMATOSE TIPO 2

A neurofibromatose tipo 2 é uma doença genética, causada por mutação no gene *NF2* que tem padrão de herança autossômica dominante ou mutação *de novo* (esporádica). Caracterizada por schwannomas de nervos cranianos (principalmente do oitavo nervo), ependimomas, meningiomas, neurofibromas e opacidade do cristalino. Epilepsia não é um sintoma comum.

SÍNDROME DE STURGE-WEBER

Sturge-Weber é uma doença causada por mutação no gene *GNAQ* e que acomete o cérebro, olho e pele. A lesão de pele é caracterizada por cor avermelhada, vinhosa, classicamente descrita como sendo cor de "vinho do Porto". Ao contrário do que se acreditava, a lesão cutânea não obedece a distribuição do nervo trigêmeo, mas sim a distribuição embriológica vascular.

A classificação da síndrome de Sturge-Weber é fundamentada na presença da lesão de pele e acometimento leptomeníngeo, entretanto nas primeiras semanas de vida pode ser que os exames de neuroimagem não mostrem a lesão no sistema nervoso central. O ideal é que o exame de ressonância de crânio seja feito, sempre que possível, após a 6ª semana de vida. Quando o realce leptomeníngeo não está evidente e há alta suspeita de síndrome de Sturge-Weber, pode-se aumentar a sensibilidade da detecção da lesão em sistema nervoso central através de sinais indiretos, como (Figs. 15-6 e 15-7):

- Assimetria da substância branca.
- Assimetria do plexo coroide.
- Atrofia cortical.

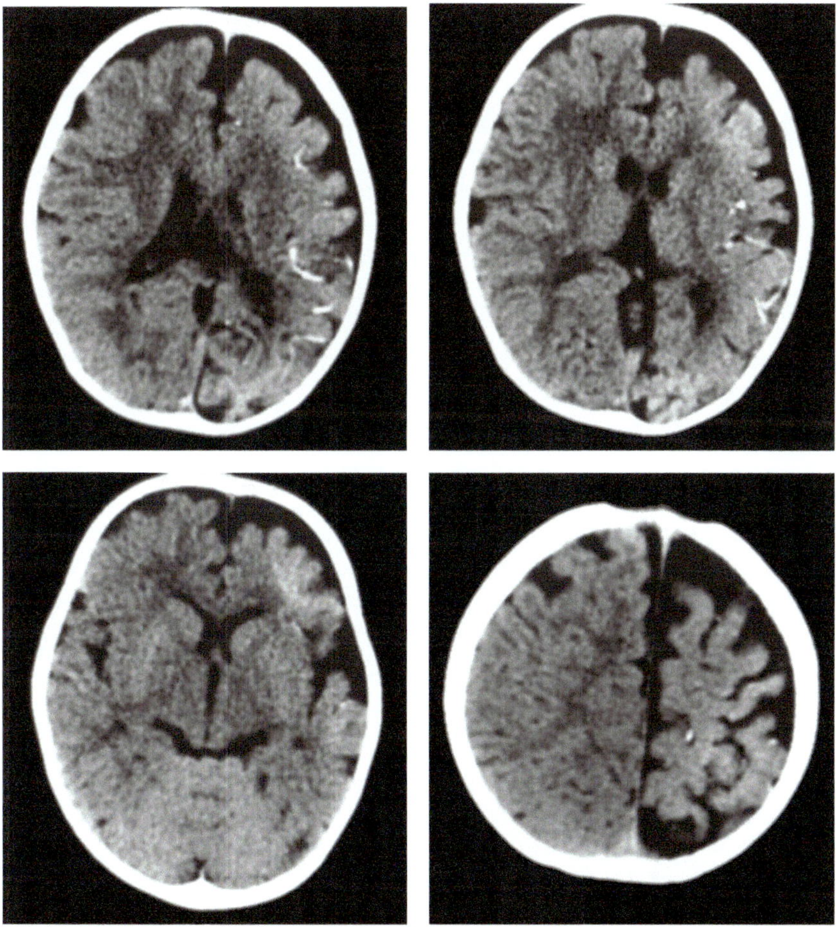

Fig. 15-6. Ressonância magnética de crânio mostrando atrofia no hemisfério cerebral esquerdo e realce de contraste correspondente à angiomatose leptomeníngea. (Reproduzida com permissão de Neuropediatria Ilustrada, Revinter, 2010.)

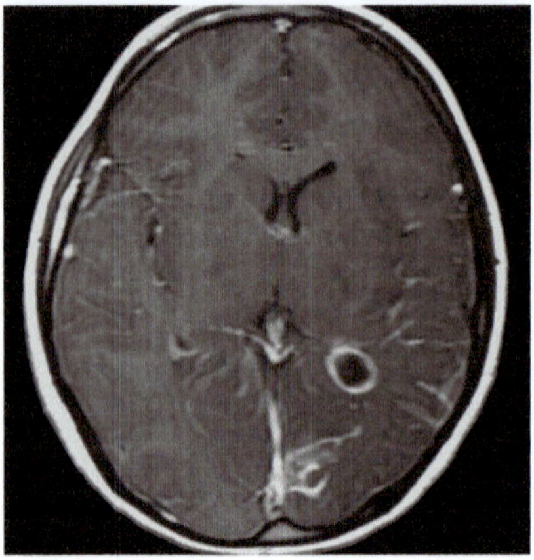

Fig. 15-7. Ressonância magnética de crânio mostrando assimetria de plexo coroide (predomínio à esquerda), em paciente com síndrome de Sturge-Weber. (Reproduzida com permissão de Neuropediatria Ilustrada, Revinter, 2010.)

A síndrome de Sturge-Weber é classificada em três tipos, conforme a apresentação clínica (Tabela 15-2).

O acompanhamento do paciente com síndrome de Sturge-Weber deve levar em conta os três órgãos acometidos:

1. Pele: tratamento da lesão cutânea com *laser*.
2. Olho: acompanhamento oftalmológico desde o período neonatal com ênfase na pesquisa de glaucoma. Também podem ocorrer anomalias dos vasos da coroide, lesão de conjuntiva, heterocromia da íris e aumento dos vasos da episclera.
3. Cérebro: epilepsia e *stroke-like*.

A epilepsia é uma manifestação comum em pacientes com síndrome de Sturge-Weber, a evolução é muito variável, desde crises epilépticas facilmente controladas com fármacos anticrises até crises farmacorresistentes. O tratamento das crises epilépticas não apresenta peculiaridades ou medicações específicas que possam trazer melhor controle das crises. Entretanto, dois detalhes são importantes: 1. apesar de topiramato estar associado a glaucoma, não é contraindicado; pois não interfere na fisiopatologia do glaucoma nesta entidade; e 2. pacientes com epilepsia farmacorresistente devem ser precocemente encaminhados à avaliação de possível tratamento cirúrgico.

Caso haja indicação de cirurgia de epilepsia, pode-se realizar ressecção focal da lesão ou hemisferotomia. É interessante observar que a análise dos espécimes cirúrgicos mostra que em alguns casos o córtex apresenta displasia cortical focal tipo 3C. A fisiopatologia da lesão cortical ainda não foi esclarecida.

Quanto aos episódios de *stroke-like*, geralmente observa-se hemiparesia súbita, que pode estar associada à desidratação, trauma ou paralisia de Todd. A fisiopatologia também não está estabelecida, mas não há risco de tratar-se de acidente vascular cerebral hemorrágico. O quadro a seguir resume as possíveis abordagens terapêuticas nos pacientes com acometimento cerebral na síndrome de Sturge-Weber (Tabela 15-3).

Tabela 15-2. Classificação com base na Escala de Roach

Subtipo	Características clínicas
Tipo 1	Malformação capilar facial e leptomeníngea
Tipo 2	Malformação capilar facial isolada (pode ter glaucoma associado)
Tipo 3	Malformação capilar leptomeníngea isolada

Tabela 15-3. Particularidades do Tratamento na Síndrome de Sturge-Weber

Sinal ou sintoma	Particularidades do tratamento
Epilepsia	Considerar cirurgia de epilepsia se crises epilépticas farmacorresistentes AAS, quando crises epilépticas farmacorresistentes ou lesão bilateral
Stroke-like	Hidratação, ajuste de fármaco anticrise, AAS
Glaucoma	Acompanhamento oftalmológico desde período neonatal
Lesão cutânea	*Laser* (pode ser precoce, desde primeiros meses de vida)

AAS, ácido acetilsalicílico.

INCONTINENTIA PIGMENTI

Incontinentia pigmenti (IP) é um distúrbio causado por mutação no gene *IKBKG* com padrão de herança dominante ligada ao X. Acomete sistema nervoso central, olhos (microftalmia, descolamento de retina), pele (lesão típica descrita a seguir), cabelo (alopecia, cabelo grosso, crespo), dentes (atraso na erupção dentária, dentes pequenos e malformados) e unhas (espessamento, falhas). É muito rara em meninos. A lesão cutânea clássica está presente desde os primeiros dias de vida e caracteriza-se por quatro fases:

- Bolhosa.
- Verrucosa.
- Hiperpigmentação.
- Hipopigmentação linear.

As lesões de pele seguem as linhas de Blaschko e ajudam muito no diagnóstico. O acometimento cerebral é frequente e caracteriza-se por atraso global do desenvolvimento neuropsicomotor, deficiência intelectual, hemiparesia, microcefalia e epilepsia. O AVC causado por lesão vascular micro ou macroangiopatia pode acontecer principalmente no período neonatal, e sua fisiopatologia ainda não é bem estabelecida (Fig. 15-8).

Não há tratamento específico. Os pacientes devem receber estimulação multiprofissional e tratamento das crises epilépticas com fármaco anticrise, sempre que necessário. Pelo risco de lesão ocular e de pele e anexos também é importante acompanhamento com oftalmologista, dermatologista e dentista.

HIPOMELANOSE DE ITO

Ainda não está bem estabelecido se a hipomelanose de Ito é uma entidade distinta ou apenas um sintoma presente em várias doenças. Trata-se de distúrbio genético causado por mosaicismo genético na maioria das vezes. Não há um gene ou alteração cromossômica definida, e a maioria dos casos é esporádica.

A alteração cutânea é caracterizada por lesões hipocrômicas espiraladas ou lineares (seguindo as linhas de Blaschko) que podem ser isoladas ou associadas a outros sintomas sistêmicos. A lesão de pele nem sempre está presente ao nascimento, podendo aparecer ao longo do primeiro ano de vida (Fig. 15-9).

Os sintomas podem ser muito variáveis, e os pacientes com hipomelanose de Ito podem apresentar alopecia, estrabismo, catarata, glaucoma, perda auditiva, dismorfismos faciais, atraso global do desenvolvimento neuropsicomotor, deficiência intelectual, autismo, escoliose, hipotonia e epilepsia (50%). Os exames de neuroimagem são normais na maioria dos casos, mas alguns pacientes apresentam hemimegalencefalia, heterotopias ou hipoplasia cerebelar.

O tratamento das crises epilépticas deve ser feito com fármaco anticrise, e os pacientes com hemimegalencefalia associada a epilepsia farmacorresistente devem ser encaminhados à cirurgia de epilepsia. Outros acompanhamentos incluem acompanhamento com oftalmologista (catarata, glaucoma, estrabismo etc.), otorrinolaringologista (perda auditiva) e dentista (hipodontia).

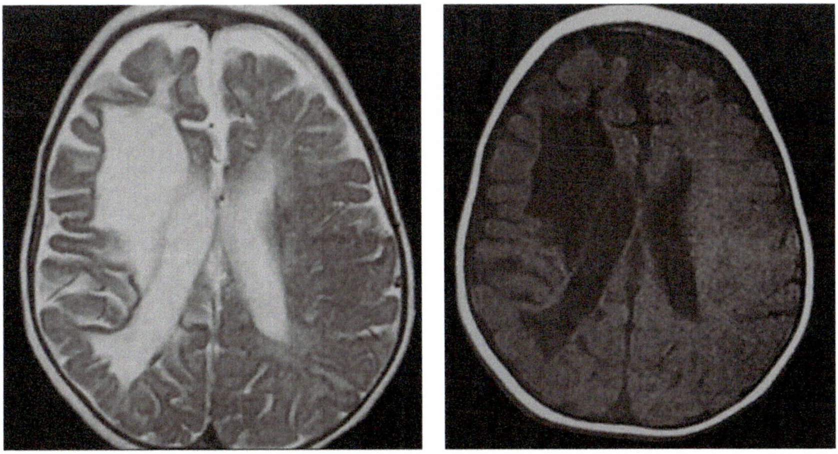

Fig. 15-8. Ressonância de crânio mostrando sequela de evento vascular em bebê com *incontinentia pigmenti*.

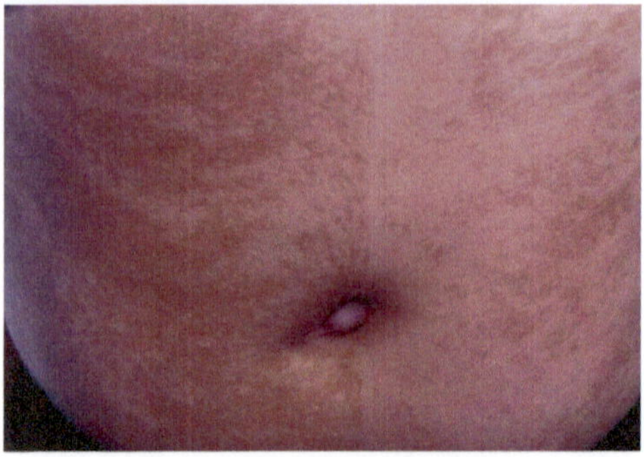

Fig. 15-9. Lesão cutânea em paciente com hipomelanose de Ito.

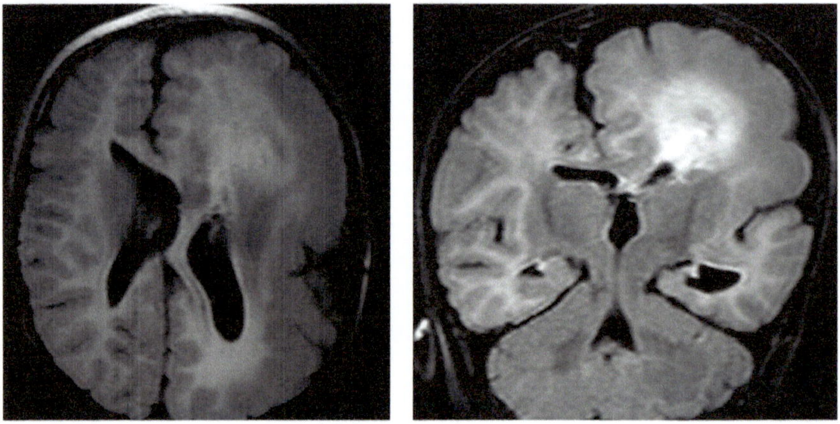

Fig. 15-10. Ressonância magnética de crânio mostrando hemimegalencefalia à esquerda em paciente com síndrome do nevus sebáceo.

SÍNDROME DO *NEVUS* SEBÁCEO

A síndrome do *nevus* sebáceo (também chamada de síndrome do *nevus* sebáceo linear, *nevus* de Jadassohn, síndrome do *nevus* epidérmico entre outros nomes) é uma doença genética rara, esporádica, causada por mutação pós-zigótica dos genes *KRAS* e *HRAS*.

A lesão de pele ocorre preferencialmente na face ou couro cabeludo e é caracterizada por lesão amarelo-rosada, elevada, sem pelos, com espessamento da epiderme e aumento das glândulas sebáceas. Pode ter aparência verrucosa.

A síndrome do *nevus* sebáceo tem acometimento multissistêmico, sendo o cérebro frequentemente acometido, causando atraso global do desenvolvimento neuropsicomotor, deficiência intelectual, autismo e epilepsia (Fig. 15-10). Pode estar associada à hemimegalencefalia, agenesia do corpo caloso, malformação de Dandy-Walker entre outras anormalidades. Epilepsia é um sintoma frequente e geralmente farmacorresistente.

BIBLIOGRAFIA RECOMENDADA

De la Torre AJ, Luat AF, Juhász C, Ho ML, Argersinger DP, Cavuoto KM, et al. A multidisciplinary consensus for clinical care and research needs for Sturge-Weber syndrome. Pediatr Neurol. 2018;84:11-20.

Franz DN, Belousova E, Sparagana S, Bebin EM, Frost M, Kuperman R, et al. Efficacy and safety of everolimus for subependymal giant cell astrocytomas associated with tuberous sclerosis complex (EXIST-1): a multicentre, randomised, placebo-controlled phase 3 trial. Lancet. 2013;381:125-32.

Guerreiro MM, Andermann F, Andermann E, Palmini A, Hwang P, Hoffman HJ, et al. Surgical treatment of epilepsy in tuberous sclerosis: strategies and results in 18 patients. Neurology. 1998;51:1263-9.

Maingay-de Groof F, Lequin MH, Roofthooft DW, Oranje AP, de Coo IF, Bok LA, et al. Extensive cerebral infarction in the newborn due to incontinentia pigmenti. Eur J Paediatr Neurol. 2008;12:284-9.

Maton B, Krsek P, Jayakar P, Resnick T, Koehn M, Morrison G, et al. Medically intractable epilepsy in Sturge-Weber syndrome is associated with cortical malformation: implications for surgical therapy. Epilepsia. 2010;51:257-67.
Montenegro MA, Baccin CE. Neuropediatria Ilustrada. Imagens Clínico Radiológicas. Rio de Janeiro: Revinter; 2010.
National Institutes of Health Consensus Development Conference Statement: Neurofibromatosis. Arch Neurol Chicago. 1988;45:575-8.
Northrup H, Krueger DA, on behalf of the International Tuberous Sclerosis Complex Consensus Group. Tuberous Sclerosis Complex Diagnostic Criteria Update: Recommendations of the 2012 International Tuberous Sclerosis Complex Consensus Conference. Pediatr Neurol. 2013;49:243-54.
Radtke HB, Sebold CD, Allison C, Haidle JL, Schneider G. Neurofibromatosis type 1 in genetic counseling practice: recommendations of the National Society of Genetic Counselors. J Genet Couns. 2007;16:387-407.
Roach ES. Neurocutaneous syndromes. Pediatr Clin North Am. 1992 Aug;39(4):591-620.
Santoro C, Bernardo P, Coppola A, Pugliese U, Cirillo M, Giugliano T, et al. Seizures in children with neurofibromatosis type 1: is neurofibromatosis type 1 enough? Ital J Pediatr. 2018;44(1):41.

CAPÍTULO 16

EPILEPSIA E DOENÇAS METABÓLICAS

PONTOS-CHAVE

- Os erros inatos do metabolismo (EIM) formam um extenso grupo de doenças metabólicas, sendo que a maioria dos EIM é herdada de maneira autossômica recessiva e, mais raramente, ligada ao cromossomo X ou secundária à alteração do DNA mitocondrial.
- A epilepsia é um dos achados mais comuns, sobretudo naqueles EIM com apresentação no período neonatal.
- Os EIM devem ser diagnosticados precocemente, pois podem ter tratamento, como nas epilepsias responsivas às vitaminas.
- Os EIM em que há a possibilidade de abordagem terapêutica, o prognóstico está relacionado com o tempo para o início do tratamento.
- As doenças de neurotransmissores podem causar epilepsia e devem ser consideradas no DD entre os distúrbios do movimento (p. ex.; crises oculógiras) e epilepsia.

INTRODUÇÃO

Os erros inatos do metabolismo (EIM) formam um extenso grupo de doenças metabólicas causadas por variantes patogênicas em genes específicos que determinam prejuízo total ou parcial de vias metabólicas responsáveis pela produção proteica ou enzimática. A maioria dos EIM é herdada de maneira autossômica recessiva e, mais raramente, ligada ao cromossomo X ou secundária à alteração do DNA mitocondrial. Embora, de maneira isolada, cada EIM seja considerado raro, em conjunto podem ter uma elevada incidência. Estudos apontam que a incidência global de EIM pode ser maior que 1 para 1.000 nascidos vivos.

Existem mais de 700 EIM já catalogados e, a cada ano, outros vêm sendo descritos, tornando complexo e desafiador o conhecimento e diagnóstico corretos e precoces destas patologias. Muitos EIM determinam envolvimento direto ou indireto do sistema nervoso central. Dentre estes, a epilepsia é um dos achados mais comuns, sobretudo naqueles EIM com apresentação no período neonatal, quando se apresentam de uma maneira grave, frequentemente refratária aos fármacos anticrises (FACs) convencionais, podendo responder à reposição de um elemento específico, a depender da etiologia. O diagnóstico dos EIM que cursam predominantemente com epilepsia é fundamental, pois a identificação precoce pode resultar em um tratamento adequado e consequente melhor prognóstico.

O diagnóstico habitual e clássico dos EIM requer análise bioquímica especializada, o que nem sempre é possível em todos os centros. A maior disponibilidade e acesso aos painéis genéticos ou o sequenciamento do exoma têm trazido mais celeridade e possibilidade de diagnósticos precisos. É possível, inclusive, realizar testes precoces nos primeiros dias de vida, similarmente ao teste do pezinho, utilizando painéis de genes relacionados com os EIM ou de doenças genéticas potencialmente tratáveis. Abordaremos os principais EIM que apresentam a epilepsia como manifestação clínica principal.

EPILEPSIAS RESPONSIVAS À REPOSIÇÃO DE VITAMINAS

Epilepsias Dependentes de Piridoxina e Piridoxal Fosfato

Quadro Clínicos

A epilepsia dependente de piridoxina caracteriza-se por **crises epilépticas no período neonatal** (Fig. 16-1), resistentes aos FACs com controle após reposição de piridoxina.

Diagnóstico

Diante da possibilidade de epilepsia dependente de piridoxina, um **teste terapêutico** com esta vitamina é mandatório em todo recém-nascido que apresenta crises epilépticas farmacorresistentes sem etiologia definida. A doença é autossômica recessiva, causada pela deficiência da enzima alfa-aminodipico semialdeído desidrogenase, decorrente de variantes patogênicas do gene *ALDH7A1*.

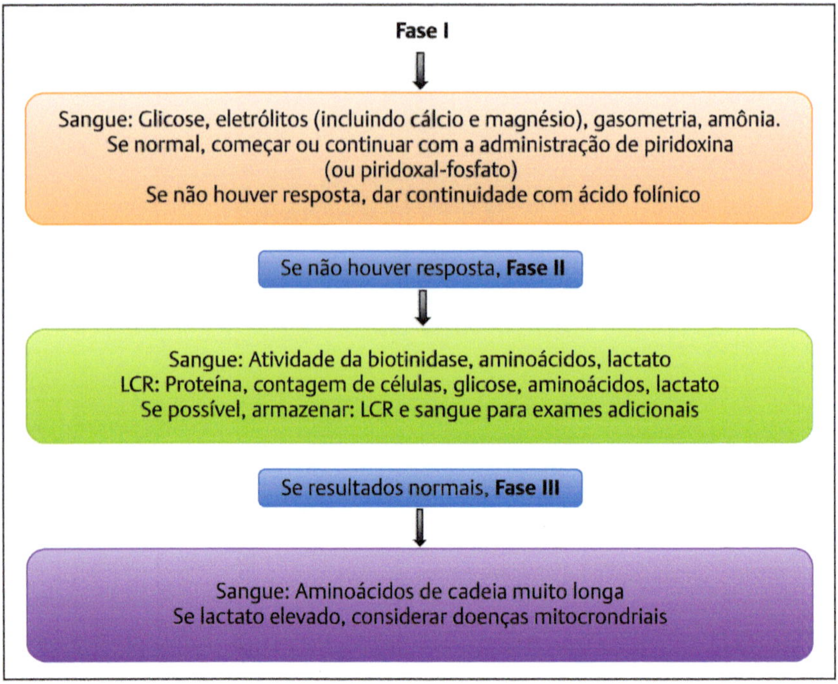

Fig. 16-1. Abordagem diagnóstica das crises neonatais com possível etiologia metabólica. (Adaptada de Wolf & Surtees, 2005.)

Tratamento

Como resposta ao tratamento com piridoxina endovenosa (na impossibilidade, via gástrica pode ser utilizada), alguns pacientes podem apresentar ainda sinais de encefalopatia, como tremores, irritabilidade, vômitos entre outros.

Os pacientes tratados precocemente resultam em normalização do eletroencefalograma, controle das crises e desenvolvimento neurológico normal. Os pacientes que recebem tratamento tardiamente costumam apresentar sequelas neurológicas, como atraso de linguagem e transtornos de aprendizado.

O tratamento com piridoxina varia entre 15 mg/k/d a 500 mg ao dia. Casos de apresentação mais tardia já foram descritos, com início de crises entre os 3 e 5 anos, frequentemente desencadeadas por estado febril. Estado de mal epiléptico pode abrir o quadro.

O uso de FAC pode ser benéfico no início da doença, mas gradativamente vai se tornando pouco útil, sem piridoxina. A forma ativa da piridoxina é o piridoxal fosfato, e sua deficiência resulta em quadro clínico semelhante à dependência de piridoxina. Secundária a variantes patogênicas do gene *PNPO* (autossômica recessiva), a reposição da piridoxal fosfato nas doses entre 30 a 60 mg/k/d resulta em controle das crises, embora existam casos descritos em que as crises ainda persistem após reposição.

Epilepsia Responsiva ao Ácido Folínico

A epilepsia responsiva ao ácido folínico é alélica à deficiência de piridoxina e apresenta características clínicas e bioquímicas semelhantes. Trata-se de um EIM envolvido na síntese de neurotransmissores e que determina manifestações clínicas no período neonatal, com crises epilépticas farmacorresistentes. A ausência de resposta à piridoxina e piridoxal fosfato num recém-nascido com crises epilépticas refratárias requer o teste terapêutico com 3 a 5 mg/kg/d de ácido folínico, que, de maneira isolada ou em combinação com FACs e outras suplementações, pode resultar em benefício clínico.

Distúrbios do Metabolismo da Biotina

Quadro Clínico

Os distúrbios do metabolismo da biotina ou da deficiência de múltiplas carboxilases compreendem doenças autossômicas recessivas, em que a biotina representa o elemento principal na fisiopatologia e no tratamento. A deficiência de holocarboxilase sintetase e a deficiência de biotinidase apresentam sintomatologia semelhante, que envolvem alterações neurológicas e cutâneas.

A **epilepsia** é uma manifestação marcante nestas apresentações clínicas. Uma terceira forma clínica, a doença dos gânglios da base responsiva à biotina e tiamina, caracteriza-se por manifestação de uma encefalopatia aguda, reversível com o tratamento com biotina e tiamina. Todas as formas são autossômicas recessivas.

Deficiência de Holocarboxilase Sintetase

A deficiência da holocarboxilase sintetase resulta num distúrbio que afeta a ligação da biotina com as apocarboxilases. Todos os pacientes demonstram atividade residual, que pode ser severamente ou parcialmente comprometida.

Quadro Clínico

Em metade dos pacientes o quadro clínico se inicia nos primeiros dias de vida, com sintomas característicos de uma acidemia orgânica, como vômitos, acidose metabólica com cetonúria, letargia, crises epilépticas e coma. Os pacientes não tratados desenvolvem lesões cutâneas, alopecia e evoluem com atraso global do desenvolvimento neuropsicomotor. O *rash* cutâneo pode ser intenso e englobar grandes regiões do corpo.

Diagnóstico

O diagnóstico é suspeitado por causa do aumento dos ácidos 3-hidroxi-isovalérico, 3-metilcrotonilglicina, propiônico, metilcitrato, bem como aumento do ácido láctico. A biotina se encontra em níveis normais no plasma. Há possibilidade de confirmação etiológica através da análise enzimática por cultura de fibroblastos ou através do sequenciamento do gene HLCS.

Tratamento

O tratamento consiste em uso oral da biotina, geralmente em doses de 10 mg ao dia.

Deficiência de Biotinidase

Quadro Clínico

A deficiência de biotinidase resulta num defeito da reciclagem endógena e da ligação proteica da biotina. A maioria dos pacientes inicia sintomas entre 2 e 4 meses de vida, mas alguns podem apresentar crises epilépticas já no período neonatal. Os sintomas principais são hipotonia, letargia, instabilidade respiratória, além das crises epilépticas tônicas ou mioclônicas. As alterações cutâneas são mais tardias e envolvem alopecia e *rash* cutâneo, que podem se caracterizar por lesões eritematosas até dermatites exsudativas e ceratite. As alterações metabólicas são sutis, pois não há acidose metabólica, nem aumento expressivo de ácidos orgânicos na urina.

Diagnóstico

Entretanto, é através da triagem neonatal no teste do pezinho que a maior parte dos pacientes é diagnosticada e, desta maneira, é adequadamente tratada, resultando em vida normal.

Tratamento

O quadro clínico depende da atividade residual da enzima, que vai determinar a dose de reposição da biotina, variando entre 5 a 10 mg ao dia (Fig. 16-1).

Encefalopatia Glicínica (Hiperglicinemia Não Cetótica)

A encefalopatia glicínica decorre de um defeito do metabolismo de clivagem da glicina, o que acarreta aumento desta em várias partes do corpo, sobretudo no cérebro, onde é extremamente tóxica em níveis elevados, resultando em uma gama de graves sintomas neurológicos. A doença é extremamente grave, e o óbito precoce é um desfecho comum.

Quadro Clínico

A **apresentação clássica** se inicia já no período neonatal, com letargia, dificuldade alimentar, apneia, hipotonia e crises epilépticas farmacorresistentes ao tratamento com FACs. Por causa de um fenômeno irritativo do diafragma, muitos pacientes apresentam soluços, que podem ser referidos pelas gestantes ainda no período intrauterino.

As **crises epilépticas** mais frequentes são as mioclônicas, mas outros tipos, como clônicas ou focais motoras, também podem ocorrer associadamente.

Diagnóstico

A realização de um **eletroencefalograma** (EEG) pode auxiliar na formulação da hipótese diagnóstica, pois é comum o achado do padrão de surto-supressão que, embora não seja patognomônico desta entidade, pois pode ocorrer em outras enfermidades, quando presente, aumenta o nível de suspeição diagnóstica.

Os **exames de neuroimagem** podem ser normais ou demonstrar anormalidades, como agenesia do corpo caloso, atraso de mielinização e atrofia cortical.

O **diagnóstico** é realizado pela detecção de níveis elevados de glicina no LCR, bem como sua relação com níveis plasmáticos, que deve estar maior que 0,08. O diagnóstico é confirmado pela análise molecular dos 3 genes (*AMT, GLDC, GSCH*) envolvidos na doença.

Tratamento

O **tratamento** consiste na tentativa de redução dos níveis de glicina e no controle das crises epilépticas. O benzoato de sódio é usado para conjugar a glicina em hipurato, que é eliminado pela urina. Mesmo com a redução dos níveis de glicina, o prognóstico neurológico parece não ser afetado. Para o controle das crises epilépticas, os antagonistas do N-metil D-aspartato (NMDA) são os mais recomendados, em razão do efeito cortical tóxico da glicina.

Deve-se evitar o uso de valproato, pois este inibe o sistema de clivagem da glicina e pode piorar o quadro clínico. De maneira mais rara, a encefalopatia glicínica ainda pode-se manifestar por uma forma intermediária (infantil), com início após 6 meses de idade, caracterizado por atraso do desenvolvimento, hipotonia e distúrbios do movimento.

Deficiência de Sulfito Oxidase e do Cofator Molibdênio

A deficiência de enzima sulfito oxidase (SUOX) ou de seu cofator molibdênio acarreta a incapacidade do organismo em transformar sulfito em sulfato. O consequente aumento de sulfito acarreta uma via metabólica alternativa, com formação de S-sulfocisteína, com consequente comprometimento na formação de tecidos conectivos.

Quadro Clínico

A manifestação clínica clássica ocorre no período neonatal, caracterizada por crises epilépticas precoces e refratárias ao tratamento com FACs. Associadamente, outras manifestações neurológicas podem ocorrer, como hipertonia, postura em opistótono, letargia. Alterações oculares, como luxação de cristalino, nistagmo e coloboma de nervo óptico podem compor o quadro clínico. Tanto a deficiência de SUOX quanto a deficiência do cofator molibdênio acarretam quadro clínico semelhante.

Diagnóstico

Os exames de neuroimagem demonstram lesões císticas difusas em substância branca e atrofia cortical, que se assemelham às observadas em pacientes com encefalopatia hipóxico-isquêmica.

Embora raras, são descritas formas atenuadas da doença, de apresentação tardia, com manifestações de atraso neuropsicomotor, crises epilépticas e distúrbios do movimento, sobretudo distonia. Nestes casos, os exames de neuroimagem podem demonstrar alterações de sinal em gânglios da base. Em todo neonato que apresente crises epilépticas refratárias, deve ser pensado em deficiência de sulfito oxidase/deficiência de cofator molibdênio. Nestes casos, um teste rápido na urina (sulfiteste) pode indicar o diagnóstico. A doença é autossômica recessiva, e o estudo genético confirma ou pode ser diagnosticado pelo sequenciamento do gene *SUOX* ou pelos painéis genéticos.

Tratamento

O tratamento é sintomático e de suporte, com controle das crises epilépticas e manejo das complicações.

Os pacientes com a forma atenuada tardia podem responder à dieta restrita em aminoácidos que contêm enxofre (metionina, cisteína).

Acidúria Glutárica Tipo 1

Quadro Clínico

Causada pela deficiência da enzima glutaril-CoA desidrogenase, a acidúria glutárica tipo 1 apresenta uma manifestação clínica de extrema relevância ao neurologista infantil, pois o início dos sintomas ocorre por volta dos 3 meses de vida, através de um aumento progressivo do perímetro cefálico. Este achado, frequentemente, vem associado a algum grau de hipotonia, irritabilidade e dificuldade alimentar.

A partir de uma idade que varia entre 5 e 11 meses de vida, aproximadamente 75% dos pacientes desenvolvem uma encefalopatia aguda, que pode ser desencadeada por infecções, imunizações ou até mesmo traumas de crânio banais. Há regressão do desenvolvimento motor e início de variados distúrbios do movimento, sobretudo distonia e coreoatetose. Crises epilépticas podem ocorrer nessa fase.

Diagnóstico

Durante esta fase, os exames de neuroimagem podem ser úteis no diagnóstico, ao se demonstrar uma marcante atrofia da região frontotemporal, além de hipersinal no núcleo denteado. Alguns casos podem ainda demonstrar hematoma subdural laminar, simulando trauma de crânio. O diagnóstico nesta fase é crucial para o início do tratamento e para evitar a descompensação aguda da doença. A análise dos ácidos orgânicos na urina demonstra aumento do ácido glutárico e, em menor intensidade, do ácido 3-hidroxiglutárico.

Tratamento

A grande importância do tratamento implica na identificação dos pacientes antes da fase aguda de descompensação, pois evita danos permanentes ao sistema nervoso central. O tratamento dietético com restrição de lisina e suplementação de fórmulas específicas isentas de lisina, associado à suplementação de carnitina e riboflavina, é fundamental no manejo crônico da doença.

Deficiência de Glut1 (Transportador da Glicose)

A deficiência de GLUT1 caracteriza-se pelo comprometimento do transporte da glicose pela barreira hematoencefálica, o que acarreta grave hipoglicorraquia. Geralmente o padrão de herança é autossômico dominante, com variantes patogênicas de novo, embora famílias com vários membros afetados já foram descritas.

Quadro Clínico

O quadro clínico principal é dominado por crises epilépticas de apresentação precoce, microcefalia adquirida, atraso do desenvolvimento motor. Ataxia e transtornos do movimento com distonia também podem ocorrer. Alguns casos podem apresentar sintomatologia inicial com poucas crises epilépticas, predominando o comprometimento intelectual e distúrbios do movimento.

Já foram descritas **duas síndromes epilépticas** em pacientes com deficiência de GLUT1, a epilepsia ausência de apresentação precoce e a epilepsia mioclônico-atônica.

Diagnóstico

O diagnóstico da deficiência de GLUT1 é suspeitado quando, associado ao quadro clínico, se encontra uma hipoglicorraquia, preferencialmente analisada de maneira pareada com a glicemia. A relação da glicose LCR-sangue $< 0,46$ é indicativa da patologia. A confirmação é realizada pelo estudo genético do gene *GLUT1*.

Tratamento

O tratamento com fármacos anticrises costuma ser ineficaz, contudo a dieta cetogênica é o tratamento de escolha, pois fornece ao cérebro energia através dos corpos cetônicos. Algumas drogas que pioram a função da GLUT1 **devem ser evitadas**, como fenobarbital, cafeína, diazepam, antidepressivos tricíclicos e hidrato de cloral.

Defeitos da Síntese de Serina

Quadro Clínico

Os defeitos da biossíntese de serina envolvem 3 enzimas e determinam um quadro clínico que simula paralisia cerebral. As principais características são microcefalia congênita ou de apresentação precoce, epilepsia farmacorresistente e atraso do desenvolvimento neuropsicomotor. Polineuropatia periférica é observada mais tardiamente.

Espasmos epilépticos podem abrir o quadro, seguidos por um misto de crises tônicas, mioclônicas e até crises gelásticas.

Diagnóstico

Apesar do quadro clínico exuberante, os exames de imagem demonstram apenas atraso de mielinização no início da doença, seguido por atrofia cerebral. No sangue os níveis de serina encontram-se baixos ou no limite da normalidade, enquanto no LCR estão bem abaixo da normalidade. O exame genético confirma a doença.

Tratamento

O tratamento consiste na reposição de serina aproximada de 700 mg/kg/d associada à glicina 300 mg/kg/d. Nos pacientes precocemente tratados o prognóstico pode ser normal.

Distúrbios da Síntese e Transporte da Creatina

Quadro Clínico

Esse grupo de doenças metabólicas determina um defeito na síntese de creatina cerebral, que acarreta uma outra síndrome que mimetiza paralisia cerebral. As crianças afetadas apresentam microcefalia, atraso do desenvolvimento neuropsicomotor, deficiência intelectual, distúrbios do comportamento, distúrbios do movimento e epilepsia.

As crises epilépticas podem ser mioclônicas, tônico-clônicas, atônicas e focais.

Diagnóstico

A RM com espectroscopia é fundamental quando se suspeita desta condição, pois pode demonstrar a ausência ou diminuição do pico de creatina cerebral.

A doença pode ocorrer secundária à deficiência das enzimas glicina amidinotransferase e ganidinoacetato metiltransferase, ambas autossômicas recessivas, ou decorrente do defeito do transporte pela alteração do gene *SLC6A8*, ligado ao X.

Tratamento

O diagnóstico precoce é fundamental, pois a suplementação de creatina e ornitina pode resultar em desenvolvimento normal.

Doença de Menkes

Trata-se de uma doença recessiva ligada ao cromossomo X, afetando os meninos, caracterizada por um distúrbio do metabolismo do cobre, secundário à variante patogênica no gene *ATP7A*. Secundariamente há comprometimento do transporte intracelular do cobre, o que compromete várias enzimas que cobre-dependentes, como as mitocondriais e a dopamina B-hidroxilase.

Quadro Clínico

As características principais da doença de Menkes são crises epilépticas, hipotonia, atraso do desenvolvimento, instabilidade térmica, alterações cutâneas variadas. Os cabelos dos pacientes com doença de Menkes apresentam-se quebradiços, com coloração atípica e o característico "*pili torti*", que é uma torção do eixo capilar, que pode ser facilmente observada no microscópio óptico. A doença pode afetar os vasos sanguíneos, determinando tortuosidade dos mesmos, que podem ser observados nos exames de imagem, bem como sinais de hemorragia, como hematomas subdurais.

Espasmos epilépticos podem ser a apresentação inicial da epilepsia, embora crises precoces possam ocorrer. O EEG pode demonstrar um padrão de hipsarritmia ou atividade epileptiforme focal e anormalidades da atividade de base.

Diagnóstico

O diagnóstico é suspeitado pelos níveis séricos baixos de cobre e ceruloplasmina associado aos exames de neuroimagem. O diagnóstico genético (ATP7A) confirma o diagnóstico.

Tratamento

O tratamento com histidinato de cobre de maneira precoce resulta em normalização bioquímica, mas infelizmente não melhora o quadro neurológico.

Distúrbios Congênitos da Glicosilação

Trata-se de um grupo crescente e heterogêneo de enfermidades metabólicas multissistêmicas que afetam a síntese de várias moléculas que dependem do processo de glicosilação.

Quadro Clínico

Achados comuns são atrasos do desenvolvimento neuropsicomotor, epilepsia, hipotonia, ataxia, neuropatia periférica e sinais dismórficos sugestivos, como mamilos invertidos, distribuição atípica da gordura corporal e dismorfias faciais. As crises epilépticas podem ser de vários tipos, como mioclônicas, clônicas e focais. Espasmos epilépticos é uma apresentação precoce.

Diagnóstico

O diagnóstico das síndromes CDG pode ser suspeitado pela análise da focalização isoelétrica da transferrina e confirmada pelo teste genético.

Tratamento

O tratamento é sintomático.

Doenças Peroxissomais

Quadro Clínico

Dentre as doenças peroxissomais, a doença de Zellweger é a mais marcante e severa, determinando grave sintomatologia clínica, com crises epilépticas precoces, hipotonia marcante, dismorfias faciais e comprometimento de outros órgãos, como fígado e rins. A doença afeta a migração neuronal, e os exames de neuroimagem podem demonstrar diferentes graus dos distúrbios do desenvolvimento cortical.

Diagnóstico

O diagnóstico bioquímico é através da análise dos ácidos graxos de cadeia muito longa, e o teste genético pode demonstrar variantes patogênicas em vários genes peroxissomais (*PEX*).

Tratamento

O tratamento é sintomático.

DISTÚRBIOS DA SÍNTESE DE NEUROTRANSMISSORES

Neste capítulo já foram abordados distúrbios de neurotransmissores em que a epilepsia é um dos sintomas mais marcantes, como a encefalopatia glicínica e os distúrbios da síntese de serina. No entanto, outros distúrbios mais raros que afetam o metabolismo de neurotransmissores cerebrais também podem cursar com epilepsia.

A **deficiência da succinato semialdeído desidrogenase** e da *GABA-transaminase* são 2 exemplos de distúrbios que afetam o catabolismo do GABA. Os sintomas iniciam-se nos primeiros 2 anos de vida, com epilepsia precoce, hipotonia, ataxia e sintomas neuropsiquiátricos.

No entanto, alguns distúrbios da síntese de neurotransmissores monoaminérgicos, como a **deficiência da Descarboxilase dos aminoácidos L-aromáticos (AADC)**, cursam com um conjunto complexo de sinais e sintomas, dentre eles as crises oculógiras, caracterizadas por desvios conjugados e forçados dos olhos que podem durar minutos a horas.

Quadro Clínico

As crises oculógiras representam crises distônicas da musculatura ocular extrínseca e não são de natureza epiléptica. No entanto, como os desvios oculares são manifestação comum das crises epilépticas, vários pacientes com distúrbios de neurotransmissores recebem o diagnóstico de epilepsia e acabam recebendo fármacos antiepilépticos sem necessidade.

Na deficiência da AADC, crises epilépticas já foram demonstradas em uma parcela pequena de pacientes, não sendo considerada uma alteração comum nesta patologia. Nos pacientes com crises oculógiras, por se tratar de um distúrbio do movimento, não há perda de consciência, e a duração prolongada do evento desfavorece a etiologia epiléptica. Ademais, é comum que os pacientes apresentem associadamente distúrbios autonômicos durante as crises oculógiras, também característicos dos distúrbios de neurotransmissores.

Diagnóstico

A confirmação do **diagnóstico da AADC** é feita pelo exame genético que vai detectar alterações (em homozigose) no gene *DDC*.

Tratamento

O tratamento é realizado utilizando-se:

1. Agonistas dopaminérgicos para aumentar a atuação da dopamina.
2. Inibidores de enzimas que degradam a serotonina.
3. Medicações usadas para tratar distúrbio do movimento

A epilepsia pode ainda fazer parte de uma série de distúrbios metabólicos, como nas doenças mitocondriais, aminoacidopatias e acidúrias orgânicas. Síndromes, como a deficiência de adenilsuccinato liase e algumas doenças lisossomais, como GM1 e GM2, também cursam com epilepsia no contexto de suas apresentações clínicas. A investigação correta definida por uma boa semiologia, exame físico e neurológico pode determinar um diagnóstico preciso e precoce de condições em que o manejo terapêutico adequado é fundamental para o tratamento eficaz e pode resultar em normalidade do desenvolvimento neuropsicomotor e excelente prognóstico.

BIBLIOGRAFIA RECOMENDADA

Opladen T, Cortès-Saladelafont E, Mastrangelo M, Horvath G, Pons R, Lopez-Laso E, et al. The international working group on neurotransmitter related disorders (iNTD): a wordwide research project focused on primary and secondary neurotransmitter disorders. Mol Genet Metab Rep. 2016 Oct 20;9:61-6.

Pearl P. Amenable treatable severe pediatric epilepsies. Semin Pediatr Neurol. 2016;23:158-66.

Sharma S, Prasad A. Inborn errors of metabolism and epilepsy: current understanding, diagnosis, and treatment approaches. Int J Mol Sci. 2017;18:1384.

Wassenberg T, Molero-Luis M, Jeltsch K, Hoffmann GF, Assmann B, Blau N, et al. Consensus guideline for the diagnosis and treatment of aromatic l-amino acid decarboxylase (AADC) deficiency. Orphanet J Rare Dis. 2017;12:12.

Wolf N, Bast T, Surtees R. Epilepsy in inborn errors of metabolism. Epileptic Disord. 2005;7:67-81.

Parte VI

EPILEPSIA EM SITUAÇÕES ESPECIAIS

CAPÍTULO 17

CRISES FEBRIS: CONCEITOS E DEFINIÇÕES

PONTOS-CHAVE

- As crises febris são eventos paroxísticos com bom prognóstico.
- É o tipo mais comum de crise epiléptica na infância (2%-5%).
- Em sua maioria as crises febris são simples (80%), porém a apresentação como EME pode ocorrer.
- Nenhum tratamento é indicado na maioria dos casos, seja intermitente ou contínuo.
- Geralmente não há indicação para a realização de exames complementares, a não ser para o esclarecimento da etiologia da febre.

DEFINIÇÃO

A crise febril é um evento da infância que geralmente ocorre entre três meses e seis anos de idade. Pode ocorrer em até 5% das crianças, e o pico de incidência é ao redor de 20 meses. Trata-se de crise epiléptica em vigência de febre, na ausência de infecção intracraniana ou outra causa neurológica definida. Crianças com crises afebris prévias não entram na definição. O termo crise febril também se aplica quando há febre precedendo ou sucedendo a crise dentro de 24 horas.

ETIOLOGIA E FISIOPATOLOGIA

A etiologia é provavelmente genética, pois é comum a presença de história familiar. Quanto à fisiopatologia, mais do que altas temperaturas, parece que o mais importante é a velocidade da elevação da febre.

QUADRO CLÍNICO

As crises febris podem ser divididas em simples ou complexas. As crises febris simples ocorrem em 75% dos casos. Caracterizam-se por crises generalizadas tônico-clônicas, com breve duração (não ultrapassam 15 minutos) e não se repetem dentro do período de 24 horas. As crises febris complexas, por outro lado, ocorrem em aproximadamente 25% dos casos e se caracterizam por serem focais ou muito prolongadas (> 15 minutos) ou recorrerem em 24 horas (Tabela 17-1).

INVESTIGAÇÃO COMPLEMENTAR

A criança que dá entrada no pronto-socorro com queixa de crise febril deve ser avaliada quanto à etiologia da febre. Com o esclarecimento da causa da febre, a investigação pode ser interrompida. Exames laboratoriais, como hemograma e eletrólitos, serão indicados apenas para esclarecimento da causa da febre, segundo o discernimento de cada um.

Caso a causa da febre não seja evidente, a possibilidade de meningite deve ser considerada. Se a suspeita tiver fundamento, a punção liquórica poderá ser indicada em crianças menores de 18 meses, pela impossibilidade de se confiar plenamente no exame neurológico. Após 18 meses, pode-se esperar pelos sinais sugestivos de meningite para que ocorra ou não a indicação da punção liquórica.

Exames de neuroimagem, como a tomografia computadorizada (TC) ou a imagem por ressonância magnética (RM) de crânio, também não são indicados rotineiramente. Crianças com crises febris simples não precisam ser submetidas a exames de neuroimagem. Caso tenha havido uma crise focal ou haja algum sinal de localização no exame neurológico, o exame poderá ser solicitado. O eletroencefalograma (EEG) não é indicado em crises febris (Tabela 17-2).

Tabela 17-1. Diagnóstico Diferencial entre Crises Febris Simples ou Complexas

Crise febril simples	Crise febril complexa
Crises tônico-clônicas bilaterais	Crises focais
Duração < 15 minutos	Duração > 15 minutos
Evento único em 24 horas	Repetição em 24 horas

Tabela 17-2. Investigação Complementar

	Crise febril simples	Crise febril complexa
Exames gerais	Para etiologia da febre	Para etiologia da febre
Liquor	IC < 18 m	IC < 18 m
Neuroimagem	Não, se EN normal	Sim, se crise focal ou com sinal de localização no EN
EEG	Não	Não

IC, idade cronológica; EN, exame neurológico.

PROGNÓSTICO

O prognóstico é favorável para a maioria das crianças que apresentam crises febris. Não há relatos de óbitos ou sequelas decorrentes dessas crises. Déficits cognitivos foram observados apenas em crianças que já apresentavam comprometimento neurológico prévio. Quanto às complicações, duas situações podem ocorrer em crianças com crise febril: a recorrência de uma crise febril ou a ocorrência de epilepsia posterior.

RECORRÊNCIA

Um terço dos pacientes apresentará a segunda crise febril, e apenas 9% terão três ou mais episódios. Esses dados fazem com que não haja necessidade de tratamento na grande maioria das crianças com crise febril. Há inúmeros estudos que se preocuparam em responder qual o grupo de crianças que apresentará recorrência. A maioria dos estudos concorda que há três fatores de risco para a recorrência de crise febril. São eles: idade cronológica da criança na primeira crise febril, história familiar de crise febril em parentes de primeiro grau e a duração da febre no primeiro evento. Alguns autores consideram que crianças abaixo de 15 meses apresentam risco maior de recorrência, enquanto outros aceitam 18 meses como limite. Indiscutivelmente, a idade cronológica inferior a 12 meses no primeiro episódio de crise febril é o principal fator de risco para recorrência. Outros fatores de risco menos importantes incluem a história familiar de crise febril e a duração da febre. A história familiar geralmente é considerada positiva, se os parentes de primeiro grau forem afetados, como pais ou irmãos. Quanto à duração da febre no primeiro episódio, estima-se que se o tempo de febre for inferior a uma hora, haverá chance de recorrência. A curta duração está relacionada com a rapidez da ascensão da temperatura, sugerindo que, se a febre baixa ou a mudança rápida de temperatura puderem desencadear a crise, há chance de recorrência (Tabela 17-3).

CRISE FEBRIL E RISCO DE EPILEPSIA

O risco de epilepsia posterior a uma crise febril simples é baixo. Os estudos apontam taxas variando entre 1,5% a 4,6%. Estudam-se também os fatores de risco para epilepsia e são bem diferentes daqueles que apontam para a recorrência de crise febril. Os fatores de risco para epilepsia são: história familiar de epilepsia, ocorrência de crise febril complexa e exame neurológico anormal. Quando apenas um fator de risco estiver presente, a chance de epilepsia é de 2%. Se dois fatores de risco estiverem presentes, a chance de epilepsia fica por volta de 17%, e se três fatores de risco estiverem presentes, a chance de epilepsia alcança 50% (Tabela 17-4).

TRATAMENTO

A maioria das crises febris não requer tratamento profilático, e o eventual tratamento não altera o prognóstico.

A principal arma no manejo terapêutico atual das crises febris é o uso da medicação de resgate. Pode ser o diazepam retal ou o midazolam bucal, sendo esse a primeira opção (quando disponível), pela via de administração facilitar o uso. A medicação de resgate deve ser administrada 5 minutos após

Tabela 17-3. Risco de Recorrência

Risco	Baixo	Alto
Idade cronológica	> 18 meses	< 18 meses (< 12 meses)
História familiar	Negativa	Positiva
Duração da febre	> 1 hora	< 1 hora

Tabela 17-4. Risco de Epilepsia

Risco	Menor	Maior
Crise febril	Simples	Complexa
História familiar	Negativa	Positiva
Exame neurológico	Normal	Anormal

Tabela 17-5. Tratamento

	Medicação de resgate	Profilaxia intermitente	Profilaxia contínua
Crise febril simples	Sim	Não (Eventualmente em crianças < 12 meses)	Não
Crise febril complexa	Sim	Não (Eventualmente em crianças < 12 meses)	Não
Estado de mal epiléptico febril	Sim	Discutir com os pais	Discutir com os pais

o início da crise febril. Há dois objetivos prioritários com o uso da medicação de resgate: a prevenção de uma crise prolongada e a hospitalização da criança. Quando consideramos que a crise febril é o evento epiléptico mais frequente da infância, há também que se considerar o aspecto farmacoeconômico da medicação de resgate, pois reduz consideravelmente o número de hospitalizações, sendo assim altamente recomendada.

Em algumas situações especiais, entretanto, como idade inferior a 12 meses, a profilaxia pode ser eventualmente considerada. Nesses casos, a preferência é pela profilaxia intermitente com diazepam ou clobazam oral por alguns dias durante o episódio febril. De forma geral, não há mais justificativa para se usar a profilaxia contínua, que costumava ser feita com fenobarbital ou ácido valproico. Há apenas uma condição em que essa alternativa pode ser considerada, que é o fato de a rápida ascensão da febre não permitir aos pais ou cuidadores a introdução da profilaxia em crianças menores (Tabela 17-5).

Acreditamos que a conduta em cada caso deve ser decidida individualmente junto com os pais, levando-se em consideração a dinâmica familiar e a compreensão dos riscos e benefícios dos fármacos e da opção terapêutica escolhida.

A administração de antitérmico profilático, compressas úmidas ou retirada de roupas não previne recorrência de crises febris. Os antitérmicos deverão ser usados apenas para aliviar o mal-estar e dar conforto à criança.

BIBLIOGRAFIA RECOMENDADA

Berg AT, Shinnar S, Darefsky AS, Holford TR, Shapiro ED, Salomon ME, et al. Predictors of recurrent febrile seizures. A prospective cohort study. Arch Pediatr Adolesc Med. 1997 Apr;151(4):371-8.

Berg AT, Shinnar S. Complex febrile seizures. Epilepsia. 1996;37(2):126-33.

Subcommittee on Febrile Seizures, American Academy of Pediatrics. Neurodiagnostic evaluation of the child with a simple febrile seizure. Pediatrics. 2011;127(2):389-94.

Consensus development conference on febrile seizures, National Institutes of Health, May 19-21, 1980. Epilepsia. 1981;22(3):377-81.

Nelson KB, Ellenberg JH. Prognosis in children with febrile seizures. Pediatrics. 1978;61(5):720-7.

Seinfeld S, Duchowny M. Febrile seizures. In: Wyllie E (ed). Treatment of epilepsy: principles and practice. 6. ed. Philadelphia: Wolters Kluwer; 2015. p. 426-30.

Gupta A. Febrile Seizures. Continuum (Minneap Minn). 2016 Feb;22(1 Epilepsy):51-9.

CAPÍTULO 18

CRISES FEBRIS E EPILEPSIA

PONTOS-CHAVE

- O risco de epilepsia posterior a uma crise febril simples é baixo (1,5% a 4,6%).
- Os riscos para epilepsia são maiores nos pacientes com crises febris complexas, história familiar positiva e exame neurológico anormal.
- Crise febril muito prolongada (> 30 minutos) pode levar à esclerose mesial temporal.
- A síndrome de Dravet tem início no primeiro ano de vida com crises geralmente prolongadas, generalizadas ou clônicas unilaterais e tipicamente desencadeadas por febre.
- A crise febril plus significa a presença de crises febris além dos 6 anos de idade, seguidas geralmente por crises tônico-clônicas bilaterais.
- FIRES é uma entidade em que as crises rapidamente evoluem para estado de mal epiléptico em crianças previamente normais, logo após um quadro infeccioso inespecífico, sendo que em 50% das vezes a febre não está mais presente no início do quadro.

O risco de epilepsia posterior a uma crise febril simples é baixo. Os estudos apontam taxas variando entre 1,5% a 4,6%. Os fatores de risco para epilepsia são: história familiar de epilepsia, ocorrência de crise febril complexa e exame neurológico anormal. Quando apenas um fator de risco está presente, a chance de epilepsia é de 2%. Se dois fatores de risco estiverem presentes, a chance de epilepsia fica por volta de 17%, e se três fatores de risco estiverem presentes, a chance de epilepsia alcança 50% (Tabela 18-1).

CRISE FEBRIL E EPILEPSIA DO LOBO TEMPORAL (ELT)

A história clássica de um paciente adulto com ELT revela, com frequência, a presença de crises febris na primeira infância. Quando refinamos essa informação, chegamos ao que se denomina fator precipitante inicial (*initial precipitating injury* = IPI). A chance de encontrarmos um fator precipitante inicial em ELT chega a 50%. Entretanto, a crise febril não é o único fator precipitante, pois há outros relevantes, como trauma cranioencefálico e meningite, que também são considerados como fatores precipitantes iniciais.

Quando refinamos ainda mais a informação, observamos que as crises febris prolongadas ou focais podem ser consideradas como um fator precipitante inicial, mas não as crises febris simples. Sabe-se, hoje, que crise febril muito prolongada (> 30 minutos) pode levar à esclerose mesial temporal. O estudo FEBSTAT (*Febrile Status Epilepticus in Children*) acompanhou 226 crianças que entraram em estado de mal epiléptico em vigência de febre. A RM foi realizada precocemente (dentro de 72 horas após a instalação do estado de mal), e aumento de sinal no hipocampo na sequência T2 foi detectado em aproximadamente 10% das crianças. Os autores concluíram que o aumento de sinal do hipocampo na sequência T2 após estado de mal epiléptico com febre representa insulto agudo que frequentemente evolui para o aparecimento radiológico de esclerose hipocampal após um ano do quadro inicial.

FEBSTAT (*FEBRILE STATUS EPILEPTICUS IN CHILDREN*)

Trata-se de um estudo multicêntrico em que mais de 200 crianças com estado de mal epiléptico febril foram acompanhadas prospectivamente. Há mais de 10 anos os autores têm publicado vários estudos

Tabela 18-1. Risco de Epilepsia

Risco	Menor	Maior
Crise febril	Simples	Complexa
História familiar	Negativa	Positiva
Exame neurológico	Normal	Anormal

importantes com conclusões que merecem ser mencionadas. O critério de inclusão exigia que a duração das crises fosse de 30 minutos ou mais. Se fossem intermitentes, não poderia haver recuperação da consciência entre elas.

Fenomenologia Clínica

No primeiro estudo publicado, em 2008, os autores analisaram as manifestações clínicas em 119 crianças e concluíram que o estado de mal epiléptico febril é geralmente focal e muitas vezes não é reconhecido no pronto-socorro. Ocorre principalmente em lactentes (idade média = 1,3 anos) e é geralmente a primeira crise febril. As crises são tipicamente muito prolongadas e sugere-se que quanto mais longa for a crise, menor é a chance de parar espontaneamente.

EEG

O grupo publicou, em 2012, outro estudo em que 199 crianças foram submetidas ao EEG dentro de 72 horas após o evento epiléptico febril. Noventa exames (45,2%) eram anormais, sendo o alentecimento focal ou a atenuação as alterações mais frequentes. Apenas 13 exames (6,5%) mostraram anormalidades epileptiformes. Os autores observaram que as alterações encontradas estão altamente associadas às alterações vistas nas ressonâncias magnéticas e que evidenciam dano agudo hipocampal.

RM

Além das observações anteriores, os autores também observaram que um número substancial de crianças (aproximadamente 10%) apresenta anormalidade do desenvolvimento do hipocampo (má rotação hipocampal). Para esse estudo, os autores compararam 226 pacientes com estado de mal epiléptico febril com 96 pacientes com crises febris simples. Todos foram submetidos à RM precocemente, isto é, até 72 horas após o evento inicial. Concluíram que má rotação hipocampal é uma malformação que não deve ser considerada variante normal. Essa malformação ocorre predominantemente em meninos e afeta principalmente o hipocampo esquerdo das crianças que tiveram estado de mal epiléptico febril. Em outras palavras, uma malformação hipocampal deve ser o fator facilitador para que algumas crianças tenham crises prolongadas com febre. Por sua vez, as crises prolongadas causam danos agudo ao hipocampo, o que se correlacionará com maior chance de epilepsia de lobo temporal. Em outro estudo, o exame de RM foi repetido após um ano e observou-se que a hiperintensidade em T2 vista no hipocampo agudamente após o estado de mal epiléptico febril costuma evoluir para a aparência radiológica de esclerose hipocampal.

Recorrência

Analisando os fatores de risco para recorrência de crise febril, observou-se que o estado de mal epiléptico febril está associado a maior risco de subsequente estado de mal epiléptico febril, ou seja, uma vez tendo tido estado de mal epiléptico febril, há propensão em haver recorrência de crise febril prolongada.

Etiologia

Extensa investigação etiológica foi realizada nas crianças, e em 1/3 delas encontrou-se associação à infecção pelos herpes-vírus: HHV-6B e HHV-7.

Vale lembrar que crises focais e prolongadas em vigência de febre devem levantar o sinal vermelho para se considerar a possibilidade da mutação *SCN1A* que é a causa da síndrome de Dravet.

CRISE FEBRIL E SÍNDROME DE DRAVET

A síndrome de Dravet tem início no primeiro ano de vida com crises geralmente prolongadas, generalizadas ou clônicas unilaterais e tipicamente desencadeadas por febre. Elas podem-se repetir no mesmo dia, e muitas vezes evoluem para o estado de mal epiléptico. Entre 1 e 4 anos de idade, crises afebris e mioclonias aparecem, e o atraso cognitivo fica evidente, além de ataxia e alteração comportamental. A extrema sensibilidade à febre persiste, e qualquer virose pode levar a estado de mal ou crises epilépticas repetidas. A maioria dos pacientes apresenta mutação do gene *SCN1A*. A evolução é desfavorável, pois as crises costumam ser farmacorresistentes, e o prejuízo cognitivo é grave. Mais uma vez, se a crise febril for prolongada ou focal, poderemos estar diante de um quadro inicial de síndrome de Dravet. Sendo assim, crises febris prolongadas, focais ou que se repetem podem ser consideradas bandeiras vermelhas (*red flags*) e devem levantar a suspeita dessa forma de epilepsia.

CRISE FEBRIL E EPILEPSIA GENÉTICA COM CRISES FEBRIS *PLUS*

Também conhecida pela sigla GEFS+ (do inglês, *genetic epilepsy with febrile seizures plus*). Trata-se de uma síndrome epiléptica familiar com herança autossômica dominante e penetrância incompleta. A crise febril *plus* significa a presença de crises febris além dos 6 anos de idade, seguidas geralmente por crises tônico-clônicas bilaterais. Além dessas crises, outras formas de epilepsia podem-se seguir, como formas leves de epilepsias generalizadas, encefalopatias epilépticas ou mesmo epilepsia de lobo temporal. Mutação do gene *SCN1A* está presente em 10% dessas crianças, o que estabelece uma conexão entre síndrome de Dravet e essa entidade.

CRISE FEBRIL E A SÍNDROME EPILÉPTICA RELACIONADA COM A INFECÇÃO FEBRIL (FIRES E NORSE)

Também conhecida pela sigla FIRES (do inglês, *Febrile Infection-Related Epilepsy Syndrome*). Refere-se a uma entidade cujas crises rapidamente evoluem para estado de mal epiléptico em crianças previamente normais (geralmente na idade escolar), logo após um quadro infeccioso inespecífico, sendo que em 50% das vezes a febre não está mais presente no início do quadro. O início é focal, e a frequência é alta, podendo chegar a 100 episódios por dia. O EEG entre as crises é bastante inespecífico e mostra alentecimento. Investigação para etiologia viral ou autoimune costuma ser negativa. A RM precoce pode revelar hipersinal nos hipocampos na sequência T2, e na evolução aparecerá atrofia hipocampal bilateral.

Há refratariedade ao tratamento com fármacos anticrises, e pode haver resposta à dieta cetogênica em 50% dos casos. O prognóstico é ruim, pois há descrição de óbito quatro a oito meses após o início do quadro, quando não há resposta ao tratamento. Aqueles que respondem podem apresentar deterioração cognitiva e epilepsia crônica.

NORSE (do inglês, *new-onset refractory status epilepticus*) parece ser a versão do FIRES em adultos. É comumente precedido por um quadro febril inespecífico.

Tanto em NORSE quanto em FIRES, o episódio único de estado de mal pode durar semanas, e epilepsia farmacorresistente segue-se ao período agudo.

A etiologia é desconhecida, mas discute-se a possibilidade de origem genética ou autoimune (pós-infecciosa).

CRISE FEBRIL E VACINAÇÃO

Vacinação é o segundo evento médico mais associado à crise febril. Há a questão se a febre induzida por vacina é mais epileptogênica do que a febre induzida por quadro infeccioso, e a resposta é não. Outra questão é que algumas crianças com síndrome de Dravet tiveram o seu primeiro evento após a vacinação de rotina. Isto levantou a suspeita de que a febre após a vacinação pudesse causar síndrome de Dravet. O que ficou claro após alguns estudos é que a vacina pode ser fator desencadeante em um terço das crianças com síndrome de Dravet, mas sabe-se que elas teriam o quadro completo mesmo se não fossem vacinadas, uma vez que muitas delas apresentavam a mutação para o gene *SCN1A*, e a vacinação não alterou o prognóstico.

BIBLIOGRAFIA RECOMENDADA

Chan S, Bello JA, Shinnar S, Hesdorffer DC, Lewis DV, MacFall J, et al. Hippocampal Malrotation Is Associated with Prolonged Febrile Seizures: Results of the FEBSTAT Study. AJR Am J Roentgenol. 2015 Nov;205(5):1068-74.

Damiano JA, Deng L, Li W, Burgess R, Schneider AL, Crawford NW, et al. SCN1A Variants in vaccine-related febrile seizures: A prospective study. Ann Neurol. 2020 Feb;87(2):281-8.

Epstein LG, Shinnar S, Hesdorffer DC, Nordli DR, Hamidullah A, Benn EK, et al. Human herpesvirus 6 and 7 in febrile status epilepticus: the FEBSTAT study. Epilepsia. 2012 Sep;53(9):1481-8.

Hirsch LJ, Gaspard N, van Baalen A, Nabbout R, Demeret S, Loddenkemper T, et al. Proposed consensus definitions for new-onset refractory status epilepticus (NORSE), febrile infection-related epilepsy syndrome (FIRES), and related conditions. Epilepsia. 2018 Apr;59(4):739-44.

Lewis DV, Shinnar S, Hesdorffer DC, Bagiella E, Bello JA, Chan S, et al. Hippocampal sclerosis after febrile status epilepticus: the FEBSTAT study. Ann Neurol. 2014 Feb;75(2):178-85.

Nabbout R. FIRES and IHHE: Delineation of the syndromes. Epilepsia. 2013;54 Suppl 6:54-6.

Nordli DR Jr, Moshé SL, Shinnar S, Hesdorffer DC, Sogawa Y, Pellock JM, et al. Acute EEG findings in children with febrile status epilepticus: results of the FEBSTAT study. Neurology. 2012 Nov 27;79(22):2180-6.

Scheffer IE, Berkovic SF. Generalized epilepsy with febrile seizures plus. A genetic disorder with heterogeneous clinical phenotypes. Brain. 1997;120(Pt 3):479-90.

Shinnar S, Bello JA, Chan S, Hesdorffer DC, Lewis DV, Macfall J, et al. MRI abnormalities following febrile status epilepticus in children: the FEBSTAT study. Neurology. 2012;79(9):871-7.

Shinnar S, Hesdorffer DC, Nordli DR Jr, Pellock JM, O'Dell C, Lewis DV, et al. Phenomenology of prolonged febrile seizures: results of the FEBSTAT study. Neurology. 2008 Jul 15;71(3):170-6.

Wolff M, Casse-Perrot C, Dravet C. Severe myoclonic epilepsy of infants (Dravet syndrome): natural history and neuropsychological findings. Epilepsia. 2006;47 Suppl 2:45-8.

CAPÍTULO 19

PRIMEIRA CRISE

PONTOS-CHAVE

- É essencial que seja feito o diagnóstico diferencial entre crise epiléptica e evento não epiléptico.
- Definir os prováveis fatores causais da primeira crise.
- A opção de tratar ou não tratar deve ser individualizada para cada paciente.

INTRODUÇÃO

A primeira crise epiléptica é um evento extremamente estressante para o paciente e sua família. Após uma primeira crise, a investigação é mandatória para que se defina:

1. Se for realmente um fenômeno de natureza epiléptica (diagnóstico diferencial entre crise epiléptica e evento não epiléptico, como síncope, parassonia, perda de fôlego, doença do refluxo gastroesofágico, gratificação e crises não epilépticas psicogênicas).
2. Houve fatores que desencadearam a crise?
3. Risco de recorrência (com base no diagnóstico sindrômico).

INVESTIGAÇÃO

A investigação deve ser individualizada de acordo com o contexto clínico. O detalhamento da semiologia da crise é fundamental para o diagnóstico. É importante questionar sobre episódios anteriores de mioclonias, crises de ausência, ou outros eventos sugestivos de crises epilépticas que podem ter passado despercebidos pelo paciente e família. Conforme a Academia Americana de Neurologia, a solicitação de exames laboratoriais deve ser avaliada de acordo com circunstâncias clínicas individuais, sendo fortemente recomendada em menores de 6 meses.

Alguns autores defendem a realização de triagem metabólica de rotina com especial atenção para glicemia e eletrólitos. A avaliação toxicológica pode ser indicada. A punção lombar é recomendada na suspeita clínica de meningite ou encefalite, não sendo indicada de rotina. A investigação cardiológica pode auxiliar no diagnóstico de sintomas que mimetizam crises epilépticas, como as síncopes e arritmias cardíacas.

Os exames de neuroimagem em crianças devem ser realizados em regime de urgência em pacientes com sinais focais, ou quando não há retorno ao nível de consciência basal. São fortemente recomendados em menores de 1 ano, pacientes com alterações de exame neurológico, prejuízo cognitivo ou motor de etiologia indeterminada, crises com semiologia focal. Pacientes com padrão clínico-eletrográfico de epilepsia generalizada genética não precisam ser submetidos a exames de imagem. Nos demais casos não há consenso na literatura, podendo ser realizada de forma ambulatorial.

A TC é mais acessível, contudo, tem menor capacidade de identificar lesões mais sutis. Portanto, a RM é recomendada sempre que possível (preferencialmente com protocolo específico para epilepsia). Já em adultos, quando não se identifica uma síndrome epiléptica generalizada genética, o exame de neuroimagem é sempre indicado, sendo preferencialmente realizada a RM de crânio.

O EEG é sempre recomendado e deve incluir o registro em vigília e sono, havendo assim melhor chance de detecção de anormalidades que se correlacionam com desfechos clinicamente conhecidos, permitindo a instituição de terapêutica adequada, quando for o caso. Deve ser realizado precocemente, em até 16 a 48 horas do evento. O registro mais prolongado, ou a repetição do exame, aumenta a sua sensibilidade.

TRATAMENTO DA PRIMEIRA CRISE EPILÉPTICA ESPONTÂNEA

A decisão de iniciar um FAC após a primeira crise epiléptica deve ser individualizada e levar em conta o risco de recorrência e comorbidades. É importante lembrar que uma primeira crise epiléptica não configura o diagnóstico de epilepsia; sendo que para esse diagnóstico são necessárias:

1. Pelo menos 2 crises não provocadas (ou reflexas), ocorrendo em um espaço maior de 24 horas ou;
2. Uma crise não provocada (ou reflexa) e uma probabilidade de recorrência maior ou igual a 60% ou
3. O diagnóstico de uma síndrome epiléptica.

Pacientes Adultos

Os pacientes adultos com a primeira crise epiléptica não provocada devem ser informados do risco de recorrência e do tratamento em longo prazo de acordo com o preconizado pelas sociedades médicas de neurologia e de epilepsia:

1. O risco de recorrência é maior nos primeiros dois anos (21%-45%) (Nível A), e as variáveis clínicas associadas ao aumento do risco incluem: lesão cerebral prévia (Nível A), EEG com anormalidades epileptiformes (Nível A), anormalidade significativa de imagem cerebral (Nível B) e crise durante o sono (Nível B);
2. A terapia anticrise imediata, em comparação ao atraso do tratamento até uma segunda crise epiléptica, provavelmente reduzirá o risco de recorrência nos primeiros dois anos (Nível B), mas não influencia a qualidade de vida em longo prazo (Nível C).
3. É improvável que o tratamento com FAC imediato melhore o prognóstico em longo prazo, conforme medido pela remissão sustentada das crises em período superior a três anos (Nível B);
4. O risco de eventos adversos com os FACs pode variar entre 7% e 31% (Nível B), sendo que os eventos adversos são provavelmente moderados e reversíveis;
5. O tratamento imediato não reduz a mortalidade;
6. Em idosos, deve-se preferir o início do tratamento logo após a primeira crise epiléptica.

Crianças

Em crianças, além dos fatores de risco citados anteriormente, alguns estudos sugerem que doença neurológica de base, incluindo deficiência intelectual, atraso de desenvolvimento neuropsicomotor e paralisia de Todd predizem uma maior chance de recorrência.

O tempo de duração da crise não parece influenciar o risco de recorrência, no entanto, em caso de uma nova crise, estes pacientes têm um risco maior de apresentar eventos mais prolongados.

Ao ponderar a introdução de FAC deve-se considerar que crianças estão mais raramente desacompanhadas, e em geral se expõem menos a situações de risco, bem como se atentar aos possíveis efeitos adversos cognitivos e o estigma imposto pelo uso das medicações.

É importante lembrar que a introdução de FAC após a primeira crise não é indicada para prevenção do desenvolvimento de epilepsia (Nível B).

No entanto, ainda que muitos defendam a introdução do FAC apenas após a segunda crise, em circunstâncias em que os benefícios superam os riscos de efeitos adversos das medicações, ela pode ser considerada (Nível B).

CONCLUSÃO

Em suma, as recomendações para iniciar o tratamento imediato com FAC após uma primeira crise epiléptica devem ser com base em considerações individualizadas, ponderando fatores, como a chance de recorrência, o risco ao paciente em caso de recorrência, potenciais eventos adversos das medicações, considerando as preferências dos pacientes e familiares. Deve-se advertir que o tratamento imediato não melhorará o prognóstico em longo prazo para a remissão das crises, mas reduzirá o risco de crises nos dois anos subsequentes à primeira crise.

BIBLIOGRAFIA RECOMENDADA

Fisher RS, Acevedo C, Arzimanoglou A, Bogacz A, Cross JH, Elger CE, et al. A practical clinical definition of epilepsy. Epilepsia. 2014;55(4):475-82.

Hirtz D, Berg A, Bettis D, Camfield C, Camfield P, Crumrine P, et al. Practice parameter: treatment of the child with a first unprovoked seizure: Report of the Quality Standards Subcommittee of the American Academy of Neurology and the Practice Committee of the Child Neurology Society. Neurology. 2003 Jan 28;60(2):166-75.

Hirtz D, Ashwal S, Berg A, Bettis D, Camfield C, Camfield P, et al. Practice parameter: evaluating a first nonfebrile seizure in children: report of the quality standards subcommittee of the American Academy of Neurology, The Child Neurology Society, and The American Epilepsy Society. Neurology. 2000 Sep 12;55(5):616-23.

Huff JS, Melnick ER, Tomaszewski CA, Thiessen ME, Jagoda AS, Fesmire FM; American College of Emergency Physicians. Clinical policy: critical issues in the evaluation and management of adult patients presenting to the emergency department with seizures. Ann Emerg Med. 2014 Apr;63(4):437-47.e15.

Jiménez-Villegas MJ, Lozano-García L, Carrizosa-Moog J. Update on first unprovoked seizure in children and adults: A narrative review. Seizure. 2021 Mar 30:S1059-1311(21)00109-6.

Krumholz A, Wiebe S, Gronseth GS, Gloss DS, Sanchez AM, Kabir AA, et al. Evidence-based guideline: Management of an unprovoked first seizure in adults: Report of the Guideline Development Subcommittee of the American Academy of Neurology and the American Epilepsy Society. Neurology. 2015;84(16):1705-13.

Leone MA, Giussani G, Nolan SJ, Marson AG, Beghi E. Immediate antiepileptic drug treatment, versus placebo, deferred, or no treatment for first unprovoked seizure. Cochrane Database Syst Rev. 2016;(5):CD007144.

Sansevere AJ, Avalone J, Strauss LD, Patel AA, Pinto A, Ramachandran M, et al. Diagnostic and therapeutic management of a first unprovoked seizure in children and adolescents with a focus on the revised diagnostic criteria for epilepsy. J Child Neurol. 2017;32(8):774-88.

CAPÍTULO 20

EPILEPSIA E ANTICONCEPÇÃO

PONTOS-CHAVE

- Em mulheres em uso de fármacos anticrises indutores enzimáticos não são indicados contraceptivos hormonais orais, contendo menos de 35 mcg de estrógeno ou contraceptivos de progestágenos de baixa e média dosagem hormonal.
- Mesmo nas doses de 50 mcg de estrógeno os contraceptivos hormonais combinados podem não inibir a ovulação.
- A lamotrigina é o único fármaco anticrises que pode sofrer redução do seu nível sérico com o uso concomitante com contraceptivos hormonais.
- Os métodos contraceptivos mais recomendados em mulheres com epilepsia, com ou sem uso de FAC indutoras, são o progestágeno injetável, o implante subdérmico de progesterona, o sistema intrauterino (SIU) e o dispositivo intrauterino (DIU).

INTRODUÇÃO

O manejo da epilepsia na mulher em idade fértil é uma tarefa complexa, em razão das possíveis influências do estado biológico da mulher na epilepsia, as interações entre fármacos anticrises (FACs) e hormônios esteroides sexuais femininos, a interação entre os FACs e métodos de contracepção hormonal, e os riscos relacionados com os FACs durante a gravidez. Embora ainda faltem conclusões definitivas com base em evidências para muitas das questões relacionadas com o manejo do tratamento nas mulheres com epilepsia, vários estudos publicados nas últimas duas décadas contribuíram significativamente para a maneira mais adequada de avaliar, diagnosticar, tratar e aconselhar essa população no que se refere à contracepção e que serão discutidos a seguir.

FÁRMACOS ANTICRISES INDUTORES ENZIMÁTICOS E A MULHER COM EPILEPSIA

A epilepsia está entre as condições apontadas pela Organização Mundial da Saúde (OMS) que expõem a mulher a um maior risco à saúde como resultado de uma gravidez indesejada ou não planejada. No entanto, muitas mulheres com epilepsia usam FACs indutores enzimáticos, que podem comprometer a eficácia dos contraceptivos hormonais.

Os FACs indutores enzimáticos podem afetar tanto os contraceptivos hormonais orais, quanto os administrados por outras vias. Os FACs indutores enzimáticos fortes compreendem a carbamazepina, a fenitoína, o fenobarbital, a primidona e o perampanel. Outros FACs, como a oxcarbazepina e o topiramato, agem como indutores enzimáticos fracos quando em doses baixas (oxcarbazepina < 900 mg/dia e topiramato < 200 mg/dia). A lamotrigina, embora também seja um FAC indutor enzimático fraco, reduz muito pouco a concentração dos progestágenos, sem evidências de ocorrência de ovulação.

Por outro lado, os FACs, como o valproato, o levetiracetam, a lacosamida, a gabapentina e a vigabatrina, não apresentam efeito indutor.

A interação dos FACs com os hormônios esteroides, no sentido de reduzir a eficácia dos métodos contraceptivos hormonais, ocorre através de dois mecanismos: (i) aumento do metabolismo dos hormônios sintéticos (estrogênio e progesterona) como consequência da indução enzimática microssomal hepática (P450) pelos FACs, diminuindo os níveis hormonais circulantes e os tornando insuficientes para inibir a ovulação; e (ii) aumento da produção das globulinas que se ligam aos hormônios sexuais, com consequente redução da fração livre destes, principalmente da progesterona.

O IMPACTO DOS HORMÔNIOS ESTEROIDES SEXUAIS SOBRE AS CRISES EPILÉPTICAS E OS FÁRMACOS ANTICRISES

Não há, até o momento, nenhum estudo conclusivo a respeito do possível impacto dos contraceptivos hormonais no controle das crises epilépticas. Com base nos efeitos conhecidos dos esteroides sexuais, os hormônios exógenos semelhantes aos endógenos poderiam ter influência sobre a ocorrência de crises.

A administração endovenosa de estrógenos conjugados nas mulheres com crises torna mais frequente a atividade epileptiforme. Contudo, os progestógenos, em modelos experimentais, apresentam propriedades anticrises. Em contrapartida, preparados contendo apenas progesterona, administrada por qualquer via, estão associados à melhora discreta no controle das crises.

Estudos experimentais clínicos sobre o uso de contraceptivos hormonais provêm evidências de que os efeitos do estrógeno são contrabalançados pela progesterona em preparações combinadas (com doses altas ou baixas de estrógeno), não se observando alterações da suscetibilidade e/ou gravidade das crises epilépticas.

Portanto, não há evidências conclusivas que apoiem a ideia de que os contraceptivos hormonais possam agravar as crises epilépticas, ou seja, na maior parte das mulheres não modifica o quadro.

A lamotrigina é o único FAC que pode sofrer redução do seu nível sérico com o uso concomitante com contraceptivos hormonais, cujos níveis podem cair à metade durante o uso simultâneo. Assim, muitas vezes é necessário o aumento da dose da lamotrigina nestas mulheres.

MÉTODOS CONTRACEPTIVOS DISPONÍVEIS

Métodos Hormonais

Contraceptivos Hormonais Combinados

Os contraceptivos hormonais combinados apresentam elevada eficácia teórica. Seguindo-se estritamente as instruções, há um índice de falha de 0,1 a 0,7 gestações/100 mulheres ano. As principais causas do insucesso contraceptivo devem-se à não ingestão de uma ou mais pílulas, problemas gastrointestinais, interações medicamentosas e uso incorreto, levando a um índice de falha de 5 a 8 gestações/100 mulheres ano (eficácia prática de 95%). Os contraceptivos hormonais combinados encontram-se nas Tabelas 20-1 e 20-2.

Tabela 20-1. Contraceptivos Hormonais Combinados

Anticoncepcionais orais combinados (AOC)	Mais conhecidos como pílula, constituem-se no método anticoncepcional reversível mais utilizado no Brasil. Os AOC contêm estrógenos e progestógeno em diferentes doses e esquemas posológicos (Tabela 20-2)
Pílulas para uso vaginal	Constituem-se em pílulas para utilização por via vaginal
Anel vaginal	Consiste num anel plástico flexível e transparente, contendo estrógeno e progestógeno, de liberação lenta, para uso vaginal
Adesivo transdérmico	É um adesivo contendo os hormônios etinilestradiol e norelgestromina. A aplicação pode ser realizada em vários lugares do corpo, (exceto sobre as mamas). Tem baixa composição hormonal, promovendo liberação transdérmica dos esteroides
Injetáveis mensais	As diferentes formulações contêm um éster de um estrógeno natural, o estradiol, e um progestógeno sintético, diferentemente dos AOC, em que ambos os hormônios são sintéticos. A apresentação parenteral elimina a primeira passagem hepática dos hormônios

Tabela 20-2. Tipos de Contraceptivos Hormonais Combinados Segundo a Concentração de Estrógeno

	Composição	Principais nomes comerciais	Via de administração
Alta dosagem hormonal	Etinilestradiol 0,05 mg e levonorgestrel 0,25 mg	Evanor® Neovlar® Normamor® Lovelle®	Oral Oral Oral Vaginal
	Etinilestradiol 0,05 mg e linestrenol 1 mg	Anacyclin®	Oral
	Etinilestradiol 0,05 mg e norgestrel 0,50 mg	Primovlar® Anfertil®	Oral
	Etinilestradiol 0,05 mg e noretisterona 0,25 mg	Ciclovulon®	Oral
	Mestranol 0,1 mg + noretisterona 0,5 mg (21 cp.) e vit. B6 10 mg (7 cp.)	Biofim® Megestran®	Oral

(Continua.)

Tabela 20-2. *(Cont.)* Tipos de Contraceptivos Hormonais Combinados Segundo a Concentração de Estrógeno

	Composição	Principais nomes comerciais	Via de administração
Média dosagem hormonal	Etinilestradiol 0,03/0,04/0,03 mg + levonorgestrel 0,05/0,075/0,125 mg (6, 5 e 10 cp.)	Trinordiol® Triquilar®	Oral (trifásico)
	Etinilestradiol 0,03/0,04/0,03 + levonorgestrel 0,05/0,075/0,125 + Vit. B6 10 mg (6, 5,10 e 7 cp.)	Levordiol®	Oral (trifásico)
	Etinilestradiol 0,035 mg e noretisterona 0,5/0,75/1 mg (7,7 e 7 cp.)	Trinovum®	Oral (trifásico)
	Etinilestradiol 0,04 mg + desogestrel 0,025 mg (7 cp.) E etinilestradiol 0,03 mg + desogestrel 0,125 mg (15 cp.)	Gracial®	Oral (bifásico)
	Etinilestradiol 0,0375 mg e linestrenol 0,75 mg	Ovoresta®	Oral
	Etinilestradiol 0,035 mg e acetato de ciproterona 2 mg	Diane 35® Selene® Artemidis 35®	Oral
Baixa dosagem hormonal	Etinilestradiol 0,03 mg e desogestrel 0,15 mg	Microdiol® Primera 30®	Oral
	Etinilestradiol 0,03 mg e gestodeno 0,075 mg	Gynera® Minulet® Tâmisa 30® Gestinol 28®	Oral
	Etinilestradiol 0,03 mg e levonorgestrel 0,15 mg	Gestrelan® Microvlar® Nordette® Nociclin® Ciclon® Ciclo 21®	Oral
	Etinilestradiol 0,03 mg e drospirenona 3 mg	Yasmin®	Oral
	Etinilestradiol 0,02 mg + desogestrel 0,15 mg (21)/(2) inativos/etinilestradiol 0,01 mg (5)	Mercilon Conti®	Oral (bifásico)
	Etinilestradiol 0,02 mg e desogestrel 0,15 mg	Femina® Mercilon® Primera 20® Malú® Minian®	Oral
	Etinilestradiol 0,02 mg e gestodeno 0,075 mg	Diminut® Femiane® Harmonet® Allestra 20® Ginesse® Tâmisa 20® Micropil R21®	Oral
	Etinilestradiol 0,02 mg e levonorgestrel 0,1 mg	Level®	Oral
	Etinilestradiol 0,015 mg e gestodeno 0,06 mg	Mirelle® Minesse® Siblima® Mínima® Adoless®	Oral
Injetável mensal	Cipionato de estradiol 5 mg e acetato de medroxiprogesterona 25 mg	Cyclofemina®	Intramuscular mensal
	17-enantato de estradiol 10 mg e acetofenido de algestona 150 mg	Pregless® Ciclovular® Perlutan® Uno-Ciclo®	Intramuscular mensal
	Valerato de estradiol 5 mg e enantato de noretisterona 50 mg	Mesigyna®	Intramuscular mensal
Adesivo (combinado)	Etinilestradiol 0,6 mg e norelgestromina 6 mg	Evra®	Transdérmica
Anel vaginal (combinado)	Etinilestradiol 2,7 mg e etonogestrel 11,7 mg	Nuvaring®	Vaginal

Métodos Contraceptivos Hormonais de Progestógenos

Nas mulheres lactantes, os métodos contraceptivos de progestógenos são muito eficazes quando usados de forma correta e consistente; taxa de falha de aproximadamente 0,5 em cada 100 mulheres/ano.

Já nas mulheres não lactantes a eficácia em uso correto e consistente também é alta, mas não tão alta quanto a da pílula combinada.

Quanto à eficácia dos anticoncepcionais com dose média de progestogênio, excluídas as lactantes, os estudos mostraram taxa de falha de 0,17 por 100 mulheres em um ano.

Os injetáveis trimestrais são muito eficazes, com taxa de falha de 0,3 a cada 100 mulheres durante o primeiro ano de uso.

Os implantes subdérmicos apresentam altíssima eficácia, e a taxa de gravidez acumulada até três anos foi zero.

Os anticoncepcionais orais de progestógenos e os de dose média de progestógenos não devem ser utilizados em mulheres em uso de FACs indutores enzimáticos, sob risco de perda de eficácia (Tabelas 20-3 e 20-4).

Métodos Não Hormonais

Nesta categoria enquadram-se os métodos comportamentais, os de barreira, o dispositivo intrauterino (DIU) e os métodos definitivos (cirúrgicos). A epilepsia e seu tratamento não alteram a eficácia de nenhum dos métodos contraceptivos não hormonais.

Tabela 20-3. Anticoncepcionais Orais de Progestógenos

Anticoncepcionais orais de progestógeno	Os anticoncepcionais orais de progestógeno contêm uma dose muito baixa de um tipo de hormônio, o progestógeno, em torno da metade a um décimo da quantidade presente nos AOC. Eles não contêm estrógeno e também são conhecidos como pílulas progestínicas (PP) ou minipílulas. São os anticoncepcionais orais mais apropriados para a mulher que amamenta. Porém, mulheres que não estão amamentando também podem usá-los
Anticoncepcional oral com média dose de progestógeno	Este anticoncepcional contém apenas um tipo de progestogênio, o desogestrel, na dose de 75 mcg por comprimido
Anticoncepcional hormonal injetável trimestral	O acetato de medroxiprogesterona é um método anticoncepcional injetável, trimestral, de longa duração, apenas de progestógeno, semelhante ao produzido pelo organismo feminino, que é liberado lentamente na circulação sanguínea. A dose de progesterona parece ser suficientemente alta para agir mesmo em mulheres usando FACs indutores enzimáticos
Implante subdérmico	É um método anticoncepcional no formato de bastonete que deve ser inserido sob a pele, na parte superior do braço da mulher. Ele contém um progestógeno (etonogestrel) que é muito parecido com o hormônio natural, sendo liberado lentamente em doses constantes, com duração de três anos. O fato de ser administrado pela via subdérmica evita a primeira passagem pelo fígado, reduzindo os efeitos sobre este órgão

Tabela 20-4. Contraceptivos Apenas de Progestógenos

	Composição	Principais nomes comerciais	Via de administração
Minipílula	Levonorgestrel 0,03 mg	Nortrel® Minipil®	Oral
	Linestrenol 0,5 mg	Exluton®	Oral
	Noretisterona 0,35 mg	Micronor® Norestin®	Oral
Pílulas de progesterona de média dosagem	Desogestrel 0,075 mg	Cerazette®	Oral
Implante subdérmico (progesterona)	Etonogestrel 68 mg	Implanon®	Subdérmica
Injetável trimestral	Acetato de medroxiprogesterona 150 mg	Contracep® Depo-Provera® Tricilon®	Injetável trimestral

Métodos Comportamentais

São métodos com base na percepção da fertilidade (p. ex.; método do calendário – "tabelinha"). Nesse caso, o objetivo é o de evitar as relações sexuais vaginais no período fértil do ciclo. Não são indicados quando se necessita de método contraceptivo consistente ou quando a ocorrência de gestação pode representar risco materno, pois apresentam altas taxas de falha.

Métodos de Barreira

Os métodos de barreira (preservativos e diafragma) têm eficácia baixa à média. Os preservativos masculino e feminino previnem contra doenças sexualmente transmissíveis.

Métodos Cirúrgicos

São métodos definitivos para homens e mulheres que não desejam ter mais filhos (vasectomia para homens, e laqueadura tubária para mulheres).

Dispositivo Intrauterino

O dispositivo intrauterino (DIU) é um dos métodos contraceptivos mais utilizados em todo o mundo. É um objeto pequeno de plástico flexível, frequentemente com revestimento ou fios de cobre. O dispositivo é inserido no útero da mulher pela vagina. É conhecido também por suas características específicas: o DIU com cobre e o DIU que libera um progestógeno, o levonorgestrel, diretamente no útero (sistema intrauterino – SIU).

A eficácia do DIU de cobre é de 0,6 a 1,4 gestações em 100 mulheres/ano, a depender do modelo, e a do SIU é de 0,2 gestações em 100 mulheres/ano.

O DIU é o método anticoncepcional mais indicado para as mulheres com epilepsia.

RECOMENDAÇÕES

Em mulheres com epilepsia em uso de FACs indutores enzimáticos (inclusive indutores fracos, com exceção da lamotrigina), contraceptivos hormonais orais contendo menos de 35 mcg de estrógeno são inadequados.

Contraceptivos hormonais orais de baixa e média dosagens, que são os mais utilizados, não são indicados. Frequentemente, os ginecologistas prescrevem estes contraceptivos acreditando que são mais seguros para as mulheres com epilepsia. Porém, a concentração recomendada é de pelo menos 50 mcg de estrógeno, e por vezes doses ainda maiores das que são encontradas nas pílulas de primeira geração, com o objetivo de assegurar a eficácia do método.

Mesmo nas doses de 50 mcg de estrógeno os contraceptivos hormonais podem não inibir a ovulação. Isto se torna mais evidente quando a mulher apresenta sangramentos no meio do ciclo (*spotting*). Portanto, as pílulas de baixa dosagem hormonal, que são consideradas o método mais seguro e eficaz nas mulheres sem epilepsia, não são a melhor escolha para as mulheres com epilepsia. Da mesma forma, os contraceptivos orais somente de progestógenos não são indicados para mulheres em uso de FACs indutores.

Diante dos dados apresentados, conclui-se que os métodos contraceptivos mais recomendados em mulheres com epilepsia, com ou sem uso de FACs indutores, são o progestógeno injetável trimestral, o implante subdérmico de progesterona, o SIU e o DIU. O adesivo transdérmico e os injetáveis mensais também poderiam ser utilizados com boa eficácia em usuárias de FACs, pelo fato de não sofrerem o metabolismo de primeira passagem hepática, porém necessitam ser mais bem estudados. Por outro lado, os AOC de média e baixa dosagens, a minipílula, o progestógeno oral de média dosagem e o anel vaginal só podem ser usados com segurança em mulheres que utilizam FACs não indutores.

BIBLIOGRAFIA RECOMENDADA

Davis AR, Pack AM, Kritzer J, Yoon A, Camus A. Reproductive history, sexual behavior and use of contraception in women with epilepsy. Contraception. 2008;77(6):405-9.

Galimberti CA, Magri F, Copello F, Arbasino C, Cravello L, Casu M, et al. Seizure frequency and cortisol and dehydroepiandrosterone sulfate (DHEAS) levels in women with epilepsy receiving antiepileptic drug treatment. Epilepsia. 2005;46:517-23.

Herzog AG, Hannah B, Mandle HB, Devon B, MacEachern DB. Differential risks of changes in seizure frequency with transitions between hormonal and non-hormonal contraception in women with epilepsy: A prospective cohort study. Epilepsy Behav. 2021(5);120:108011. Online ahead of print.

Isojarvi JI. Serum steroid hormones and pituitary function in female epileptic patients during carbamazepine therapy. Epilepsia 1990;31:438-45.

Isojarvi JI, Pakarinen AJ, Myllyla VV. A prospective study of serum sex hormones during carbamazepine therapy. Epilepsy Res. 1991;9:139-44.

Morrell MJ, Flynn KL, Seale CG, Done S, Paulson AJ, Flaster ER, Ferin M. Reproductive dysfunction in women with epilepsy: antiepileptic drug effects on sex-steroid hormones. CNS Spectr. 2001;6:771-86.

Murialdo G, Galimberti CA, Gianelli MV, Rollero A, Polleri A, Copello F, et al. Effects of valproate, phenobarbital, and carbamazepine on sex steroid setup in women with epilepsy. Clin Neuropharmacol. 1998;21:52-8.
Silva CCC. Contracepção em Epilepsia. In: Elza Márcia Targas Yacubian. (Org.). Epilepsia & Mulher. São Paulo: Editora Lemos; 2005, v. único. p. 39-65.
Voinescu EP, Pennell PB. Delivery of a Personalized Treatment Approach To Women with Epilepsy. Semin Neurol. 2017;37:611-23.
World Health Organization. Medical eligibility criteria for contraceptive use. 5th ed. 2015 [Internet] Disponível em: www.who.int

CAPÍTULO 21

EPILEPSIA E GESTAÇÃO

PONTOS-CHAVE

- A ocorrência de crises tônico-clônicas na gestação pode trazer riscos para o binômio mãe-feto.
- As crises epilépticas não controladas durante a gestação podem levar à morte súbita em epilepsia (SUDEP).
- Na gravidez não está recomendada a suspensão dos fármacos anticrises, assim como trocas abruptas.
- O risco de malformações congênitas e de comprometimento cognitivo e de neurodesenvolvimento está mais associado ao valproato e menos à lamotrigina e ao levetiracetam.
- O uso de ácido fólico está recomendado em todas as mulheres em idade fértil em tratamento com fármacos anticrises.

INTRODUÇÃO

Os riscos associados ao uso de fármacos anticrises (FACs) durante a gestação são uma grande preocupação para todas as mulheres com epilepsia em idade fértil. Esses riscos também precisam ser equilibrados com relação aos prejuízos que as crises epilépticas não controladas possam trazer ao binômio mãe-feto. Nesse contexto, a força-tarefa em mulher e gestação da Liga Internacional Contra a Epilepsia (International League Against Epilepsy - ILAE) teve como objetivo elaborar um relatório com dados relevantes sobre o assunto publicados nos últimos 10 anos, como base para recomendações de especialistas para o manejo da epilepsia na gravidez. Vale ressaltar que por causa da limitação de evidências sobre esta temática, tais recomendações devem ser consideradas como opinião de especialistas.

Embora a grande maioria das mulheres com epilepsia possa ter uma gravidez sem intercorrências e dar à luz crianças perfeitamente saudáveis, também existem riscos fetais associados ao tratamento. Esses riscos incluem efeitos sobre o crescimento fetal intrauterino, aumento dos riscos de malformações congênitas maiores (MCM), bem como efeitos sobre os desenvolvimentos neurocognitivo e comportamental.

Os efeitos sobre o binômio mãe-feto não se resumem apenas aos efeitos dos FACs sobre o desenvolvimento fetal. As crises epilépticas maternas também podem ser prejudiciais para ambos.

RISCOS MATERNOS E FETAIS ASSOCIADOS ÀS CRISES EPILÉPTICAS

As crises epilépticas focais parecem ter pouco impacto sobre o feto, enquanto crises tônico-clônicas estão associadas à hipóxia e acidose láctica, que durante a gravidez são transferidas para o feto pela placenta e podem levar à asfixia. As crises também podem levar a traumas contusos uterinos. Outros tipos de crise são provavelmente menos danosos ao binômio mãe-feto, mas podem estar associados a prejuízos como retardo de crescimento intrauterino (RCIU), recém-nascidos pequenos para a idade gestacional (PIG) e parto prematuro.

A epilepsia e as crises epilépticas não controladas também estão associadas a riscos maternos. Foi demonstrado um risco até 10 vezes maior de mortalidade materna durante a gestação ou durante o parto, sendo a principal causa de óbito a morte súbita em epilepsia (SUDEP).

A epilepsia não é considerada uma razão para o parto cesáreo, a menos que ocorra uma crise epiléptica durante o trabalho de parto, tornando a paciente incapaz de cooperar.

TERATOGENIA

Efeitos dos FACs sobre o Crescimento Intrauterino

Estudos de coorte com mulheres com epilepsia têm demonstrado que o uso de FACs durante a gestação pode estar associado a recém-nascidos PIG, perímetro cefálico (PC) pequeno, maiores riscos de mortalidade e de sequelas crônicas. O PC reduzido está relacionado com o uso de primidona, fenobarbital, carbamazepina e valproato, em mono ou politerapia. Os efeitos sobre o crescimento variam entre os diversos FACs, mas o achado mais consistente é o de RCIU e de microcefalia associado ao uso materno de topiramato. Embora as possíveis consequências funcionais ainda precisem ser avaliadas, os resultados sugerem cuidado no uso do topiramato durante a gravidez quando sejam viáveis alternativas ao uso desta medicação.

Malformações Congênitas Maiores

Os primeiros relatos demonstrando a associação entre o uso de FACs e anomalias congênitas foram publicados há mais de 50 anos. Duas revisões sistemáticas recentes demonstraram que, em monoterapia, o maior risco está associado ao valproato, e o menor à exposição à lamotrigina e ao levetiracetam. Os três maiores registros prospectivos sobre gestação em mulheres com epilepsia e uso de FACs – o *North American AED Pregnancy Registry* (NAAPR), o *UK-Ireland Epilepsy and Pregnancy Register* e o *International Registry of Antiepileptic Drugs and Pregnancy* (EURAP) – confirmam esses achados.

Com base nos registros individuais, o risco de malformações congênitas maiores (MCMs) também foi analisado em relação à dose utilizada dos FACs. Todos os registros revelaram riscos crescentes com doses mais altas de valproato, com limites de dose para riscos mais elevados, variando de 500 mg/dia com base no NAAPR, a 600 mg/dia e 650 mg/dia com base nos registros do Reino Unido-Irlanda e EURAP, respectivamente.

Com base no EURAP, um efeito dose-dependente também foi identificado para a carbamazepina, lamotrigina e fenobarbital, enquanto o registro do Reino Unido-Irlanda confirmou o efeito dose-dependente para a carbamazepina.

Com base no EURAP, o risco mais baixo foi associado à lamotrigina ≤ 325 mg/dia na concepção. A prevalência de MCMs foi significativamente maior em todas as doses de carbamazepina e valproato. O valproato em doses ≤ 650 mg/dia também foi associado a um risco aumentado em comparação ao levetiracetam (OR: 2,43; 95%CI: 1,30-4,55).

A politerapia tem sido tradicionalmente associada a um maior risco de MCMs do que a monoterapia. No entanto, estudos mais recentes têm demonstrado que o tipo de FAC é mais importante do que o número de FACs. Quando os dados de diferentes registros sobre combinações de FACs específicos foram comparados, ficou claro que a inclusão de valproato como politerapia foi a principal razão para maior prevalência de MCMs.

Efeitos dos Fármacos Anticrises sobre o Neurodesenvolvimento e a Cognição

A exposição intrauterina ao valproato leva a um risco significativo e dose-dependente com relação à cognição e aos transtornos do neurodesenvolvimento. O uso do valproato durante a gestação está associado a atrasos no desenvolvimento, baixo quociente de inteligência, transtorno do espectro do autismo (TEA) e transtorno do déficit de atenção e hiperatividade.

Estudos sugerem que há maior risco de ocorrência de TEA nas crianças expostas ao valproato intraútero, independentemente da dose utilizada.

Com relação aos outros FACs, a carbamazepina não parece ter influência sobre a cognição e o neurodesenvolvimento. Os dados atualmente disponíveis sobre a lamotrigina sugerem que o QI de crianças expostas a essa medicação não difere dos controles. Há poucos dados com relação ao levetiracetam, topiramato e outros FACs.

CONTROLE DE CRISES EPILÉPTICAS DURANTE A GESTAÇÃO

A frequência de crises epilépticas permanece inalterada durante a gravidez para cerca de dois terços das mulheres. No estudo EURAP, 67% das mulheres não apresentaram crises durante a gravidez. O momento da gestação com maior incidência de crises é durante o trabalho de parto e o parto, mas isso ocorre em não mais do que 1%-2% das gestações em mulheres com epilepsia.

A ocorrência de crises antes da gestação é o indicador mais importante da possibilidade da ocorrência de crises durante a gestação. Mulheres que tiveram crises no mês anterior à gravidez apresentaram um risco 15 vezes maior de terem crises durante a gravidez. Por outro lado, mais de 80% das mulheres que não tiveram crises um ano antes da concepção permaneceram assim durante a gravidez. As principais causas de ocorrência de crises são a não adesão ao tratamento com FACs e as alterações no *clearance* dos FACs durante a gestação.

ALTERAÇÕES FARMACOCINÉTICAS DURANTE A GRAVIDEZ

As alterações farmacocinéticas durante a gravidez são um desafio adicional no manejo da epilepsia durante a gestação, que incluem alterações na absorção, aumento do volume de distribuição, aumento na excreção renal e indução do metabolismo hepático.

O declínio mais acentuado na concentração sérica durante a gravidez é observado em mulheres em uso de lamotrigina (69%), levetiracetam (40%-60%, com máximo no primeiro trimestre) e oxcarbazepina (36%-62%). Porém, outros FACs também apresentam um aumento clinicamente relevante nas taxas de eliminação, a saber: fenobarbital (até 55%), fenitoína (60%-70%), topiramato (até 30%) e zonisamida (há poucos dados disponíveis, provavelmente redução de até 35%).

Uma redução no nível sérico superior a 35% de uma concentração ideal prévia à gestação está associada a um aumento do risco de descompensação de crises epilépticas. Até que ponto a gravidez afeta o nível sérico dos FACs tem grande variabilidade individual. Portanto, está indicada a monitorização do nível sérico durante a gestação.

CONSIDERAÇÕES PRÁTICAS SOBRE O MANEJO CLÍNICO DAS MULHERES COM EPILEPSIA EM IDADE FÉRTIL

Cuidados antes da Concepção

Os cuidados prévios à concepção e o planejamento da gravidez são fundamentais para as mulheres com epilepsia. O planejamento da gestação e as orientações de preconcepção devem ser regularmente feitos de forma ativa nas consultas. O melhor momento para reavaliar a indicação e os FACs mais apropriados é sempre antes da gravidez. Caso haja necessidade de troca dos FACs, ela deve ser feita pelo menos um ano antes da concepção, além de se estabelecer a menor dose efetiva para cada paciente, e, se disponível, seu nível sérico.

Em um estudo do Reino Unido, as mulheres que tiveram aconselhamento proativo antes da gravidez eram mais propensas a estar em monoterapia e em uso de FACs que não valproato, e a prevalência de MCM em seus filhos foi mais baixa. O planejamento e os cuidados preconcepção também mostraram estar associados a um melhor controle das crises e a diminuição da dose de FACs durante a gravidez.

Suplementação de Ácido Fólico

Um estudo recente realizado nos Estados Unidos demonstrou que aproximadamente 65% das gestações em mulheres com epilepsia não foram planejadas. Por esta razão, a suplementação com pelo menos 0,4 mg/kg de ácido fólico deverá ser instituída a todas as mulheres com epilepsia em idade fértil. Recomendações do Reino Unido (NICE, 2012) sugerem a dose de 5 mg/dia, iniciando três meses antes da concepção e durante a gestação. No entanto, não há dados conclusivos sobre a dose, bem como os efeitos desta suplementação e seu real impacto na gestação.

Manejo durante a Gestação, Parto e Pós-Parto

O cuidado da gestante com epilepsia deve ser feito pelo neurologista e obstetra, em equipe, sendo a primeira avaliação realizada no primeiro trimestre. Durante a gestação e no pós-parto, é necessário o rastreio para depressão e ansiedade, muito frequentes nesta população. É preciso conversar ainda com a paciente sobre riscos *vs.* benefícios do uso dos FACs, tanto para a mãe quanto para o feto.

Deve-se monitorar o nível sérico dos FACs em cada paciente, iniciando precocemente na metade do primeiro trimestre, bem como ao longo da gestação, a princípio mensalmente (ver seção Alterações farmacocinéticas durante a gravidez).

No terceiro trimestre de gestação a equipe deve trocar informações sobre vias de parto e o pós-parto. A epilepsia por si só não é uma indicação de parto cirúrgico (cesárea), como previamente discutido (ver seção Riscos maternos e fetais associados às crises epilépticas).

No nascimento, todos os bebês devem receber de rotina 1 mg de vitamina K IM. O aleitamento materno deve ser encorajado, já que não foram demonstrados efeitos neuropsicológicos negativos em filhos de mulheres usando FACs.

No pós-parto, se a mulher estiver em uso de lamotrigina, deve-se reduzir a dose da mesma em até três semanas para evitar efeitos adversos. Por fim, considerações de segurança, levando em conta o bom senso, devem ser discutidas e reforçadas. Sugestões, como evitar tanto dormir na mesma cama dos pais, evitar que a mãe dê banho no bebê sozinha como incentivar o uso de "carregadores de bebê" (*slings*), são importantes para assegurar a proteção do recém-nascido.

CONCLUSÃO

O desafio no manejo da epilepsia durante a gravidez consiste em equilibrar os riscos fetais e maternos associados às crises epilépticas com os riscos teratogênicos associados à exposição aos FACs no período intrauterino. A abordagem de questões relacionadas com a gravidez deve começar bem antes da concepção, para maximizar os resultados positivos para a mãe e o bebê. Por fim, deve-se enfatizar que a grande maioria das mulheres com epilepsia terá uma gravidez sem intercorrências e dará à luz filhos saudáveis.

BIBLIOGRAFIA RECOMENDADA

Abe K, Hamada H, Yamada T, Obata-Yasuoka M, Minakami H, Yoshikawa H. Impact of planning of pregnancy in women with epilepsy on seizure control during pregnancy and on maternal and neonatal outcomes. Seizure. 2014; 23(2):112-6.

Almgren M, Källén B, Lavebratt C. Population-based study of antiepileptic drug exposure in utero--influence on head circumference in newborns. Seizure. 2009;18(10):672-5.

Battino D, Tomson T, Bonizzoni E, Craig J, Lindhout D, Sabers A, et al. Seizure control and treatment changes in pregnancy: Observations from the EURAP epilepsy pregnancy registry. Epilepsia. 2013;54(9):1621-7.

Betts T, Fox C. Proactive pre-conception counselling for women with epilepsy-is it effective? Seizure. 1999; 8(6):322-7.

Bromley RL, Mawer GE, Briggs M, Cheyne C, Clayton-Smith J, García-Fiñana M, et al. The prevalence of neurodevelopmental disorders in children prenatally exposed to antiepileptic drugs. J Neurol Neurosurg Psychiatry. 2013;84(6):637-43.

Campbell E, Kennedy F, Russell A, Smithson WH, Parsons L, Morrison PJ, et al. Malformation risks of antiepileptic drug monotherapies in pregnancy: updated results from the UK and Ireland Epilepsy and Pregnancy Registers. J Neurol Neurosurg Psychiatry. 2014;85(9):1029-34.
Chen YH, Chiou HY, Lin HC, Lin HL. Effect of seizures during gestation on pregnancy outcomes in women with epilepsy. Arch Neurol. 2009;66(8):979-84.
Christensen J, Pedersen L, Sun Y, Dreier JW, Brikell I, Dalsgaard S. Association of Prenatal Exposure to Valproate and Other Antiepileptic Drugs with Risk for Attention-Deficit/Hyperactivity Disorder in Offspring. JAMA Netw Open. 2019;2(1):e186606. doi: 10.1001/jamanetworkopen.2018.6606. Erratum in: JAMA Netw Open. 2019;2(2):e191243.
Donaldson, Donaldson JO. Neurological disorders. In: Swiet MD. Medical disorders in obstetric practice. 4th Ed. London: Blackwell Science Ltd; 2002. p. 486-9.
Edey S, Moran N, Nashef L. SUDEP and epilepsy-related mortality in pregnancy. Epilepsia. 2014;55(7):e72-4.
Galanti M, Newport DJ, Pennell PB, Titchener D, Newman M, Knight BT, et al. Postpartum depression in women with epilepsy: influence of antiepileptic drugs in a prospective study. Epilepsy Behav. 2009;16(3):426-30.
Harden CL, Meador KJ, Pennell PB, Hauser WA, Gronseth GS, French JA, et al. Management issues for women with epilepsy-Focus on pregnancy (an evidence-based review): II. Teratogenesis and perinatal outcomes: Report of the Quality Standards Subcommittee and Therapeutics and Technology Subcommittee of the American Academy of Neurology and the American Epilepsy Society. Epilepsia. 2009;50(5):1237-46.
Harden CL, Pennell PB, Koppel BS, Hovinga CA, Gidal B, Meador KJ, et al. Practice parameter update: management issues for women with epilepsy-focus on pregnancy (an evidence-based review): vitamin k, folic acid, blood levels, and breastfeeding. Report of the Quality Standards Subcommittee and Therapeutics and Technology Assessment Subcommittee of the American Academy of Neurology and American Epilepsy Society. Neurology. 2009;73(2):142-9.
Hernández-Díaz S, Smith CR, Shen A, Mittendorf R, Hauser WA, Yerby M, et al. Comparative safety of antiepileptic drugs during pregnancy. Neurology. 2012;78(21):1692-9.
Herzog AG, Mandle HB, Cahill KE, Fowler KM, Hauser WA. Predictors of unintended pregnancy in women with epilepsy. Neurology. 2017;88(8):728-33.
Hiilesmaa V, Teramo K. Fetal and maternal risks with seizures. In: Harden C, Thomas SV, Tomson T, Hoboken NJ. Epilepsy in women. Wiley-Blackwell; 2013. p. 115-27.
Holmes LB, Mittendorf R, Shen A, Smith CR, Hernandez-Diaz S. Fetal effects of anticonvulsant polytherapies: different risks from different drug combinations. Arch Neurol. 2011;68(10):1275-81.
Karanam A, Pennell PB, French JA, Harden CL, Allien S, Lau C, et al. Lamotrigine clearance increases by 5 weeks gestational age: relationship to estradiol concentrations and gestational age. Ann Neurol. 2018;84(4):556-63.
Loomes R, Hull L, Mandy WPL. What is the male-to-female ratio in autism spectrum disorder? A systematic review and meta-analysis. J Am Acad Child Adolesc Psychiatry. 2017;56(6):466–74.
Meadow SR. Anticonvulsant drugs and congenital abnormalities. Lancet. 1968;2(7581):1296.
Morrow J, Russell A, Guthrie E, Parsons L, Robertson I, Waddell R, et al. Malformation risks of antiepileptic drugs in pregnancy: a prospective study from the UK Epilepsy and Pregnancy Register. J Neurol Neurosurg Psychiatry. 2006;77(2):193-8.
National Institute for Health and Care Excellence (NICE). Epilepsies: Diagnosis and Management. 2012.
Polepally AR, Pennell PB, Brundage RC, Stowe ZN, Newport DJ, Viguera AC, et al. Model based lamotrigine clearance changes during pregnancy: clinical implication. Ann Clin Transl Neurol. 2014;1(2):99-106.
Thomas SV, Syam U, Devi JS. Predictors of seizures during pregnancy in women with epilepsy. Epilepsia. 2012;53(5):e85-8.
Tomson T, Battino D, Bonizzoni E, Craig J, Lindhout D, Perucca E, et al. Comparative risk of major congenital malformations with eight different antiepileptic drugs: a prospective cohort study of the EURAP registry. Lancet Neurol. 2018;17(6):530-8.
Tomson T, Battino D, Bromley R, Kochen S, Meador K, Pennell P, Thomas SV. Management of epilepsy in pregnancy: a report from the International League Against Epilepsy Task Force on Women and Pregnancy. Epileptic Disord. 2019 Dec 1;21(6):497-517. doi: 10.1684/epd.2019.1105. PMID: 31782407.
Vajda FJ, Hitchcock A, Graham J, O'brien T, Lander C, Eadie M. Seizure control in antiepileptic drug-treated pregnancy. Epilepsia. 2008;49(1):172-6.
Veiby G, Daltveit AK, Engelsen BA, Gilhus NE. Fetal growth restriction and birth defects with newer and older antiepileptic drugs during pregnancy. J Neurol. 2014;261(3):579-88.
Veiby G, Daltveit AK, Engelsen BA, Gilhus NE. Pregnancy, delivery, and outcome for the child in maternal epilepsy. Epilepsia. 2009;50(9):2130-9.
Veiby G, Daltveit AK, Schjølberg S, Stoltenberg C, Øyen AS, Vollset SE, et al. Exposure to antiepileptic drugs in utero and child development: a prospective population-based study. Epilepsia. 2013;54(8):1462-72.
Veroniki AA, Cogo E, Rios P, Straus SE, Finkelstein Y, Kealey R, et al. Comparative safety of antiepileptic drugs during pregnancy: a systematic review and network meta-analysis of congenital malformations and prenatal outcomes. BMC Med. 2017;15(1):95.
Voinescu PE, Park S, Chen LQ, Stowe ZN, Newport DJ, Ritchie JC, et al. Antiepileptic drug clearances during pregnancy and clinical implications for women with epilepsy. Neurology. 2018 Sep 25;91(13):e1228-e1236.
Weston J, Bromley R, Jackson CF, Adab N, Clayton-Smith J, Greenhalgh J, et al. Monotherapy treatment of epilepsy in pregnancy: congenital malformation outcomes in the child. Cochrane Database Syst Rev. 2016;11(11):CD010224.

CAPÍTULO 22

EPILEPSIA NO IDOSO

PONTOS-CHAVE

- A incidência e a prevalência de epilepsia são mais elevadas nos idosos.
- O diagnóstico de epilepsia é mais fácil em jovens do que em idosos, pois nestes ocorrem mais crises com alteração da percepção (crises disperceptivas).
- Nos idosos devemos utilizar FACs que não apresentem interações medicamentosas significativas.
- O tratamento com FACs nos idosos deve ser contínuo.
- Existe uma relação bidirecional entre epilepsia recém-diagnosticada no idoso e demências degenerativas ou de origem vascular.

INTRODUÇÃO

A incidência e a prevalência de epilepsia são mais elevadas nos idosos. Nos países desenvolvidos, as crises epilépticas e as epilepsias constituem a terceira doença neurológica mais frequente nos idosos, depois do AVC e da demência.

O número de idosos com epilepsia tem aumentado no mundo todo, quer pela maior sobrevida dos indivíduos com epilepsia crônica, quer pelos casos novos nos idosos.

As principais características das crises epilépticas recém-diagnosticadas em idosos são:

- Prevalência de crises focais, principalmente com alteração da percepção;
- Período pós-ictal mais prolongado;
- Taxa de recorrência alta (> 90%) se não tratadas;
- De modo geral, crises mais facilmente controladas.

Uma das características clínicas importantes das crises em idosos é apresentar período pós-ictal prolongado, chegando a duas semanas. Crises epilépticas podem ocorrer em todas as fases das diversas demências, e crises epilépticas de causa não identificada podem ser a primeira manifestação de doenças degenerativas.

Em 64 pacientes com doença de Alzheimer, confirmadas por estudos anatomopatológicos, 17% apresentaram epilepsia, principalmente nos indivíduos com início relativamente precoce da doença.

Estudos recentes têm mostrado considerável intersecção entre epilepsia, doença de Alzheimer e doença cerebrovascular, aumentando a possibilidade de melhor conhecimento dos mecanismos básicos dessas condições, o que poderia ajudar na melhora clínica, mas também no conhecimento da epileptogênese e na compreensão da disfunção cognitiva.

INVESTIGAÇÃO

Os principais diagnósticos diferenciais nesta faixa etária são síncopes cardiogênicas e hipotensão postural.

O principal elemento diagnóstico nas epilepsias que se iniciam nos idosos é a anamnese. É fundamental afastarmos distúrbios sistêmicos no metabolismo de eletrólitos, glicose, cálcio, magnésio, bem como das funções renal e hepática.

Outros fatores a serem pesquisados são doenças infecciosas e crises induzidas por fármacos (antibióticos etc.).

Eletroencefalograma

O EEG é um exame de menor importância nesta faixa etária. Em um estudo que incluiu 558 pacientes acima de 60 anos observou-se atividade epileptiforme em apenas 26% dos indivíduos. Em outro, com 300 pacientes acima de 65 anos, foram observadas alterações inespecíficas e atividade epileptiforme em apenas 5% deles. Portanto, o EEG é muito limitado para subsidiar o diagnóstico de epilepsia em idosos.

Neuroimagem

A neuroimagem é fundamental para excluir o diagnóstico de hematoma subdural, AVC, tumor e infecção do SNC, causas mais comuns de epilepsia nesta faixa etária. Assim, em epilepsias recém-diagnosticadas em idosos, o AVC isquêmico corresponde a 40%-50% das etiologias, as doenças degenerativas a 11,5%-17%, a hemorragia subaracnóidea a 8%-24% e a hemorragia intracraniana a 8%.

TRATAMENTO

O tratamento da epilepsia em idosos deve ser, sempre que possível, com monoterapia e em dose baixa, com subsequentes ajustes de dose, se necessário, até o efeito terapêutico ser atingido, para minimizar eventos adversos. É digno de nota que tem-se tornado uma prática crescente iniciar FACs após a primeira crise.

A presença de alterações na neuroimagem ou no EEG sugere maior probabilidade de recorrência.

Estudos referem que os medicamentos mais úteis para tratamento da epilepsia em idosos são a lamotrigina, o levetiracetam e a lacosamida. A gabapentina, frequentemente indicada pelo seu perfil farmacocinético, não é tão eficaz quanto os fármacos anteriormente citados.

O levetiracetam é uma alternativa adequada, e a lacosamida é uma boa opção nos casos que requerem titulação rápida e/ou uso intravenoso.

ATENÇÃO

1. Fármacos sedativos ou com efeito negativo sobre a cognição (fenobarbital, primidona, topiramato) devem ser evitados.
2. Recomenda-se monoterapia, com as menores doses eficazes e titulação lenta.
3. Medicamentos indutores enzimáticos (carbamazepina, fenobarbital, fenitoína, primidona e, em menor grau, oxcarbazepina) também devem ser evitados pela possibilidade de interação com outros tratamentos frequentemente utilizados nessa população (anti-hipertensivos, hipoglicemiantes, anticoagulantes, antiarrítmicos etc.) e pelo efeito negativo sobre a massa óssea.
4. Carbamazepina e oxcarbazepina podem causar hiponatremia, mais frequentemente nessa faixa etária.
5. Valproato aumenta o risco de quedas e pode, em doses elevadas, levar a eventos adversos importantes, como tremor e síndrome parkinsoniana. Além disso, o uso de valproato em idosos tem sido associado a maior risco de mortalidade, principalmente quando o quadro é associado a síndromes demenciais.

BIBLIOGRAFIA RECOMENDADA

Arif H, Buchsbaum R, Pierro J. Comparative effectiveness of 10 antiepileptic drugs in older adults with epilepsy. Arch Neurol. 2010;67(4):408-15.

Brodie MJ, Stephen LJ. Outcomes in elderly patients with newly diagnosed and treated epilepsy. Int Rev Neurobiol. 2007;81:253-63.

Garcia-Ramos C, Bobholz S, DabCbs K, Hermann B, Joutsa J, Rinne JO, et al. Brain Structure and Organization Five Decades After Childhood Onset Epilepsy. Human Brain Mapping. 2017;(38):3289-99.

Glauser T, Ben-Menachem E, Bourgeois B, Cnaan A, Guerreiro C, Kälviäinen R, et al. Updated ILAE evidence review of antiepileptic drug efficacy and effectiveness as initial monotherapy for epileptic seizures and syndromes. Epilepsia. 2013;54(3):551-63.

Keret O, Hoang TD, Xia F, Rosen HJ, Yaffe K. Association of Late-Onset Unprovoked Seizures of Unknown Etiology with the Risk of Developing Dementia in Older Veterans. JAMA Neurol. 2020;77(6):710-5.

Lattanzi S, Trinka E, Cinzia Del Giovane CD, Raffaele Nardone R, Mauro Silvestrini M, Francesco Brigo F. Antiepileptic drug monotherapy for epilepsy in the elderly: A systematic review and network meta-analysis. Epilepsia. 2019;60(11):2245-54.

Lezaic N, Gore G, Josephson CB, Wiebe S, Jetté N, Mark R, et al. The medical treatment of epilepsy in the elderly: A systematic review and meta-analysis. Epilepsia. 2019;60(7):1325-40.

Mauri Llerda JA, Tejero C, Mercadé JM, Padró LL, Salas Puig J. Lamotrigine and epilepsy in the elderly: observational study of low-dose monotherapy. Int J Clin Pract. 2005;59(6):651-4.

Rauramaa T, Saxlin A, Lohvansuu K, Alafuzoff I, Pitkänen A, Soininen H. Epilepsy in neuropathologically verified Alzheimer's disease. Seizure. 2018;(58):9-12.

Sarycheva T, Lavikainen P, Taipale H, Tiihonen J, Tanskanen A, Hartikainen S, et al. Antiepileptic drug use and mortality among community-dwelling persons with Alzheimer disease. Neurology. 2020;(94):2099-108.

Sem A, Capelli V, Husain M. Review Article Cognition and dementia in older patients with epilepsy. Brain. 2018;(141):1592-608.

Vossel KA, Tartaglia MC, Nygaard HB, Zeman AZ, Miller BL. Epileptic activity in Alzheimer's disease: causes and clinical relevance. Lancet Neurol. 2017;16(4):311-22.

Vu LC, Piccenna L, Kwan P, O'Brien TJ. Review. New-onset epilepsy in the elderly. Br J Clin Pharmacol. 2018;(84):2208-17 2208.

Werhahn KJ, Trinka E, Dobesberger J, Unterberger I, Baum P, Deckert-Schmitz M, et al. A randomized, double-blind comparison of antiepileptic drug treatment in the elderly with new-onset focal epilepsy. Epilepsia. 2015;56(3):450-9.

CAPÍTULO 23

TRATAMENTO DA EPILEPSIA NO PACIENTE COM INSUFICIÊNCIA RENAL OU HEPÁTICA

PONTOS-CHAVE

- Não há necessidade de ajuste da dose de ataque pela função renal.
- Alguns fármacos anticrises não necessitam de ajuste na dose de manutenção na insuficiência renal, exceto em situações mais graves, entre eles fenitoína, lamotrigina, carbamazepina, oxcarbazepina, ácido valproico, lacosamida, perampanel, rufinamida, brivaracetam e benzodiazepínicos.
- Gabapentina, pregabalina, vigabatrina, topiramato, levetiracetam devem ter suas doses ajustadas na insuficiência renal. Fenobarbital e primidona apresentam maior risco de toxicidade, devendo ter doses reduzidas.
- Levetiracetam, gabapentina e pregabalina são as escolhas mais adequadas na insuficiência hepática. Topiramato é uma opção pela baixa influência do metabolismo hepático na metabolização.

INSUFICIÊNCIA RENAL

Na insuficiência renal, fármacos anticrises (FACs) com uso endovenoso e/ou necessidade de dose de ataque, não há necessidade de ajuste pelas funções renal e hepática pois isso depende do volume de distribuição.

O ajuste da dose de manutenção deve ser feito para alguns fármacos em que ocorre excreção renal. Para muitos fármacos a fração livre (não ligada à albumina) é a forma ativa e relevante, contudo a dosagem dessa fração não é disponível em nosso meio. A fenitoína possui uma equação para correção, que leva em conta a albumina e função renal. Apesar de útil existem críticas e sabe-se que ela pode ser imprecisa em pacientes graves.

Sheiner-Tozer Equation

Fenitoína Corrigida = Fenitoína Dosada/(Coeficiente × Albumina) + 0,1
Coeficiente = 0,2
Se *Clearance* de Creatinina < 20 – 0,1

Martin E, et al. J Pharmacokinet Biopharm. 1977;5(6):579-96.

Quanto à hemodiálise e terapias de substituição renal, alguns fatores com volume de distribuição, ligação proteica e tipo de terapia/filtro utilizado influenciam se o FAC for retirado e qual a proporção. FACs com alta ligação proteica (carbamazepina, fenitoína e valproato) são pouco dialisáveis, ao passo que fenobarbital, topiramato, levetiracetam, vigabatrina e gabapentina têm baixa ligação, sofrem redução do nível sérico após hemodiálise e necessitam de suplementação de dose. A diálise peritoneal não modifica de forma significativa a concentração dos FACs, com exceção feita no contexto de peritonite.

Os dados e recomendações para ajuste de dose no contexto da insuficiência renal e hemodiálise são limitados. Tendo em vista essas limitações, a Tabela 23-1 apresenta sugestões na insuficiência renal e hemodiálise.

São apresentadas na Tabela 23-2 sugestões para contexto de terapia de substituição renal contínua, contudo as evidências são ainda mais limitadas.

Tabela 23-1. Ajuste de Dose Recomendada na Insuficiência Renal e Hemodiálise

FACs	Ligação proteica	*Clearance* creatinina (mL/min)			Hemodiálise
		> 60	**30-60**	**10-30**	
Fenitoína	90%	Dose habitual, excreção renal < 5%, contudo ocorrem alterações farmacocinéticas e aumento da fração livre. Idealmente MT com dosagem fração livre ou usar equação de correção			Sem mudança, mas pode ocorrer em alguns filtros
Fenobarbital	50%	Cautela, reduzir dose, sugerida MT			Removido HD. Fazer dose pós-HD, sugerida MT
Carbamazepina	75%	Sem mudança			Não afetado
Ácido valproico	90%	Sem mudança, contudo ocorrem alterações farmacocinéticas			Não afetado, mas pode ser necessária dose pós-HD
Lamotrigina	50%	Considerar redução de dose em casos mais graves, sugerida MT			Considerar dose pós-HD
Topiramato	15%	Sem mudança	50% redução de excreção, sugerida redução de dose		Dose pós-HD de 50% DDT
Levetiracetam	< 10%	500-1.000 mg 12/12 h ou 10 a 20 mg/kg 12/12 h	250-750 mg 12/12 h ou 5 a 15 mg/kg 12/12 h	250-500 mg 12/12 h ou 5 a 10 mg/kg 12/12 h	500-1.000 mg/d Dose de ataque sugerida: 750 mg Dose pós-HD de 250 a 500 mg (50% DDT) Crianças: 10 a 20 mg/kg uma vez ao dia
Oxcarbazepina	40%	Sem mudança	Sem mudança	Iniciar com 300 mg/d e titular com cautela	Não afetado, observar
Gabapentina	0%	DDT máx 1.200 mg/d dividida 3 doses	DDT máx 600 mg/d dividida 2 doses	DDT máx 300 mg/d Se Cl < 15 utilizar 300 mg em dias alternados	Dose pós- HD: 200-300 mg (100%-200% DDT)
Vigabatrina	0%	25% redução	50% redução	75% redução	Remove até 60% Dose pós-HD: 50% DDT
Rufinamida	44%	Sem mudança			Dose pós-HD:20%-30% DDT
Lacosamida	< 15%	Sem mudança	Sem mudança	Dose máxima 300 mg/d	Dose pós-HD de 50% DDT
Perampanel	95%	Sem mudança dose, até 12 mg/d, recomenda-se titulação mais lenta		Não recomendado em bula	Não recomendado em bula
Brivaracetam	< 18%	Sem mudança			Não recomendado em bula
Clobazam	85%	Sem mudança	Sem mudança	Sem mudança	Não afetado
Clonazepam	85%	Sem mudança	Sem mudança	Sem mudança	Não afetado
Etossuximida	0%	Sem mudança		Pode ser necessário ajuste	Remove 50% Necessário repor pós-HD
Pregabalina	0%	Até 600 mg/d	Até 300 mg/d	Até 150 mg/d 75 mg/d quando < 15	Dose pós- HD: 100%-200% DDT
Primidona	Até 20%	Cautela, reduzir dose			Removido HD. Fazer dose pós-HD (30%?), sugerida MT

HD, hemodiálise; DDT, dose diária total; MT, monitorização terapêutica.

Tabela 23-2. Recomendações para Pacientes Submetidos à Terapia de Substituição Renal Contínua

FACs	
Carbamazepina	Usar dose habitual, recomendada MT
Fenitoína	Sem ajuste de dose, pouco removida, atenção para nível de albumina (fração ligada) principalmente em doentes graves, pois pode existir remoção nesse contexto, recomendada MT
Fenobarbital	Possivelmente removido, recomendada MT
Ácido valproico	Sem ajuste de dose, pouco removido, atenção para nível de albumina (fração ligada), recomendada MT
Topiramato	Reduzir 50% dose, possivelmente removido
Levetiracetam	Removido, dose usual (sugerido 1g 12/12 horas), recomendado MT, se disponível
Lamotrigina	Não removida ou baixo impacto (20%)
Lacosamida	Removida, dose usual recomendada
Gabapentina	Removida por todos os procedimentos
Pregabalina	Removida por todos os procedimentos
Perampanel	Não é removido
Rufinamida	Não é removida

FACs, fármacos anticrises; MT, monitorização terapêutica.

INSUFICIÊNCIA HEPÁTICA

Levetiracetam, gabapentina e pregabalina são escolhas adequadas neste contexto porque não sofrem metabolização hepática. O topiramato apesar de ter parte metabolismo hepático, não tem influência significativa e é uma alternativa.

A fenitoína, lamotrigina, carbamazepina e oxcarbazepina podem ser utilizadas com monitorização cuidadosa.

A fenitoína tem extensa metabolização hepática, somado à redução da produção de albumina e competição pela bilirrubina na ligação proteica, levam a aumento da fração livre, sendo necessário ajuste na insuficiência hepática grave.

O ácido valproico (pela hepatotoxicidade), fenobarbital, primidona e benzodiazepínicos (pelo efeito sedativo e risco de toxicidade) devem ser evitados.

A Tabela 23-3 apresenta recomendações para ajuste de dose de FACs no contexto da insuficiência hepática. Assim como na insuficiência renal, existem limitações e baixa evidência para muitas delas, sendo com base na melhor evidência disponível.

Tabela 23-3. Recomendações para Uso de FACs na Insuficiência Hepática

FACs	
Carbamazepina	Pode ser utilizado. Monitorização cuidadosa
Fenitoína	Pode ser utilizado. Monitorização cuidadosa
Fenobarbital	Evitar. Risco de sedação e toxicidade
Ácido valproico	Evitar. Risco de hepatotoxicidade
Oxcarbazepina	Pode ser utilizado. Monitorização cuidadosa
Topiramato	Parte do metabolismo hepático, mas sem influência significativa. Pode ser utilizado
Levetiracetam	Sem metabolismo hepático. **Recomendado**
Lamotrigina	Pode ser utilizado. Monitorização cuidadosa

(Continua)

Tabela 23-3. *(Cont.)* Recomendações para Uso de FACs na Insuficiência Hepática

FACs	
Lacosamida	Dose máxima 300 mg/d insuficiência hepática leve à moderada; em casos graves considerar risco x benefício, com titulação lenta e monitorização cuidadosa
Gabapentina	Sem metabolismo hepático. **Recomendado**
Pregabalina	Sem metabolismo hepático. **Recomendado**
Benzodiazepínicos	Evitar. Risco de sedação e toxicidade.
Primidona	Evitar. Risco de sedação e toxicidade.
Perampanel	Iniciar 2 mg, aumento de dose de 2 mg a cada 2 semanas, dose máxima de 6 mg em insuficiência leve e 4 mg na moderada. Não recomendado uso na insuficiência hepática grave
Rufinamida	Pouco estudada. Não é recomendada na insuficiência hepática grave
Brivaracetam	Reduzir a dose. Iniciar 25 mg 12/12 horas, dose máxima 150 mg/dia. Crianças 11 a 50 kg: 0,5 mg/kg 12/12 horas. Dose máxima 20 a 50 kg: 3 mg/kg/dia; 11 a 20 kg: 4 mg/kg/dia

FACs, fármacos anticrises; MT, monitorização terapêutica.

BIBLIOGRAFIA RECOMENDADA

Asconape JJ. Use of antiepileptic drugs in hepatic and renal disease. Handbook of Clinical Neurology, Vol. 119 (3rd series). Neurologic Aspects of Systemic Disease Part I. In: Biller J, Ferro JM. (Eds.). Elsevier B.V. 2014.

Bansal AD, Hill CE, Berns JS. Use of Antiepileptic Drugs in Patients with Chronic Kidney Disease and End Stage Renal Disease. Seminars in Dialysis. 2015;28(4):404-12.

Diaz A, Deliz B, Benbadis SR. The use of newer antiepileptic drugs in patients with renal failure. Expert Rev Neurother. 2012;12(1):99-105.

Kiang TKL, Ensom MHH. A Comprehensive Review on the Predictive Performance of the Sheiner-Tozer and Derivative Equations for the Correction of Phenytoin Concentrations. Ann Pharmacother. 2016 Apr;50(4):311-25.

Smetana KS, Cook AM, Bastin ML, Oyler DR. Antiepileptic dosing for critically ill adult patients receiving renal replacement therapy. J Crit Care. 2016;36:116-24.

CAPÍTULO 24

TRATAMENTO DA EPILEPSIA NO PACIENTE ONCOLÓGICO

PONTOS-CHAVE

- Aproximadamente 30% a 50% dos pacientes com neoplasias cerebrais têm crises epilépticas.
- A escolha do tratamento deve ser orientada de acordo com o perfil de efeitos colaterais e das interações farmacocinéticas com as outras medicações usadas pelo paciente.
- FACs indutores das enzimas hepáticas podem diminuir o nível sérico de várias drogas utilizadas na quimioterapia, e isto pode prejudicar a eficácia da quimioterapia, piorando o prognóstico do paciente.

INTRODUÇÃO

Aproximadamente 30% a 50% dos pacientes com neoplasias cerebrais têm crises epilépticas como sintoma inicial da doença neoplásica, e mais de 30% irão apresentar pelo menos uma crise epiléptica durante o curso da doença.

Este número varia para os diferentes tumores, sendo maior para os de baixo grau (como os astrocitomas de graus I e II) e menor para aqueles de crescimento rápido (como o astrocitoma grau IV e metástases). Além disso, pacientes com outros tipos de neoplasias também frequentemente apresentam crises epilépticas, pois o sistema nervoso central é um local comum de metástases.

A semiologia ictal irá variar de acordo com a localização da lesão, com ocorrência de crises focais com possível evolução para crises tônico-clônicas bilaterais, configurando uma epilepsia focal. Frequentemente a fase focal não é clinicamente identificada.

A ESCOLHA DOS FÁRMACOS ANTICRISES

A escolha do tratamento deve ser orientada de acordo com o perfil de efeitos colaterais e das interações farmacocinéticas com as outras medicações usadas pelo paciente.

O fármaco anticrise (FAC) deve ser prescrito para todo paciente oncológico que apresentar uma crise epiléptica. Entretanto, como a crise epiléptica é um sintoma muito comum nesse grupo de pacientes, muitos protocolos oncológicos indicam uso profilático de FAC quando o paciente apresenta alguma lesão cerebral, mesmo nos pacientes que nunca apresentaram crises epilépticas. Isso é justificável principalmente no pós-operatório imediato das ressecções tumorais do SNC, pois pode evitar crises epilépticas na fase aguda. Entretanto, o uso crônico de FAC não está indicado rotineiramente em todo paciente com tumor cerebral, e o FAC deve ser suspenso após uma semana da intervenção cirúrgica.

Atualmente, mesmo em centros de excelência a fenitoína ainda tem sido utilizada. Isto acontece porque as crises apresentadas pelos pacientes oncológicos são focais, e a fenitoína tem um excelente efeito antiepiléptico e está disponível para uso endovenoso. Muitas vezes o paciente oncológico está em estado grave, e a administração de medicação via oral é mais difícil.

Entretanto, os FACs indutores das enzimas hepáticas podem diminuir o nível sérico de várias drogas utilizadas na quimioterapia, e isto pode prejudicar a eficácia da quimioterapia, piorando o prognóstico do paciente. Quando o paciente estiver sendo submetido à quimioterapia ou quando houver previsão de seu uso no futuro, devem-se utilizar fármacos que não são indutores das enzimas hepáticas. Os fármacos indutores mais comuns no nosso meio são a fenitoína, carbamazepina, fenobarbital, oxcarbazepina, clobazam e topiramato. Essas drogas devem ser evitadas sempre que possível pois aumentam o *clearance* de muitas drogas usadas na quimioterapia e podem piorar o prognóstico do paciente.

Atualmente, há um grande número de novos fármacos que permitem a escolha de uma medicação que não vai interagir com a quimioterapia. Várias opções de fármacos anticrises não indutores de enzimas hepáticas estão disponíveis (Tabela 24-1), sendo o levetiracetam, lacosamida e valproato as medicações mais utilizadas em pacientes oncológicos. Entretanto, por causa da possível toxicidade hepática do valproato, nem sempre é possível utilizá-lo no paciente oncológico.

Tabela 24-1. Vantagens e Desvantagens dos Fármacos Anticrises Não Indutores de Enzima Hepática no Tratamento do Paciente Oncológico

Fármacos Anticrises	Vantagens	Desvantagens
Gabapentina	Perfil favorável de efeito colateral	▪ Eficácia reduzida ▪ Não tem apresentação endovenosa
Lacosamida	Disponível na forma endovenosa	▪ Custo alto ▪ Nem sempre a forma endovenosa está disponível no nosso meio
Lamotrigina	Eficácia alta	▪ Não tem apresentação endovenosa ▪ Início deve ser lento, demorando para atingir dose desejada
Levetiracetam	▪ Eficácia alta ▪ Disponível na forma endovenosa	▪ Nem sempre a forma endovenosa está disponível no nosso meio
Valproato	▪ Eficácia alta ▪ Disponível na forma endovenosa (divalproato)	▪ Toxicidade hepática ▪ Nem sempre a forma endovenosa está disponível no nosso meio

CONCLUSÃO

Finalmente, apesar de os *guidelines* orientarem formalmente o uso de fármaco anticrise não indutor de enzima hepática em paciente oncológico em uso de quimioterapia, em caso de emergência médica (estado de mal epiléptico ou crises subentrantes), as crises epilépticas devem ser tratadas com o que estiver disponível imediatamente na unidade de saúde.

Caso a apresentação endovenosa de levetiracetam, divalproato ou lacosamida não esteja disponível, o protocolo clássico de estado de mal epiléptico deve ser seguido: diazepam, fenitoína, fenobarbital, midazolam etc.

Quando a emergência for controlada e o paciente estiver estável, a equipe deverá considerar a troca do fármaco anticrise para uma opção com perfil mais favorável.

BIBLIOGRAFIA RECOMENDADA

Glantz MJ, Cole BF, Forsyth PA, Recht LD, Wen PY, Chamberlain MC, et al. Practice parameter: anticonvulsant prophylaxis in patients with newly diagnosed brain tumors. Neurology. 2000;54(10):1886-93.

Glantz MJ, Cole BF, Forsyth PA, Recht LD, Wen PY, Chamberlain MC, et al. Practice parameter: anticonvulsant prophylaxis in patients with newly diagnosed brain tumors. Report of the Quality Standards Subcommittee of the American Academy of Neurology. Neurology. 2000;54:1886-93.

Peruca E. Optimizing antiepileptic drug treatment in tumoral epilepsy. Epilepsia. 2013;54:97-104.

Relling MV, Pui CH, Sandlund JT, Rivera GK, Hancock ML, Boyett JM, et al. Adverse effect of anticonvulsants on efficacy of chemotherapy for acute lymphoblastic leukaemia. Lancet. 2000;356:285-90.

Van Breemen MS, Wilms EB, Vecht CJ. Epilepsy in patients with brain tumors: epidemiology, mechanisms, and management. Lancet Neurol. 2007;6:421-30.

Vecht CJ, Kerkhof M, Duran-Pena A. Seizure prognosis in brain tumors: new insights and evidence-based management. Oncologist. 2014;19:751-9.

CAPÍTULO 25

ESTADO DE MAL E CRISES SINTOMÁTICAS AGUDAS

PONTOS-CHAVE

- Crises TCG geralmente cessam espontaneamente em 1 a 2 minutos. Quando isso não ocorre, há necessidade de tratamento agressivo, especialmente após 5 minutos.
- Benzodiazepínicos (diazepam IV ou midazolam IM/IV) são os FACs mais indicados para controle rápido das crises. Midazolam IM tem aplicação mais fácil, controlando a crise mais rápido.
- Outro FAC EV, de efeito mais duradouro, deve ser utilizado após o benzodiazepínico inicial. A fenitoína é a mais utilizada e é a que está mais disponível, mas outras opções tão efetivas quanto a fenitoína, como o fenobarbital e a lacosamida, podem ser utilizadas.
- A Investigação da etiologia do EME é essencial para o tratamento.
- O EME não convulsivo pode ser tratado inicialmente com FACs intravenosos de maneira sequencial ou associada e controle eletroencefalográfico da resposta terapêutica.

DEFINIÇÕES

A International League Against Epilepsy (ILAE) define estado de mal epiléptico (EME):

- Condição resultante da falência dos mecanismos responsáveis pelo término da crise ou dos mecanismos de iniciação, que ocasiona uma crise anormalmente prolongada (Tempo 1).
- Podem ocorrer consequências em longo prazo se acontecer de forma prolongada (Tempo 2), incluindo dano ou morte neuronal e alterações das redes neurais, conforme o tipo e a duração das crises.

Como apontado na definição, existe um tempo em que a crise é considerada prolongada, chamado Tempo 1. Como pode ser visto na Tabela 25-1, esse tempo varia a depender do tipo de EME. Do ponto de vista operacional, quando as crises TCG não cessam após 5 min ou se repetem sem melhora evidente do nível de consciência, também se define como EME convulsivo ou tônico-clônico generalizado. Para outros tipos de EME o Tempo 1 é maior, ao menos 10 minutos para o focal com alteração de consciência e o de ausência.

Ainda, o Tempo 2, que define quando o EME apresenta duração tal que existe risco de alterações em longo prazo (dano neuronal, alteração das redes), deve ser visto como momento em que medidas ainda mais agressivas deverão ser tomadas para controle das crises. Para o EME convulsivo está bem estabelecido que, acima de 30 minutos, já devemos ter iniciado tratamentos mais agressivos que serão apresentados na sequência. Importante destacar que no EME não convulsivo, esse tempo é bem maior e por vezes desconhecido. Logo, o tratamento poderá ser graduado conforme a gravidade do EME não convulsivo (NC).

Tabela 25-1. Definição Operacional do Estado de Mal Epiléptico

Tipo de estado de mal	Tempo 1	Tempo 2
Tônico-clônico bilateral (convulsivo)	5 minutos	30 minutos
Focal com alteração da consciência	10 minutos	> 60 minutos
Ausência	10-15 minutos	desconhecido

PROTOCOLO DE EME CONVULSIVO

Fases do Estado de Mal Epiléptico (Tabela 25-2)

Tabela 25-2. Fases do Estado de Mal Epiléptico

Fase	Tipos de EME	Duração
I	Iminente	5 a 30 min
II	Estabelecido	> 30 min
III	Refratário (persiste apesar do tratamento estabelecido nas fases I e II)	> 60 min ou falha fases I e II
IV	Super-refratário (persiste apesar do tratamento com anestésico por > 24 h)	> 24 h

Objetivos do Tratamento do Estado de Mal Epiléptico

- Estabilizar o paciente;
- Cessar as crises epilépticas;
- Tratar a epileptogênese aumentada;
- Prevenir a recorrência;
- Determinar e tratar a etiologia.

Estabilizar o Paciente

- Checar e corrigir (via aérea, oxigenação, PA, FC e glicemia).
- Glicemia capilar: no caso de hipoglicemia, administrar glicose 50% 50 mL.
- Desnutridos, alcoólatras e com hipoglicemia, administrar tiamina EV 500 mg.
- Acesso venoso periférico (ideal 2 acessos).
- Colher exames (hemograma, creatinina, ureia, sódio, potássio, cálcio, magnésio, fósforo, TGO, TGP, CPK e gasometria).

Cessar as Crises Epilépticas

O tratamento deve ser o mais rápido possível. Estudos apontam que o risco de hipotensão, arritmia e insuficiência respiratória é maior nos pacientes que não receberam tratamento, comparado aos tratados com os benzodiazepínicos, que são as medicações de primeira linha no tratamento do EME. No Brasil as duas opções disponíveis são o midazolam (IM ou IV) e o diazepam (apenas IV). Novamente, existem claras evidências apontando a necessidade do tratamento precoce, de preferência ainda na fase pré-hospitalar. Nesse sentido, o estudo RAMPART apontou que o midazolam IM é igual, senão superior ao uso de outro benzodiazepínico IV, provavelmente pela maior rapidez no início do tratamento.

- ***Midazolam*** *(ampolas de 5 mg/5 mL, 15 mg/3 mL ou 50 mg/10mL)* – Obs.: repetir se necessário.
  - **Criança (0,2 mg/kg) IM ou Nasal:**
    - < 1 ano = 2,5 mg
    - 1 a 5 anos = 5 mg
    - 5 a 10 anos = 10 mg
  - **Adolescente e Adulto IV, IM ou Nasal:**
    - 13-40 kg ou idosos = 5 mg
    - > 40 kg = 10 mg

  OU

- ***Diazepam*** *(ampolas de 10 mg/2 mL)* – Obs.: repetir se necessário até duas vezes.
  - **Criança, intravenoso ou retal:** (0,5 mg/kg)
  - **Adolescente e Adulto, intravenoso ou retal:** 10 mg

Continuação do Tratamento – Dose de Ataque (Tabela 25-3)

Tabela 25-3. Doses de Ataque

	Fenitoína	Valproato*	Fenobarbital	Lacosamida	Levetiracetam*	Brivaracetam*
Apresentação	250 mg/5 mL	500 mg/5 mL	200 mg/2 mL	200 mg/20 mL	500 mg/5 mL	50 mg/5 mL
Dose inicial	20 mg/kg	30 mg/kg	20 mg/kg	200 a 400 mg (8 mg/kg)	25-50 mg/kg 2,5-4 g EV	50 a 400 mg
Diluição		100 mL salina		100 mL salina	100 mL salina	
Velocidade máxima	50 mg/kg/min	3 a 6 mg/kg/min	100 mg/kg/min	5 a 15 min 60 mg/min	5 a 15 min	2 a 15 min
Manutenção	6 h	2 ml/kg/h →6 h	12 h	12 h	12 h	12 h
Cautela	Idosos, bloqueio cardíaco	Crianças, alteração hepática	DZP prévio depressão respiratória	Bloqueio cardíaco	Hipertensão em crianças, psicose	

*No momento, não disponíveis no Brasil.
Se 15 min após o término da infusão continuar com crises epilépticas ou EME não convulsivo, considerar como EME refratário e encaminhar a UTI para tratamento com anestésico. Se isso não for possível fazer outro antiepiléptico EV.
Realizar dose de manutenção nas doses diárias usuais, a intervalos de 6 a 24 horas após o término da infusão, conforme a vida média do antiepiléptico.

ATENÇÃO

Não utilizar fenitoína (PHT), fenobarbital (PB) e diazepam (DZP) intramuscular.

Prevenir Recorrência de Crises

- Avaliação pela Neurologia.
- Investigação e tratamento da doença de base.
- Iniciar dose de manutenção do fármaco anticrise.
- Identificar estado de mal não convulsivo.

Determinar e Tratar a Etiologia

"*EME é apenas um sintoma de algo a ser identificado.*"

História

O primeiro ponto é saber se é um EME em uma pessoa com diagnóstico prévio de epilepsia ou um EME *de novo* (1° episódio). E, ainda, se há história de doença neurológica prévia ou lesão detectada em exames de neuroimagem (acidente vascular cerebral isquêmico ou hemorrágico, doenças degenerativas, como demências e doença de Alzheimer, trauma de crânio, meningoencefalite, malformação cerebral etc.).

Uma das principais causas de EME é a má aderência ao tratamento em pacientes com epilepsia prévia, assim como perda de eficácia do tratamento por outros motivos, especialmente interações medicamentosas.

Em pacientes sem história prévia de epilepsia ou crises epilépticas, atentar para história de processos infecciosos, outras doenças sistêmicas, medicações em uso, drogas ilícitas.

Exame Físico

O exame deve ser dividido em dois aspectos principais: exames clínico geral e neurológico.

O exame clínico geral deve envolver sinais vitais (pressão arterial, frequência cardíaca, saturação O_2, temperatura), alterações cutâneas e outros estigmas de doença sistêmica.

Exame neurológico deve ser sucinto, com avaliação de nível e conteúdo de consciência, pupilas e motricidade ocular (*hippus*, nistagmo e desvio do olhar podem ser sinais de EME não convulsivo), sinais meníngeos, resposta motora, presença de movimentos sutis e outros sinais localizatórios.

Investigação (Após Estabilização do Quadro e Controle das Crises)

- *Exames laboratoriais:* devem ser colhidos logo após se estabelecer um acesso venoso. Os exames mais relevantes são hemograma, creatinina, ureia, sódio, potássio, cálcio, magnésio, fósforo, TGO, TGP, CPK e gasometria. Outros exames úteis são o Beta HCG, marcadores de isquemia cardíaca (CKMB e troponina), nível sérico de fármacos antiepilépticos (colher sempre que disponível em pacientes em uso), toxicológico, e outros, solicitado a depender do contexto clínico.
- *Neuroimagem:* a tomografia de crânio é uma das prioridades, especialmente em pacientes com EME *de novo*, pela possibilidade de lesões agudas, como isquemias, hemorragias, infecções e neoplasias. O uso de contraste deve ser considerado. A ressonância de crânio, apesar de ser mais informativa em razão de menor disponibilidade e dificuldade para execução, deve ser reservada para um segundo momento após estabilização do paciente.
- *Liquor:* deve ser considerado em todos os pacientes com EME *de novo*, especialmente na suspeita de infecção do SNC. Lembrar-se da possibilidade de encefalites autoimunes.
- *EEG:* o EEG é obrigatório na suspeita de EME não convulsivo. Flutuação do nível de consciência, movimentos repetitivos em especial oculares, nistagmo, *hippus*, desvio ocular são achados que podem sugerir EME não convulsivo e levar à solicitação de EEG de urgência/monitorização contínua (preferível). No EME convulsivo o EEG torna-se obrigatório após cessarem os fenômenos motores, sem relevante recuperação da consciência. Trabalhos apontam que até metade dos pacientes nessa condição ainda apresentam alterações no EEG que requerem tratamento adicional. O EEG, além de confirmar o controle das crises, será útil também para garantir a eficácia e o nível de coma anestésico (surto-supressão ou controle de crises apenas), sem evidências no momento de qual é o mais adequado (sendo mais clássico o primeiro).

TRATAMENTO DO ESTADO DE MAL REFRATÁRIO

Uso de fármacos anestésicos por via intravenosa contínua para supressão de crises, em geral visando padrão surto-supressão no EEG. Opções:

- **Midazolam** (infusão contínua)
  Apresentação: ampolas de 5 mg/5 mL, 15 mg/3 mL ou 50 mg/10 mL (diluição salina ou glicose 5%)
  Bolo EV 0,2 mg/kg (< 4 mg/min)
  → Manutenção: 0,05 a 0,4 mg/kg/hora

  OU

- **Propofol** (infusão contínua)
  Apresentação: frascos 1% (10 mg/mL) ou 2% (20 mg/mL) para diluição salina ou glicose 5%
  Bolo EV 2-3 mg/kg → bolo de 1-2 mg/kg cada 3-5min até parada crise
  → Manutenção: 4 a 10 mg/kg/hora
  - **ATENÇÃO**
    - Evitar uso prolongado (> 48 h) – risco da síndrome da infusão do propofol.
    - Evitar o uso na faixa etária pediátrica.

  OU

- **Ketamina** (infusão contínua) [opção cada vez mais citada na literatura, com recomendação de uso mais precoce e em geral associada a midazolam ou propofol]
  - *Apresentação:* ampolas 10 mL (50 mg/mL)
  - Crianças: bolo inicial 2 a 3 mg/kg (até 2 ×) → Infusão EV 2,4 mg/kg/h (0,6-3,6 mg/kg/h)
  - Adultos: bolo inicial 1 a 5 mg/kg → Infusão EV 0,6 a 15 mg/kg/h
  - Preferencial para EME com ≥ 1h de duração associado a diazepínico. Menor risco de hipotensão, eventual hipertensão.

  OU

- **Tiopental** (infusão contínua)
  - *Apresentação:* frasco com 500 ou 1.000 mg (diluição salina, água ou glicose 5%)
  - Bolo EV 3-5 mg/kg → bolo de 1-2 mg/kg cada 3-5min até parada crise
  → Manutenção: 3-7 mg/kg/hora

Deve ser feita uma dose de ataque + doses fracionadas (1/2 dose inicial) de qualquer uma das opções citadas, até controle da crise e/ou padrão surto-supressão no EEG contínuo.

Após o controle do EME, os seguintes pontos devem ser observados:

- Ajustar a dose de manutenção até obter 2 a 3 intervalos de supressão a cada 10 segundos no padrão surto-supressão no EEG. Não aumentar a dose se houver hipotensão arterial não controlada com droga vasoativa.
- Manter o tratamento por 24 após o controle do EME.

- Usar ao menos dois fármacos anticrises, que devem ser ajustados em doses adequadas, antes de se iniciar redução do anestésico.
- Retirada gradual do fármaco anestésico em 12-24 horas.
- Se recidiva das crises, trocar para outro anestésico, considerar associar ketamina.

ESTADO DE MAL EPILÉPTICO NÃO CONVULSIVO

O EME não convulsivo é caracterizado pela presença de atividade epileptiforme sustentada, geralmente periódica, confirmada pelo eletroencefalograma, com presença ou não de manifestações sutis (flutuações do nível de consciência, nistagmo, desvios olhar conjugado, clonias etc.). Engloba vários tipos de EME: a) focal com alteração da percepção (também conhecido como EME parcial complexo); b) EME de ausência e c) EME em pacientes comatosos.

É o tipo mais frequente de EME, porém geralmente está associado a diversas etiologias e comorbidades, que condicionam a sua gravidade e prognóstico, tendo padrão eletroencefalográfico periódico variado e periódico.

Em relação ao tratamento a abordagem inicial é semelhante, com estabilização, uso de medicações para cessar as crises (benzodiazepínico) e continuidade do tratamento e investigação. Contudo não deve ser feito na mesma intensidade e agressividade, existindo inclusive evidências de que o tratamento agressivo não melhora o prognóstico, apresentando riscos e aumento nos custos. Dessa forma deve ser evitado uso de doses elevadas de benzodiazepínicos pelo risco de depressão respiratória e instabilidade hemodinâmica, assim como uso das medicações anestésicas (uso em casos selecionados e por curto período). A sugestão é uso de medicações intravenosas de forma sequencial ou em associação em paralelo com definição da etiologia e tratamento da mesma.

TRATAMENTO DO ESTADO DE MAL SUPER-REFRATÁRIO

As evidências para o tratamento do estado de mal super-refratário são escassas. Além do ajuste do anestésico, com troca para outra opção e associação à ketamina, podem ser utilizadas outras opções, com base em séries de casos e opinião de especialistas.

- **Topiramato**: quando associado a VPA pode precipitar encefalopatia hiperamoníaca.
  - *Apresentação:* comprimidos de 25, 50 e 100 mg
  - Crianças: 10 a 30 mg/kg/dia
  - Adultos: 400 a 1.000 mg/dia (2 tomadas)
- **Clobazam**
  - *Apresentação:* comprimidos de 10 e 20 mg
  - Crianças: 0,5 a 1 mg/Kg/dia
  - Adultos: inicial 10 mg, podendo chegar até 60 mg/dia (1 a 2 tomadas)
- **Dieta cetogênica**
  - Relação lípides/não lípides = 4:1
  - Corrigir ingesta de glicose extradieta
- **Pulsoterapia**: pode ser considerada em pacientes com EME sem etiologia ou imunomediada.
- **Encefalite autoimune**
  - Suspeitar quando existir na história relato de alteração psiquiátrica, comportamento ou personalidade recente; alteração cognitiva, presença de discinesias e disautonomias. Em EME super-refratário sem causa estabelecida na investigação inicial, a encefalite autoimune pode representar até metade dos casos. O liquor pode ser normal, assim como TC e RM. Presença de *extreme delta brush* no EEG sugere encefalite anti-NMDA. O tratamento deve ser iniciado assim que excluídas causas infecciosas, em geral após 3 dias (não aguardar os anticorpos), e pode levar até algumas semanas para o resultado. Os tratamentos de primeira linha são a metilprednisolona, imunoglobulina ou plasmaférese. Tratamentos de segunda linha são rituximab ou ciclofosfamida. Deve ser feita pesquisa dos anticorpos (NMDA, GAD, CASPR2, AMPAR, mGLUR5, LG1 etc.) de preferência no sangue e no soro, além da pesquisa de neoplasia oculta.

BIBLIOGRAFIA RECOMENDADA

Abend NS, Bearden D, Helbig I, McGuire J, Narula S, Panzer JA, et al. Status epilepticus and refractory status epilepticus management. Semin Pediatr Neurol. 2014;21(4):263-74.

Al-Mufti F, Claassen J. Neurocritical care: status epilepticus review. Crit Care Clin. 2014;30(4):751-64.

Betjemann JP, Lowenstein DH. Status epilepticus in adults. Lancet Neurol. 2015;14(6):615-24.

Trinka E, Cock H, Hesdorffer D, Rossetti AO, Scheffer IE, Shinnar S, et al. A definition and classification of status epilepticus - Report of the ILAE Task Force on Classification of Status Epilepticus. Epilepsia. 2015;56:1515-23.

Trinka E, Höfler J, Leitinger M, Brigo F. Pharmacotherapy for Status Epilepticus. Drugs. 2015;75:1499–1521.

Parte VII EPILEPSIA E COMORBIDADES

CAPÍTULO 26

EPILEPSIA E TRANSTORNO DEPRESSIVO

PONTOS-CHAVE

- Sintomas e transtornos psiquiátricos são mais frequentes nas pessoas com epilepsia do que na população em geral.
- O rastreio para sintomas depressivos pode e deve ser feito pelo neurologista com o NDDI-E (*Neurologic Disorders Depression Inventory for Epilepsy*).
- Inibidores de recaptação de serotonina são a primeira linha de tratamento farmacológico associados à psicoterapia, em especial a terapia cognitivo-comportamental.
- Valproato, carbamazepina e lamotrigina são considerados estabilizadores do humor pela FDA para adultos.
- Barbitúricos, benzodiazepínicos, levetiracetam, topiramato e perampanel (em doses elevadas) podem agravar sintomas depressivos.

INTRODUÇÃO

Os sintomas e transtornos psiquiátricos são mais frequentes nas pessoas com epilepsia do que na população em geral e naqueles com outras condições neurológicas ou outras doenças crônicas. Os transtornos depressivos (TD) e os transtornos de ansiedade (TA) nas epilepsias apresentam prevalência de 30% a 35% ao longo da vida, segundo estudos populacionais, e constituem-se como as duas comorbidades psiquiátricas mais frequentes na epilepsia. Nas epilepsias farmacorresistentes, a prevalência das comorbidades psiquiátricas é de até 70%.

A associação entre a epilepsia e os transtornos psiquiátricos é complexa e multifatorial, não se tratando de uma mera relação de causa-consequência. Dentre os fatores relevantes nessa associação, destacam-se: (1) vias neurais comuns; (2) variáveis clínicas da epilepsia (etiologia, lateralidade da lesão, farmacorresistência, controle de crises, efeitos dos FACs); (3) fatores ambientais e psicossociais – como ontogênese e história individual de vida; e (4) variáveis culturais ligadas à epilepsia, como estigma e discriminação social, e impactos nas atividades laborais. Portanto, os transtornos psiquiátricos nas epilepsias são resultado da combinação desses fatores genéticos, biológicos, individuais, psicossociais e culturais, que atuam sinergicamente.

A despeito de sua frequência e impacto, os aspectos psiquiátricos continuam sendo negligenciados na prática cotidiana das clínicas e centros de epilepsia e, assim, são frequentemente subdiagnosticados e subtratados. A identificação e a intervenção nos sintomas psiquiátricos são essenciais para melhorar a vida das pessoas com epilepsia.

TRANSTORNO DEPRESSIVO – DEFINIÇÃO

Os transtornos depressivos apresentam como característica comum a presença de humor triste, vazio ou irritável, acompanhado de alterações somáticas e cognitivas que afetam significativamente a capacidade de funcionamento da pessoa. O transtorno depressivo maior representa a condição clássica desse grupo de transtornos (Tabela 26-1).

Tabela 26-1. Principais Características Diagnósticas do Transtorno Depressivo Maior

▪ Os sintomas apresentam-se há pelo menos duas semanas ▪ Os sintomas ocorrem na maior parte do dia, quase todos os dias ▪ Os sintomas causam sofrimento clinicamente significativo ou prejuízo no funcionamento social, profissional ou em outras áreas importantes da vida da pessoa ▪ Os sintomas não se devem a efeitos fisiológicos de uma substância ou a outra condição médica
I. Sintomas centrais
a. Humor deprimido na maior parte do dia, quase todos os dias, segundo indicado por autorrelato ou por observação feitas por outras pessoas b. Acentuada diminuição do interesse ou prazer em todas ou quase todas as atividades na maior parte do dia, quase todos os dias, segundo indicado por autorrelato ou por observação feitas por outras pessoas
II. Sintomas acessórios
a. Alteração no peso ou no apetite b. Insônia ou hipersonia c. Agitação ou retardo psicomotor d. Fadiga ou perda de energia e. Sentimentos de inutilidade ou culpa excessiva ou inapropriada (que podem ser delirantes) f. Capacidade diminuída para pensar ou se concentrar, ou indecisão g. Pensamentos recorrentes de morte (não somente medo de morrer), ideação suicida recorrente sem um plano específico, uma tentativa de suicídio ou plano específico para cometer suicídio

DSM-5: Manual Diagnóstico e Estatístico de Transtornos Mentais 5ª Edição. (APA, 2014).

TRANSTORNO DEPRESSIVO E EPILEPSIA

Os sintomas depressivos, assim como os de ansiedade, na epilepsia podem apresentar-se de duas formas distintas: (a) ocorrência interictal como episódios sub-sindrômicos ou transtornos psiquiátricos comórbidos, dependendo da frequência e intensidade e (b) como sintomas relacionados com a crise epiléptica (sintomas perictais), apresentando relação temporal com a mesma. Tal distinção norteará o diagnóstico, a definição da conduta terapêutica e trará informações sobre o prognóstico.

Nos pacientes com epilepsia, o TD é a comorbidade psiquiátrica mais frequente, com prevalência de 23,1% (95%IC = 20,6%-28,2%) e com um risco geral aumentado em 2,7 vezes (95%IC = 2,09-3,6) em comparação à população em geral (metanálise de Fiest *et al.*, 2013).

As taxas de suicídio entre os pacientes com epilepsia e depressão são de 10 a 32 vezes maior do que aquelas observadas na população em geral. Além disso, os TD estão associados à maior farmacorresistência, pior controle de crises e pior desfecho no pós-operatório.

Em relação à qualidade de vida, é reconhecido que os sintomas depressivos podem ter impacto mais relevante do que a própria frequência das crises epilépticas, mesmo nas epilepsias farmacorresistentes. O estudo multicêntrico SOPHIE (ver Luoni *et al.*, 2011) demonstrou uma relação linear negativa entre sintomas depressivos e qualidade de vida, indicando que, quanto mais frequentes os sintomas depressivos (avaliados pelo *Beck Depression Inventory II* – BDI-II), menor a qualidade de vida (avaliada por meio da *Quality of Life in Epilepsy-31* – QOLIE-31).

RASTREIO DE SINTOMAS DEPRESSIVOS

A inclusão do rastreio psiquiátrico no acompanhamento usual oferecido às pessoas com epilepsia se justifica em um contexto de alta prevalência de transtornos psiquiátricos nessa população e da relativa ausência de profissionais de saúde mental nos serviços direcionados à epilepsia.

As diretrizes da International League Against Epilepsy (ILAE) (ver Michaelis *et al.*, 2018) indicam quatro momentos cruciais para realização de rastreio das comorbidades psiquiátricas por meio de instrumentos estruturados e de informações obtidas na entrevista clínica: (I) no momento do diagnóstico da epilepsia ou no momento da chegada do paciente ao serviço/consultório; (II) diante de alteração no esquema terapêutico dos FACs; (III) no início e no final de intervenções relacionadas com a Saúde Mental, como terapias psicológicas, reabilitação neuropsicológica, tratamento farmacológico psiquiátrico; (IV) periodicamente, por exemplo, em frequência semestral ou anual. Essas diretrizes também apontam que, diante da identificação de sintomas/sofrimento emocional, encaminhamento do paciente para avaliação de saúde mental completa e formal, para definição da terapêutica adequada.

Para rastreio de sintomas depressivos nas pessoas com epilepsia, os instrumentos breves estruturados presentes nas Tabelas 26-2 e 26-3 foram validados para essa população.

Deve-se ressaltar que o NDDI-E foi desenvolvido especificamente para pacientes com epilepsia e enfatiza os aspectos cognitivos da depressão, excluindo questões, como apetite e sono, que podem ser influenciadas pelos fármacos e agravamento das crises. Por esta razão é o questionário mais recomendado para esta população de pacientes.

Tabela 26-2. Instrumentos Breves Validados para Rastreio de Sintomas Depressivos em Pessoas com Epilepsia

Instrumento	Elaborado para a população com epilepsia?	Nº de itens	Pontuação de cada item	Disponível em português (traduzido, adaptado e validado)?	Nota de corte	Disponível para acesso público
Patient Health Questionnaire-9 (PHQ-9) (Spitzer, Kroenke & Williams, 1999)	Não	9	De 0 a 3*	Sim, para população geral (Santos *et al.*, 2013)	≥ 9	Sim
Neurologic Disorders Depression Inventory for Epilepsy (NDDI-E) (Gilliam *et al.*, 2006)	Sim	6	De 1 a 4*	Sim, para população com epilepsia (Oliveira *et al.*, 2011)	> 15**	Sim

*Escores maiores indicando maior frequência do sintoma.
**Essa nota de corte foi apontada no estudo como aquela que permite uma maior soma de especificidade e sensibilidade. Por outro lado, valores inferiores podem também ser utilizados caso se deseje uma maior sensibilidade ao rastreamento da depressão na epilepsia.

Tabela 26-3. Instrumento para Rastreio de Sintomas Depressivos em Pessoas com Epilepsia

Inventário de depressão em transtornos neurológicos para a epilepsia

O questionário abaixo foi elaborado para auxiliar no rastreamento de depressão em pessoas com epilepsia. Para cada um dos enunciados da tabela, por favor, circule o número que melhor descreve a maneira como você tem se sentido nas duas últimas semanas, incluindo o dia de hoje.

	Sempre ou Frequentemente	Algumas Vezes	Raramente	Nunca
Tudo é um grande esforço para mim	4	3	2	1
Nada do que eu faço é certo	4	3	2	1
Eu me sinto culpado(a)	4	3	2	1
Eu preferiria estar morto(a)	4	3	2	1
Eu me sinto frustrado(a)	4	3	2	1
Eu tenho dificuldade em encontrar prazer	4	3	2	1

Neurologic Disorders Depression Inventory for Epilepsy (NDDI-E), versão em português (Oliveira et al., 2011).

TRATAMENTO

A abordagem ideal do tratamento do TD associado à epilepsia ainda está sendo demonstrada, incluindo os tratamentos psicológicos e farmacológicos, sobre os quais há uma escassez de estudos de qualidade (ver Mula, 2019).

Tratamento Psicológico

A partir de revisão sistemática e metanálise realizada pela Força-Tarefa de Psicologia da ILAE, em 2018, foram elaboradas recomendações específicas para a prática clínica do tratamento psicológico de adultos e crianças com epilepsia. A Força-Tarefa foi composta por psicólogos, neurologistas, psiquiatras e neuropsiquiatras, e essas recomendações são fruto do trabalho interdisciplinar e do raciocínio científico e clínico conjunto. As evidências se referem a intervenções eficazes em: diminuir sintomas depressivos e sintomas de ansiedade; trabalhar as dificuldades psicossociais e do estigma; ampliar a autoconfiança relacionada, por exemplo, com a capacidade cognitiva e desempenho.

Recomenda-se que a psicoterapia para pessoas com epilepsia contemple três componentes: (I) mudança comportamental (como ativação social), (II) análise de fatores ambientais, interpessoais, de sentimentos e de pensamentos que contribuem para o surgimento e, sobretudo, para a manutenção dos sofrimentos relacionados com a saúde mental (como identificação de gatilhos e de fatores precipitantes); (III) treino de habilidades, ampliando o repertório do paciente (como habilidades sociais e de comunicação). No caso de atendimento a crianças e adolescentes, a orientação parental também se faz necessária.

Terapias psicológicas são a primeira linha de tratamento para depressão leve à moderada na população em geral e em outras condições crônicas de saúde. As evidências se referem sobretudo às terapias cognitivo-comportamentais (TCC), incluindo a TCC com base em *Mindfulness*, e as terapias comportamentais "de terceira geração", como a Ativação Comportamental – tratamento padrão-ouro na depressão não comórbida à epilepsia – e a Terapia de Aceitação e Compromisso. Nas pessoas com epilepsia, apesar da quantidade limitada de estudos, os achados demonstram que as TCC são associadas à melhora significativa na qualidade de vida. As recomendações da ILAE incluem a psicoterapia como indicada para pessoas com epilepsia e depressão de leve à moderada.

Os desfechos do tratamento devem ser estabelecidos previamente (p. ex.; redução dos sintomas depressivos, remissão do quadro depressivo) e monitorados ao longo do tempo, por meio de escalas e questionários padronizados e quantitativos, para avaliação da eficácia do tratamento oferecido para aquele caso.

Tratamento Farmacológico

Dentre as evidências científicas disponíveis, o que inclui resultados de estudos e opiniões de especialistas, sugere-se que os inibidores seletivos da recaptação de serotonina (ISRS), em particular a sertralina e o citalopram, são opções seguras e eficazes. Os ISRS não estão associados à piora das crises epilépticas.

A TCC e os ISRS são duas opções de tratamentos de primeira linha para depressão leve. Os critérios de escolha entre os tratamentos recomendados incluem: desejo/preferência do paciente; história prévia de responsividade ao tratamento farmacológico para depressão; história prévia de ocorrência de episódios moderados ou severos; história prévia de não responsividade do TD ao tratamento psicológico.

As diretrizes psiquiátricas estipulam a monitorização cuidadosa do paciente (observar efeitos adversos, resposta terapêutica, comportamento suicida, impacto nas crises epilépticas e no humor) em tratamento farmacológico, sobretudo durante a titulação ou retirada das medicações. O encaminhamento para avaliação psiquiátrica é fortemente indicado em casos de depressão psicótica, com intenção suicida ativa e após a falha de dois tratamentos de primeira linha. Casos que necessitem de politerapia devem ser acompanhados por um psiquiatra.

O ensaio clínico controlado e randomizado de Gilliam *et al.* demonstrou que o tratamento farmacológico com sertralina e a psicoterapia (TCC) são terapêuticas eficazes para o tratamento do TD em pacientes com epilepsia. Ambos os tratamentos foram eficazes tanto para o tratamento da depressão, como para a melhora da qualidade de vida em mais da metade dos pacientes. Os tratamentos não diferiram entre si em nenhuma das medidas de desfecho (remissão da depressão, qualidade de vida, frequências de crises, eventos adversos associados à medicação, gravidade dos sintomas depressivos e comportamento suicida), em nenhum intervalo de tempo (linha de base/pré-intervenção, semana 8/avaliação intermediária e após intervenção/semana 16). A sertralina não se associou à piora da frequência de crises epilépticas ou ao aumento do risco de suicídio. A remissão da depressão associou-se à redução na frequência de crises tônico-clônico generalizadas.

Em relação aos FACs, valproato, carbamazepina e lamotrigina são considerados estabilizadores do humor pela FDA para adultos. Por outro lado, barbitúricos, benzodiazepínicos, levetiracetam, topiramato e perampanel em doses elevadas podem agravar sintomas depressivos (Tabela 26-4).

Tabela 26-4. Fármacos Anticrises e seus Impactos no Humor

Efeitos positivos		Efeitos negativos	
Valproato de sódio **Carbamazepina** **Lamotrigina** Oxcarbazepina	Gabapentina Pregabalina Benzodiazepínicos	Barbitúricos Benzodiazepínicos Vigabatrina Topiramato	Tiagabina Zonisamida Levetiracetam Perampanel

Fármacos em negrito são reconhecidos pela FDA como estabilizadores de humor.

BIBLIOGRAFIA RECOMENDADA

American Psychiatric Association. Manual diagnóstico e estatístico de transtornos mentais: DSM-5. 5. ed. Porto Alegre: Artmed; 2014.

Boylan LS, Flint LA, Labovitz DL, Jackson SC, Starner K, Devinsky O. Depression but not seizure frequency predicts quality of life in treatment-resistant epilepsy. Neurology. 2004;62(2):258-61.

Elger CE, Johnston SA, Hoppe C. Diagnosing and treating depression in epilepsy. Seizure. 2017;44:184-93.

Fiest KM, Dykeman J, Patten SB, Wiebe S, Kaplan GG, Maxwell CJ, et al. Depression in epilepsy: a systematic review and meta-analysis. Neurology. 2013;80(6):590-9.

Fiest KM, Patten SB, Jetté N. Screening for Depression and Anxiety in Epilepsy. Neurol Clin. 2016;34(2):351-61.

Gilliam F. Optimizing health outcomes in active epilepsy. Neurology. 2002;58(8 Suppl 5):S9-20.

Gilliam FG, Barry JJ, Hermann BP, Meador KJ, Vahle V, Kanner AM. Rapid detection of major depression in epilepsy: a multicentre study. Lancet Neurol. 2006;5(5):399-405.

Gilliam FG, Black KJ, Carter J, Freedland KE, Sheline YI, Tsai WY, et al. A Trial of Sertraline or Cognitive Behavior Therapy for Depression in Epilepsy. Ann Neurol. 2019;86(4):552-60.

Gilliam FG, Santos J, Vahle V, Carter J, Brown K, Hecimovic H. Depression in epilepsy: ignoring clinical expression of neuronal network dysfunction? Epilepsia. 2004;45(2):28-33.
Hansen CP, Amiri M. Combined detection of depression and anxiety in epilepsy patients using the Neurological Disorders Depression Inventory for Epilepsy and the World Health Organization well-being index. Seizure. 2015;33:41-5.
Hermann BP, Whitman S. Neurobiological, psychosocial, and pharmacological factors underlying interictal psychopathology in epilepsy. Adv Neurol. 1991;55:439-52.
Kanner AM, Palac S. Depression in epilepsy: a common but often unrecognized comorbid malady. Epilepsy Behav. 2000;1(1):37-51.
Kanner AM. Depression and Epilepsy: a new perspective on two closely related disorders. Epilepsy Currents. 2006;6(5):141-6.
Kerr MP, Mensah S, Besag F, de Toffol B, Ettinger A, Kanemoto K, et al. International consensus clinical practice statements for the treatment of neuropsychiatric conditions associated with epilepsy. Epilepsia. 2011;52(11):2133-8.
Koch-Stoecker SC, Bien CG, Schulz R, May TW. Psychiatric lifetime diagnoses are associated with a reduced chance of seizure freedom after temporal lobe surgery. Epilepsia. 2017;58(6):983-993.
Lopez MR, Schachter SC, Kanner AM. Psychiatric comorbidities go unrecognized in patients with epilepsy: "You see what you know". Epilepsy Behav. 2019;98(B):302-305.
Luoni C, Bisulli F, Canevini MP, De Sarro G, Fattore C, Galimberti CA, et al. Determinants of health-related quality of life in pharmacoresistant epilepsy: results from a large multicenter study of consecutively enrolled patients using validated quantitative assessments. Epilepsia. 2011;52(12):2181-91.
Michaelis R, Tang V, Goldstein LH, Curt WL, Lundgren T, Modi AC, et al. Psychological treatments for adults and children with epilepsy: evidence-based recommendations by the International League Against Epilepsy Psychology Task Force. Epilepsia. 2018;59:1282–302.
Mula M. Developments in depression in epilepsy: screening, diagnosis, and treatment. Expert Rev Neurother. 2019;19(3):269-76.
Oliveira GNM, Araújo Filho GM, Kummer A, Salgado JV, Portela EJ, Sousa-Pereira SR, et al. Inventário de Depressão em Transtornos Neurológicos para a Epilepsia (IDTN-E): versão brasileira de um instrumento de rastreamento. J Epilepsy Clin Neurophysiol. 2011;17(2):49-53.
Quiske A, Helmstaedter C, Lux S, Elger CE. Depression in patients with temporal lobe epilepsy is related to mesial temporal sclerosis. Epilepsy Res. 2000;39(2):121-5.
Spitzer RL, Kroenke K, Williams JBW. Patient Health Questionnaire Study Group. Validity and utility of a self-report version of PRIME-MD: the PHQ Primary Care Study. JAMA. 1999;282:1737-44.
Valente KD, Busatto Filho G. Depression and temporal lobe epilepsy represent an epiphenomenon sharing similar neural networks: clinical and brain structural evidences. Arq Neuropsiquiatr. 2013;71(3):183-90.

CAPÍTULO 27

EPILEPSIA E TRANSTORNO DE ANSIEDADE

PONTOS-CHAVE

- A incidência dos transtornos de ansiedade ao longo da vida é de 22,8%, comparado a 11,2% nas pessoas sem epilepsia.
- Não há instrumentos desenvolvidos especificamente para o rastreio de sintomas de ansiedade nas pessoas com epilepsia.
- O *Generalized Anxiety Disorder-7* (GAD-7) apresenta versão traduzida para o português e consiste em uma ferramenta de rastreio para sintomas de ansiedade que pode ser usada nas pessoas com epilepsia.
- O tratamento não farmacológico, em especial a terapia cognitivo-comportamental, é recomendado para as pessoas com transtorno de ansiedade.
- O tratamento farmacológico inclui os inibidores seletivos da recaptação de serotonina e os inibidores seletivos da recaptação de serotonina e noradrenalina que demonstram efetividade no tratamento em curto e longo prazos dos transtornos de ansiedade e boa tolerabilidade.

INTRODUÇÃO

Os transtornos de ansiedade (TA) incluem transtornos que compartilham características de medo e ansiedade excessivos e padrões de ação e de pensamento persistentes (em geral, durando pelo menos seis meses). Os padrões de ação, frequentemente, podem apresentar função de evitação do evento ansiogênico (aquele que elicia e evoca as respostas emocionais e comportamentais de medo e ansiedade).

Os transtornos de ansiedade (Fig. 27-1) diferenciam-se por:

- Tipos de eventos ansiogênicos.
- Padrões de respostas fisiológicas, emocionais, de pensamento e de ação (incluindo as de evitação).

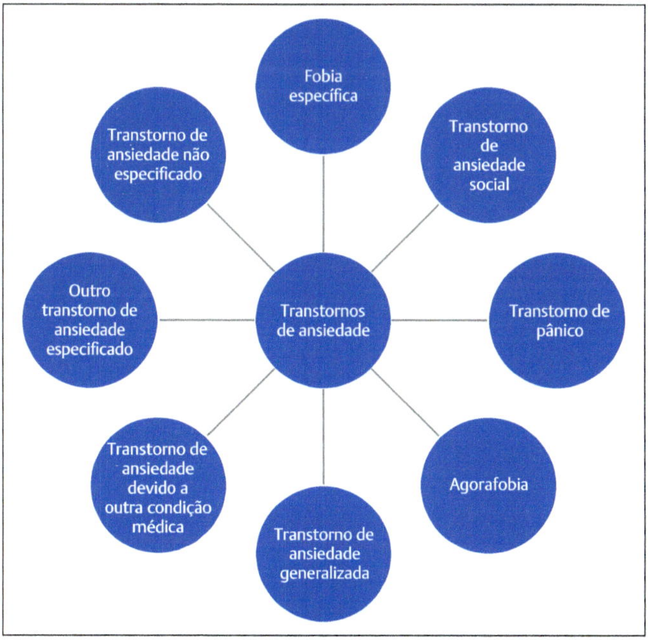
Fobia específica
Transtorno de ansiedade social
Transtorno de pânico
Agorafobia
Transtorno de ansiedade generalizada
Transtorno de ansiedade devido a outra condição médica
Outro transtorno de ansiedade especificado
Transtorno de ansiedade não especificado
Transtornos de ansiedade

Fig. 27-1. Transtornos de ansiedade na população adulta.

TRANSTORNOS DE ANSIEDADE E EPILEPSIA

Nas pessoas com epilepsia, a incidência de TA ao longo da vida é de 22,8% comparado a 11,2% nas pessoas sem epilepsia. Considerando os últimos 12 meses, a prevalência é de 12,8% e 4,6%, respectivamente.

A presença de epilepsia está associada a um risco de ocorrência de fobia social (Odds Ratio – OR = 5,2), agorafobia (OR = 3,2), agorafobia sem transtorno de pânico (OR = 43) e transtorno de ansiedade generalizada (TAG) (OR = 2,6) (Tabela 27-1).

RASTREIO DOS SINTOMAS DE ANSIEDADE

Não há instrumentos desenvolvidos especificamente para o rastreio de sintomas ansiosos em pessoas com epilepsia. Entretanto, alguns instrumentos estruturados breves, como Hospital Anxiety and Depression Scale (HADS) e *Generalized Anxiety Disorder-7* (GAD-7) foram investigados nessa população.

As propriedades psicométricas do HADS, especificamente a sensibilidade, foram inferiores ao descrito como adequado em psicometria, de modo que, para essa população, tal questionário não é recomendado para as pessoas com epilepsia (ver Gandy *et al.*, 2015).

O GAD-7 foi traduzido e validado para a população brasileira, estando disponível publicamente para uso. A pontuação de cada item varia de 0 a 3, com pontuações maiores indicando maior frequência do sintoma. A nota de corte indicativa de TA é > 10 (Tabela 27-2).

Tabela 27-1. Principais características diagnósticas do Transtorno de Ansiedade Generalizada, segundo o DSM-5 (APA, 2014)

▪ Os sintomas ocorrem na maioria dos dias por, pelo menos, seis meses ▪ Os sintomas causam sofrimento clinicamente significativo ou prejuízo no funcionamento social, profissional ou em outras áreas importantes da vida da pessoa ▪ Os sintomas não se devem a efeitos fisiológicos de uma substância ou a outra condição médica
I. Sintomas centrais
a. Ansiedade e preocupação excessiva (expectativa apreensiva) em diferentes eventos ou atividades
II. Sintomas acessórios
a. Inquietação ou sensação de "nervos à flor da pele" b. Fatigabilidade c. Dificuldade em se concentrar d. Irritabilidade e. Tensão muscular f. Perturbação do sono (dificuldade em conciliar ou manter o sono, ou sono insatisfatório e inquieto)

DSM-5: Manual Diagnóstico e Estatístico de Transtornos Mentais 5ª Edição.

Tabela 27-2. Instrumento para Rastreio de Sintomas Ansiosos – *Generalized Anxiety Disorder-7* (GAD-7)

***Generalized Anxiety Disorder-7* (GAD-7)**				
Durante as últimas 2 semanas, com que frequência você foi incomodado/a pelos problemas abaixo?	**Nenhuma vez**	**Vários dias**	**Mais da metade dos dias**	**Quase todos os dias**
(Marque sua resposta com "✓")				
1. Sentir-se nervoso/a, ansioso/a ou muito tenso/a	0	1	2	3
2. Não ser capaz de impedir ou de controlar as preocupações	0	1	2	3
3. Preocupar-se muito com diversas coisas	0	1	2	3
4. Dificuldade para relaxar	0	1	2	3
5. Ficar tão agitado/a que se torna difícil permanecer sentado/a	0	1	2	3
6. Ficar facilmente aborrecido/a ou irritado/a	0	1	2	3
7. Sentir medo como se algo horrível fosse acontecer	0	1	2	3

TRATAMENTO

Há evidências limitadas quanto às diretrizes para o tratamento da ansiedade em pessoas com epilepsia. Essas lacunas refletem as dificuldades na identificação dos tratamentos eficazes para as comorbidades psiquiátricas, ausência de padronização das intervenções e de indicadores de eficácia e, consequentemente, no pouco acesso ao tratamento.

Tratamentos Psicológicos

As recomendações da ILAE incluem as terapias psicológicas para o TA e apresenta as seguintes diretrizes: (I) avaliar os sintomas de ansiedade, incluindo os eventos ansiogênicos e precipitantes (frequentemente alguns desses eventos estão relacionados com a própria possibilidade de ocorrência futura de crises epilépticas ou de complicações relacionadas com a epilepsia); (II) preocupações psicossociais complexas, como o estigma, podem exacerbar os sintomas de ansiedade, devendo ser avaliados e tratados; (III) a prática de *mindfulness* que pode facilitar o processo de estar consciente, estar presente e finalmente aceitar os sentimentos relacionados com a ansiedade. Assim, os profissionais de saúde são encorajados a recomendar intervenções com base em *mindfulness* para pacientes com sintomas de ansiedade, como forma de aliviar tais sintomas (ver Michaelis *et al.*, 2018).

Dificuldades e preocupações psicossociais complexas podem ser fonte de muito sofrimento e podem exacerbar os sintomas de ansiedade, devendo ser avaliados e abordados. É importante que haja investigação da vida interpessoal e social das pessoas com epilepsia, incluindo a forma como a epilepsia afeta (ou como o paciente sente que afeta) a relação dele com seu trabalho, estudo, vida particular e com as pessoas desses contextos. Recomenda-se que essa investigação inclua a identificação das barreiras encontradas para se comunicar/falar sobre a sua epilepsia, que pode ocorrer como forma de evitar antecipadamente eventuais consequências negativas de uma abertura. Os componentes do tratamento deveriam incorporar fatores internos que podem contribuir para dificuldades familiares e sociais, como habilidades de comunicação (assertividade, treino de comunicação acerca dos fatores relacionados com a epilepsia), ativação social (participação e integração à comunidade, identificação da rede de apoio e de suporte) e treino parental.

Tratamentos Farmacológicos

Por causa da ausência de informações com base em evidências para o tratamento dos TAs na epilepsia, as recomendações para essa população consideram as diretrizes atuais adotadas para a população em geral e também os poucos ensaios específicos disponíveis.

Os ISRS demonstram efetividade no tratamento em curto e longo prazos dos TAs e boa tolerabilidade, sendo a primeira linha de tratamento. Os inibidores seletivos da recaptação de serotonina e noradrenalina (ISRSN) também apresentam eficácia para o tratamento em curto e longo prazos do TAG. Os benzodiazepínicos possuem propriedades ansiolíticas e tiveram sua eficácia demonstrada para o tratamento em curto prazo dos transtornos de pânico, TAG e fobia social, sobretudo por sua ação em respostas autonômicas de ansiedade. Devem ser usadas com precaução dado seu potencial de sedação, alterações cognitivas, tolerância e dependência (Tabela 27-3).

Com relação aos fármacos anticrises (FACs) com propriedades ansiolíticas, a pregabalina apresenta evidências existentes de efetividade no TAG e na fobia social, e o clobazam, para os TAs em geral. Embora a lamotrigina seja um estabilizador dos transtornos de humor, o fármaco pode exacerbar sintomas de ansiedade.

Tabela 27-3. Psicofármacos com Propriedades Ansiolíticas e Antidepressivas

Fármaco	Transtorno depressivo	Transtorno de ansiedade generalizada	Transtorno de pânico	Dose inicial (mg)	Dose máxima (mg)
Cloridrato de paroxetina	+	+	+	10	60
Cloridrato de sertralina	+	+	+	**25**	**200**
Cloridrato de fluoxetina	+	+	+	10	80
Bromidrato de citalopram	+	+	+	**10**	**60**
Oxalato de escitalopram	+	+	+	**5**	**30**
Cloridrato de venlafaxina	+	+	+	37,5	300
Cloridrato de duloxetina	+	+		**40**	**120**

+ = indica que o fármaco é utilizado no tratamento do transtorno mencionado.
Fármacos em negrito sinalizam os mais recomendados.

BIBLIOGRAFIA RECOMENDADA

American Psychiatric Association. Manual diagnóstico e estatístico de transtornos mentais: DSM-5. 5. Ed. Porto Alegre: Artmed; 2014.

Brandt C, Mula M. Anxiety disorders in people with epilepsy. Epilepsy Behav. 2016;59:87-91.

Brandt C, Schoendienst M, Trentowska M, May TW, Pohlmann-Eden B, Tuschen-Caffier B, et al. Prevalence of anxiety disorders in patients with refractory focal epilepsy--a prospective clinic based survey. Epilepsy Behav. 2010;17(2):259-63.

Gandy M, Sharpe L, Perry KN, Miller L, Thayer Z, Boserio J, et al. Anxiety in epilepsy: a neglected disorder. J Psychosom Res. 2015;78(2):149-55.

Hermann BP, Whitman S. Neurobiological, psychosocial, and pharmacological factors underlying interictal psychopathology in epilepsy. Adv Neurol. 1991;55:439-52.

Kerr MP, Mensah S, Besag F, de Toffol B, Ettinger A, Kanemoto K, et al. International consensus clinical practice statements for the treatment of neuropsychiatric conditions associated with epilepsy. Epilepsia. 2011;52(11):2133-8.

Lopez MR, Schachter SC, Kanner AM. Psychiatric comorbidities go unrecognized in patients with epilepsy: "You see what you know". Epilepsy Behav. 2019;98(B):302-305.

Luoni C, Bisulli F, Canevini MP, De Sarro G, Fattore C, Galimberti CA, et al. Determinants of health-related quality of life in pharmacoresistant epilepsy: results from a large multicenter study of consecutively enrolled patients using validated quantitative assessments. Epilepsia. 2011;52(12):2181-91.

Mapi Research Institute. Certificate of linguistic validation certificate: general anxiety disorder-7 (GAD-7). Lyon, FR: Mapi Research Institute; 2006.

Michaelis R, Tang V, Goldstein LH, Curt WL, Lundgren T, Modi AC, et al. Psychological treatments for adults and children with epilepsy: evidence-based recommendations by the International League Against Epilepsy Psychology Task Force. Epilepsia. 2018;59:1282–302.

Mula M. Pharmacological treatment of anxiety disorders in adults with epilepsy. Expert Opin Pharmacother. 2018;19(17):1867-1874.

Mula M. Treatment of anxiety disorders in epilepsy: an evidence-based approach. Epilepsia. 2013;54(1):13-8.

CAPÍTULO 28

EPILEPSIA E ENXAQUECA

PONTOS-CHAVE

- Epilepsia e cefaleia são comorbidades comuns, sendo a prevalência muito frequente (aproximadamente 48%).
- A relação entre a enxaqueca e a epilepsia não é clara, e mecanismos genéticos e fisiopatológicos comuns são aventados.
- A cefaleia e a epilepsia de lobo occipital são diagnósticos diferenciais.
- Fármacos anticrises, como o ácido valproico e o topiramato, são eficazes no tratamento da epilepsia e podem ser utilizados como profiláticos no tratamento da enxaqueca.

INTRODUÇÃO

A enxaqueca e a epilepsia são doenças neurológicas comuns. A epilepsia acomete aproximadamente 50 milhões de pessoas ao redor do mundo. A prevalência de epilepsia ativa é de aproximadamente 6,38 por 1.000 pessoas com uma prevalência ao longo da vida de 7,60 por 1.000 pessoas. A incidência de epilepsia é de 61,44 por 100.000 pessoas por ano, enquanto a incidência cumulativa anual de epilepsia é 67,77 por 100.000 pessoas.

A cefaleia, por vezes com características enxaquecosas, frequentemente coexiste com doenças neurológicas e médicas, sendo uma comorbidade comum na epilepsia. Deve-se ressaltar que a enxaqueca é uma causa comum de incapacitação. A incidência estimada de cefaleia nas pessoas com epilepsia é elevada (48,4%). A revisão sistemática de Duko *et al.* demonstrou uma prevalência de cefaleia interictal (entre as crises epilépticas) de 42,2%, e cefaleia pós-ictal (após a crise epiléptica) é de 43,1%, o que demonstra que a relação causal é muito improvável. Outros tipos de cefaleia são comparativamente menos frequentes, sendo a cefaleia tensional observada em 26,2%, enxaqueca com aura em 26% e a enxaqueca com ou sem aura em 10,4%.

A relação entre a enxaqueca e a epilepsia não é clara, e mecanismos genéticos e fisiopatológicos comuns são aventados, entre eles um desequilíbrio entre os neurotransmissores excitatórios e inibitórios na epilepsia e cefaleia, especialmente na enxaqueca. As teorias propostas para etiologias comuns incluem disfunção de canal iônico, mecanismos relacionados com o glutamato e a disfunção mitocondrial. A relação de causa e consequência, previamente concebida, é muito improvável. Portanto, a associação da enxaqueca com a epilepsia é provavelmente multifatorial, representando um epifenômeno, com necessidade de diagnóstico diferencial para o delineamento de abordagens terapêuticas.

ENXAQUECA E EPILEPSIA – A ENCRUZILHADA DIAGNÓSTICA

Enxaqueca com Aura Basilar

A **enxaqueca com aura basilar** é uma síndrome comum na infância, sendo caracterizada por fala disártrica, vertigem, alteração de campo visual, por vezes com perda, e diplopia. Parestesias, ataxia e alteração do contato com o meio são relatadas. Alterações eletroencefalográficas podem ser documentadas neste tipo de enxaqueca. Os fármacos anticrises e bloqueadores de canal de cálcio podem ter eficácia profilática.

Hemiplegia Alternante da Infância

A **hemiplegia alternante da infância** é caracterizada por episódios recorrentes de hemiplegia com duração de minutos a dias e alternância entre os dimídios direito e esquerdo. Movimentos oculares anormais, crises epilépticas e distonia também são descritos. Os episódios começam nos primeiros dois anos de vida, e alguns casos são esporádicos, enquanto outros são genéticos e superpõem-se à enxaqueca hemiplégica. Alguns pacientes apresentam deterioração cognitiva e motora ao longo do tempo, e, em outros, o curso é benigno. Mutações nos genes *ATP1A2* e *ATP1A3* são documentadas. O tratamento com topiramato ou flunarizina pode ser eficaz, embora o curso da doença seja variável.

Na enxaqueca hemiplégica familiar, mutações de canal de cálcio (CACN1A) são descritas. Dependendo da mutação, os pacientes podem apresentar como sintoma predominante a enxaqueca hemiplégica familiar ou podem apresentar episódios de ataxia familial. Alguns pacientes podem apresentar predominantemente sintomas de enxaqueca hemiplégica familial ou podem ter episódios de ataxia familial. O mesmo paciente pode ter as duas condições, ataxia episódica e crises epilépticas. Outro gene frequentemente envolvido na enxaqueca hemiplégica é o *SCN1A* que talvez seja o *link* mais claro entre quadros de enxaqueca e epilepsia, visto que mutações do gene *SCN1A* são documentadas em 75% dos casos de uma encefalopatia epiléptica da infância, a síndrome de Dravet.

Enxaqueca Vestibular

A **enxaqueca vestibular** compreende condições relacionadas que estão classificadas com esta terminologia.

A vertigem paroxística da infância é uma doença paroxística, acometendo crianças de 4 anos. O início é súbito, com perda de equilíbrio, náuseas e vômitos. Os episódios podem acontecer várias vezes por mês. Na vida adulta, estes pacientes usualmente desenvolvem enxaqueca. Episódios similares podem ocorrer em indivíduos que não apresentaram esta condição na infância.

A enxaqueca vestibular é rara, sendo caracterizada por episódios de vertigem. Os pacientes podem apresentar sintomas auditivos e nem sempre a enxaqueca faz parte do quadro, embora seja muito frequente.

Pode haver uma sobreposição com epilepsia. Na epilepsia do lobo parietal, as auras podem ser rotacionais ou vertiginosas e podem-se assemelhar aos sintomas associados à enxaqueca vestibular.

Epilepsia do Lobo Occipital

A epilepsia do lobo occipital pode-se sobrepor à enxaqueca em três síndromes distintas. A associação da epilepsia occipital à cefaleia é frequente, embora com etiologia pouco elucidada.

A epilepsia da infância com paroxismos occipitais (síndrome de Gastaut) é uma epilepsia autolimitada da infância, relativamente rara, com início na primeira década de vida. As crises têm início com sintomas visuais que podem variar desde escotomas a alucinações visuais complexas. Estas crises focais perceptivas podem evoluir para crises focais disperceptivas ou motoras. Após a crise, os episódios de cefaleia intensa são comuns. Embora, os estudos de neuroimagem sejam normais, o EEG interictal é anormal com atividade epileptiforme interictal na região occipital que se exacerba com o fechamento palpebral.

A epilepsia occipital ou síndrome de Panayiotopoulos também apresenta atividade epileptiforme occipital com semiologia distinta da síndrome de Gastaut. A semiologia ictal é caracterizada por sintomas autonômicos, incluindo náuseas, vômitos, letargia e síncope. As crises são raras. A alteração da percepção (contato com o meio) e a cefaleia são comuns.

As epilepsias occipitais lesionais (estruturais) são caracterizadas por crises focais perceptivas visuais. As crises podem evoluir com fenômenos motores ou crises focais disperceptivas, dependendo do espraiamento da atividade epileptiforme – supra ou infrassilviana. A cefaleia é mais frequentemente observada na epilepsia occipital lesional do que em outras formas de epilepsia focal lesional.

CARACTERÍSTICAS COMUNS AO TRATAMENTO DA EPILEPSIA E DA ENXAQUECA

Em virtude da sobreposição entre as características clínicas de epilepsia e da enxaqueca, não é surpreendente que as duas possam responder a tratamentos similares.

Dentro deste contexto, abordaremos algumas medicações que podem ser eficazes, pelo menos parcialmente, no tratamento das duas condições e que também podem ser eficazes no tratamento da sobreposição destas condições.

As evidências mais robustas sobre a efetividade de fármacos anticrises na prevenção da enxaqueca dizem respeito ao valproato de sódio e ao topiramato. Os dois têm amplo espectro de ação e múltiplos mecanismos de ação.

O topiramato, estruturalmente diferente de outros fármacos anticrises, bloqueia os canais de sódio voltagem-dependente e impede a atividade neuronal repetitiva e sustentada. Outros mecanismos de ação do topiramato incluem: potencialização da ação do GABA nos canais de cloro, antagonista do receptor de glutamato do tipo AMPA, inibidor fraco da anidrase carbônica e a redução da abertura de canais de cálcio do tipo L. Não está determinado qual mecanismo é mais eficaz no tratamento da enxaqueca e da epilepsia.

O valproato de sódio, sintetizado em 1882, teve sua propriedade anticrise descoberta inesperadamente por Pierre Eymard (em 1962) quando foi usado como veículo para dissolver novos compostos que seriam testados para atividade anticrise. O valproato de sódio foi aprovado pela FDA para tratamento de enxaqueca, epilepsia e transtorno afetivo bipolar. O mecanismo de ação do valproato de sódio consiste no aumento da neurotransmissão GABAérgica, através da intensificação da síntese e liberação do GABA ao atuar nos receptores $GABA_A$, por meio da ativação da enzima glutâmica descarboxilase e da inibição das enzimas que degradam o GABA (por exemplo, GABA-amino transferase e succinato semialdeído desidrogenase). Esse mecanismo é capaz de reduzir a neurotransmissão glutamatérgica por meio do bloqueio dos receptores NMDA, ao inibir a proteinoquinase C. Esse efeito correlaciona-se com a atividade anticrise do valproato de sódio. Há pelo menos três principais mecanismos pelos quais se podem aumentar as concentrações do GABA: inibição da degradação do GABA; aumento da síntese do GABA e diminuição do *turnover* GABAérgico.

A eficácia do valproato de sódio na prevenção da enxaqueca é similar ao de outros profiláticos, como o propranolol, a amitriptilina e o topiramato. A eficácia, compreendida como a redução da frequência das crises em 50% ou mais, varia de 25% a 50%. A dose necessária para a profilaxia da enxaqueca é, de um modo geral, inferior à indicada para a epilepsia. Desta forma, os efeitos adversos dose-relacionados não são observados. Deve-se, entretanto, levar em consideração o seu uso em mulheres em idade fértil por causa do risco de teratogenia.

Há evidências de que o valproato de sódio, que é eficaz no tratamento profilático da enxaqueca, também pode ser usado por meio endovenoso no tratamento das crises epilépticas que ocorrem agudamente. O uso endovenoso do valproato de sódio pode ser usado para abortar crises de enxaqueca. Uma vasta gama de doses, taxas de infusão e medidas de desfecho têm sido usadas. Consequentemente, isso pode levar a resultados conflitantes com relação à sua eficácia no tratamento da enxaqueca.

Do ponto de vista fisiológico, é incerto se os mecanismos de ação do valproato de sódio na epilepsia e na enxaqueca são distintos.

CONCLUSÃO

Os estudos epidemiológicos demonstraram que a enxaqueca e a epilepsia são condições comuns e comórbidas, embora sejam condições distintas. Nas duas condições o potencial elétrico transmembrana tem um papel importante na fisiopatologia e nas manifestações clínicas. Por esta razão, mutações diferentes nos genes dos canais iônicos e dos receptores de neurotransmissores podem determinar epilepsia e enxaqueca. A existência de fármacos anticrises que tratam as duas condições também enfatizam as semelhanças entre estas duas condições.

BIBLIOGRAFIA RECOMENDADA

Borsook D, Dodick DW. Taking the headache out of migraine. Neurology Clinical Practice. 2015;5(4):317-25.

Camfield PR, Metrakos K, Andermann F. Basilar migraine, seizures, and severe epileptiform EEG abnormalities. Neurology. 1978;28:584-8.

Chaves-Vischer V, Picard F, Andermann E, Dalla Bernardina B, Andermann F. Benign nocturnal alternating hemiplegia of child- hood: six patients and long-term follow-up. Neurology. 2001;57:1491-3.

Dichgans M, Freilinger T, Eckstein G, Babini E, Lorenz-Depiereux B, Biskup S, et al. Mutation in the neuronal voltage-gated sodium channel SCN1A in familial hemiplegic migraine. Lancet. 2005;366:371-7.

Di Rosa G, Spano M, Pustorino G, Ferrari MD, Stam AH, Sgrò DL, et al. Alternating hemiplegia of childhood successfully treated with topiramate: 18 months of follow-up. Neurology. 2006;66:146.

Ducros A, Denier C, Joutel A, Cecillon M, Lescoat C, Vahedi K, et al. The clinical spectrum of familial hemiplegic migraine associated with mutations in a neuronal calcium channel. N Engl J Med. 2001;345:17-24.

Duko B, Ayalew M, Toma A. The epidemiology of headaches among patients with epilepsy: a systematic review and meta-analysis. J Headache Pain. 2020;21(1):3.

Gastaut H. A new type of epilepsy: benign partial epilepsy of childhood with occipital spike-waves. Clin Electroencephalogr. 1982;13:13-22.

Fiest KM, Sauro KM, Wiebe S, Patten SB, Kwon CS, Dykeman J, et al. Prevalence and incidence of epilepsy: a systematic review and meta-analysis of international studies. Neurology. 2017;88(3):296–303.

Edwards KR, Norton J, Behnke M. Comparison of intravenous valproate versus intramuscular dihydroergotamine and metoclopramide for acute treatment of migraine headache. Headache. 2001;41:976-80.

Freitag FG, Collins SD, Carlson HA, Goldstein J, Saper J, Silberstein S, et al. A randomized trial of divalproex sodium extended- release tablets in migraine prophylaxis. Neurology. 2002;58:1652-9.

Heinzen EL, Swoboda KJ, Hitomi Y, Gurrieri F, Nicole S, de Vries B, et al. De novo mutations in ATP1A3 cause alternating hemiplegia of childhood. Nat Genet. 2012;44(9):1030-4.

Honack D, Loscher W. Intravenous valproate: onset and duration of anticonvulsant activity against a series of electroconvulsions in comparison with diazepam and phenytoin. Epilepsy Res. 1992;13:215-21.

Kim DW, Lee SK. Headache and epilepsy. J Epilepsy Res. 2017;7(1):7–15.

Kingston WS, Schwedt TJ. The relationship between headaches with epileptic and non-epileptic seizures: a narrative review. Curr Pain Headache Rep. 2017;21(3):17.

Lanzi G, Balottin U, Fazzi E, Tagliasacchi M, Manfrin M, Mira E. Benign paroxysmal vertigo of childhood: a long-term follow-up. Cephalalgia. 1994;14(6):458-60.

Mutlu A. Association between epilepsy and headache. Neurol Sci. 2018;39(12):2129–34.

Nesterovsky YE, Zavadenko NN. Comorbidity of migraine and epilepsy in childhood. Zh Nevrol Psikhiatr Im S S Korsakova 2018;118(4):100-6.

Nye BL, Thadani VM. Migraine and epilepsy: review of the literature. Headache. 2015 Mar;55(3):359-80.

Owens MJ, Nemeroff CB. Pharmacology of valproate. Psychoph Bull. 2003;37:17-24.

Panayiotopoulos CP. Benign childhood epilepsy with occipital paroxysms: a 15-year prospective study. Ann Neurol. 1989;26:51-6.

Sasaki M, Ishii A, Saito Y, Morisada N, Iijima K, Takada S, et al. Genotype- phenotype correlations in alternating hemiplegia of childhood. Neurology. 2014;82(6):482-90.

Shank RP, Gardocki JF, Streeter AJ, Maryanoff BE. An overview of the preclinical aspects of topiramate: pharmacology, pharmacokinetics, and mechanism of action. Epilepsia. 2000;41(Suppl. 1):S3-S9.

Silberstein SD, Holland S, Freitag F, Dodick DW, Argoff C, Ashman E. Quality Standards Subcommittee of the American Academy of Neurology and the American Headache Society. Evidence-based guideline update: pharmacologic treatment for episodic migraine prevention in adults: report of the Quality Standards Subcommittee of the American Academy of Neurology and the American Headache Society. Neurology. 2012;78(17):1337-45.

Sutherland HG, Albury CL, Griffiths LR. Advances in genetics of migraine. J Headache Pain. 2019;20:72.

Swoboda KJ, Kanavakis E, Xaidara A, Johnson JE, Leppert MF, Schlesinger-Massart MB, et al. Alternating hemiplegia of childhood or familial hemiplegic migraine? A novel ATP1A2 mutation. Ann Neurol 2004;55:884-7.

Tanen DA, Miller S, French T, Riffenburgh RH. Intravenous sodium valproate versus prochlorperazine for the emergency department treatment of acute migraine headaches: a prospective, randomized, double-blind trial. Ann Emerg Med. 2003;41:847-53.

Williamson PD, Thadani VM, Darcey TM, Spencer DD, Spencer SS, Mattson RH. Occipital lobe epilepsy: clinical characteristics, seizure spread patterns, and results of surgery. Ann Neurol. 1992;31:3-13.

World Health Organization 2019. Keys facts on epilepsy. [Internet] Disponível em: https://www.who.int/news-room/factsheets/detail/epilepsy.

Parte VIII TRATAMENTO FARMACOLÓGICO DA EPILEPSIA

CAPÍTULO 29

CONSIDERAÇÕES SOBRE O TRATAMENTO DA EPILEPSIA FOCAL

PONTOS-CHAVE

- Os fármacos anticrises são eficazes no tratamento das epilepsias focais, não havendo evidência de que fármacos de segunda e terceira gerações sejam inferiores aos de primeira (estudos de não inferioridade).
- Além da eficácia, deve-se considerar a tolerabilidade dos fármacos anticrises selecionados.
- Fármacos anticrises indutores de primeira geração devem ser cuidadosamente usados e monitorizados por causa de seu efeito sistêmico (p. ex. saúde óssea e cardiovascular) e interações medicamentosas.
- Alguns fármacos indutores fracos podem ter seu potencial de indução aumentado em doses maiores.
- Fármacos anticrises têm efeitos adversos outros a serem considerados, como o comportamental no uso da família Racetam.
- Nos pacientes controlados, deve-se tomar cuidado com trocas desnecessárias visto que a prioridade é o controle das crises epilépticas e que todos os fármacos anticrises têm o seu fardo de efeitos adversos.

INTRODUÇÃO

Aproximadamente 2/3 das pessoas com epilepsia têm epilepsia focal. Neste contexto, as crises são originárias de redes neurais limitadas a um hemisfério cerebral. Estas têm semiologia variável, dependendo do local de início e propagação das crises (p. ex., lobo temporal, frontal, parietal, occipital). As epilepsias focais e suas particularidades serão abordadas em outros capítulos.

A epilepsia focal pode ter início em qualquer idade, e a incidência tem uma distribuição em U, com picos nas pessoas muito jovens e nos idosos. Em razão do envelhecimento da população, a incidência de epilepsia focal é maior nos idosos do que nas pessoas jovens.

Embora as epilepsias focais possam ser classificadas de acordo com o local de origem das crises e etiologia, não há evidência de que uma síndrome ou etiologia específica responda melhor a um fármaco anticrise (FAC) específico do que a outro.

CONSIDERAÇÕES EM RELAÇÃO AO TRATAMENTO

Os FACs de primeira geração (aprovados antes de 1989), como a carbamazepina e a fenitoína, são fármacos eficazes no controle das crises epilépticas focais. Entretanto, gradualmente estes fármacos, em especial a fenitoína, vêm sendo substituídos pelos fármacos de segunda e terceira gerações que apresentam novos mecanismos de ação e menos efeitos adversos em longo prazo (Tabela 29-1).

Tabela 29-1. Fármacos e seus Mecanismos de Ação

Mecanismo de ação	Fármacos anticrises	Sítio de ação	Propriedades anticrises
Bloqueadores de canal de Na	Fenitoína Carbamazepina Oxcarbazepina Eslicarbazepina Lamotrigina Lacosamida	Axônio pré-sináptico Canais de sódio voltagem-dependentes	Bloqueio dos potenciais de ação Redução da liberação de neurotransmissores
Liberação vesicular	Levetiracetam Brivaracetam Gabapentina Pregabalina	Pré-sináptico (SV2A e α2δ)	Redução da liberação de neurotransmissor pré-sináptico

(Continua)

Tabela 29-1. *(Cont.)* Fármacos e seus Mecanismos de Ação

Mecanismo de ação	Fármacos anticrises	Sítio de ação	Propriedades anticrises
Bloqueio da degradação de GABA	Vigabatrina	Pré-sináptico	Aumento do *pool* de GABA pré-sináptico
Bloqueio da recaptação de GABA	Tiagabina	Fenda sináptica	Aumento na concentração de GABA na fenda sináptica
Modulação GABAA	Fenobarbital Benzodiazepínicos	Pós-sinápticos Receptores GABAA	Aumento pós-sináptico da entrada de Cl via receptor GABAA
Antiglutamatérgico	Perampanel	Pós-sinápticos Receptor AMPA	Diminuição da entrada de Na+/Ca2+ via receptores AMPA
Antiglutamatérgico	Felbamato	Pós-sinápticos Receptor N-Methyl-D-Aspartate (NMDA)	Diminuição da entrada de Na+/Ca2+ via receptores NMDA
Hiperpolarização neuronal	Retigabina	Pós-sináptico Canais de K + voltagem-dependente	Aumento da saída de K+ através da ativação de correntes-M (KCNQ2)
Múltiplos mecanismos/ inespecífico	Valproato Topiramato Zonisamida		

MONOTERAPIA INICIAL NA EPILEPSIA FOCAL DE INÍCIO RECENTE

Praticamente todos os FACs disponíveis no Brasil podem ser utilizados no tratamento das crises focais, com exceção da etossuximida. A escolha deve ser com base não somente na eficácia, mas também no perfil dos efeitos adversos, interações medicamentosas e custos.

No nosso meio, os FACs de primeira linha frequentemente usados em monoterapia são o levetiracetam (LEV), a carbamazepina (CBZ), a oxcarbazepina (OXC) e a lamotrigina (LTG). A lacosamida (LCM) também é uma opção viável.

Fármacos de 1ª Geração *vs.* 2ª e 3ª Geração

O LEV e a zonisamida (ZNS) têm evidência de Classe I (International League Against Epilepsy, 2013) e recomendações nível C (American Academy of Neurology e American Epilepsy Society [AES] 2018) para monoterapia inicial nas crises focais de início recente.

Os estudos que compararam a LCM à carbamazepina-CR demonstraram que estes não são fármacos inferiores, considerando-se a eficácia em 6 meses de controle das crises epilépticas (LCM *vs.* carbamazepina-CR: 75% *vs.* 72%).

Uma metanálise comparando estes fármacos de segunda geração (LEV e ZNS) e terceira geração (LCM) com a carbamazepina-CR não demonstrou diferença no controle das crises epilépticas em 6 e 12 meses, embora os pacientes em uso de LCM apresentaram índices de descontinuidade mais baixos.

ATENÇÃO

Portanto, os fármacos antigos e os novos são eficazes. Devem-se levar em conta os efeitos adversos de cada um e a disponibilidade para cada paciente.
Os FACs de primeira geração e alguns de segunda são indutores com impacto clínico ao longo do tempo e dificultam associações medicamentosas.
O LEV tem propriedades farmacocinéticas excelentes para associação e não é indutor, mas pode ter efeitos comportamentais ou psiquiátricos que devem ser monitorizados na introdução ou no aumento da dose.

POLITERAPIA NAS EPILEPSIAS FOCAIS

Não há evidência de que uma estratégia seja mais eficaz ou mais aceita no manejo dos pacientes com epilepsia focal não controlados após o primeiro FAC.

Ao associar um segundo FAC, a eficácia desta combinação é verificada, e a dose do primeiro FAC pode ser diminuída lentamente ou até retirado. Se as crises recorrem, tenta-se a associação que possa oferecer maior eficácia com menos efeitos adversos (maior efetividade).

Estudos em animais sugerem que as associações mais favoráveis ocorrem em dois fármacos com mecanismos de ação complementares, enquanto a combinação de fármacos com propriedades similares é frequentemente associada à maior toxicidade.

Os estudos clínicos demonstram que o LEV pode representar uma associação favorável quando administrado com uma combinação de bloqueadores de canais de sódio, LCM e LTG. A LTG é particularmente efetiva quando associada ao valproato (VPA) e possivelmente com LEV e o TPM.

A CBZ apresenta interações farmacocinéticas negativas com vários FACs e não deveria ser associada a outros bloqueadores de canal de sódio. Por outro lado, pode ser associada ao LEV com boa eficácia e também à gabapentina (GBP), que é menos utilizada em epilepsia.

O VPA, um fármaco de amplo espectro com propriedades inibidoras enzimáticas, pode ser usado com cautela com os fármacos bloqueadores de canais de sódio. A sua associação ao TPM ou ZNS pode estar relacionada com maior toxicidade.

Embora a eficácia destes fármacos seja similar, este capítulo aborda a questão do uso dos FACs indutores em longo prazo, a ser considerado nos pacientes farmacodependentes, farmacorresistentes e em situações clínicas especiais.

FÁRMACOS ANTICRISES INDUTORES NO TRATAMENTO DA EPILEPSIA FOCAL

O uso prolongado de FACs indutores enzimáticos, particularmente o fenobarbital, a fenitoína e a carbamazepina, tem implicações mais amplas para a saúde geral do paciente do que apenas a produção de interações farmacocinéticas.

Os FACs podem ser classificados em não indutores, indutores fracos e fortemente indutores (Fig. 29-1).

Os FACs indutores enzimáticos são bem conhecidos por reduzir a duração e a ação de muitos fármacos, tanto os lipídicos como os não lipossolúveis, incluindo anticoagulantes, quimioterápicos, analgésicos, antirretrovirais, glicocorticoides, estatinas, anti-hipertensivos, contraceptivos orais, drogas psicoativas, imunossupressores e, claro, outros FACs.

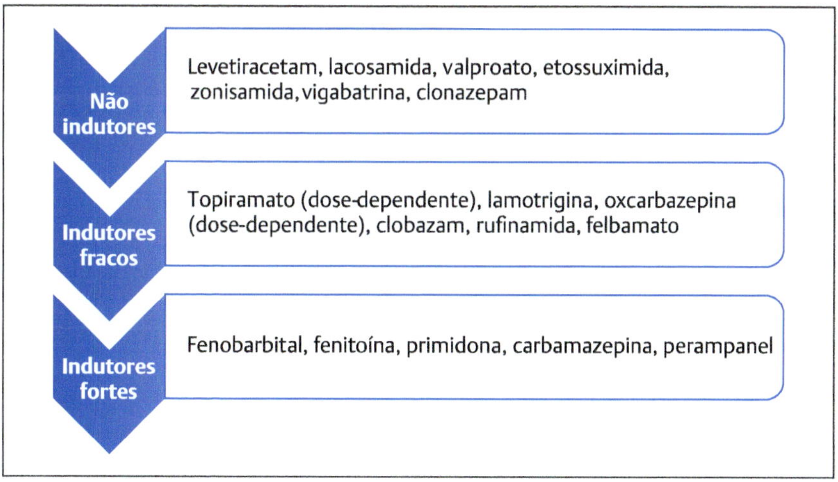

Fig. 29-1. A hierarquia dos fármacos quanto à sua capacidade de indução.

IMPACTO CLÍNICO

A indução enzimática pode estar associada a uma série de problemas clínicos, incluindo aumento da mortalidade relacionada com o câncer, perda do controle de replicação viral nas pessoas HIV+, rejeição de transplantes e gravidez indesejada. Por outro lado, a retirada desses FACs elevará a concentração de drogas que eram previamente induzidas, trazendo um risco substancial de toxicidade se as doses dessas medicações não forem reduzidas de maneira concomitante. No entanto, as consequências adversas para a saúde dessas interações, tanto com a iniciação quanto com a retirada destes FACs, permanecem subestimadas.
A indução também afeta as enzimas envolvidas em vias metabólicas endógenas, podendo alterar a estrutura bioquímica dos ossos, esteroides gonadais e marcadores lipídicos. Portanto, os FACs indutores enzimáticos podem contribuir para a ocorrência de uma série de comorbidades, incluindo osteoporose, disfunção sexual e doenças vasculares.

Mecanismos de Indução Enzimática

A indução enzimática é mediada pela ligação de um ou mais ativadores químicos aos receptores intracelulares das isoenzimas do CYP, levando a um aumento na transcrição dos genes do *CYP*, a produção de RNA mensageiro (mRNA) e a uma síntese aumentada das proteínas CYP. Nem todas as isoenzimas do CYP respondem igualmente a um indutor em particular (Tabela 29-2). A exposição a um ativador químico pode resultar em maior grau de indução em uma ou mais isoenzimas do CYP em relação a outras.

Impacto ao Longo do Tempo

Sexualidade Masculina

Os distúrbios reprodutivos são mais comuns entre homens com epilepsia do que na população em geral. Os FACs indutores enzimáticos levam ao aumento do SHBG, que corresponde à fração hormonal ligada a proteínas carreadoras e, portanto, inativas. Consequentemente, a fração hormonal livre que apresenta atividade biológica está reduzida. Os homens com epilepsia que recebem carbamazepina e fenitoína têm maiores índices de disfunção sexual (analisada por questionário de função sexual) em relação a pacientes-controle ou tratados com lamotrigina. Os níveis de SHBG foram significativamente mais elevados nos pacientes em uso de CBZ e PHT, em relação ao grupo controle e aos pacientes que recebem LTG.

Além disso, os níveis de testosterona livre e DHEAS são menores entre os pacientes que utilizam FACs indutores enzimáticos, em relação ao grupo controle.

A fertilidade também pode ser afetada pelo efeito direto de algumas FACs sobre o esperma, provocando diminuição na sua concentração ou piora da mobilidade dos espermatozoides. A DHEAS está relacionada com a produção de óxido nítrico, substância com papel na modulação da função erétil, o que pode levar à disfunção sexual.

A maior parte dos estudos avaliando o perfil dos hormônios esteroides sexuais nos homens ou mulheres com epilepsia, tratados farmacologicamente, foi transversal e com amostras pequenas. Há escassez de estudos investigando os efeitos de fármacos novos não indutores enzimáticos sobre os hormônios sexuais. Estudos prospectivos bem estruturados são necessários para consolidar os conhecimentos sobre esteroides sexuais e FACs.

Saúde Óssea

As pessoas com epilepsia têm um risco aproximadamente duas a seis vezes maior de fratura patológica do que a população em geral. O efeito da epilepsia sobre a saúde óssea é multifatorial e está relacionado tanto com a ação dos FACs, particularmente os indutores enzimáticos, sobre o metabolismo ósseo quanto com eventuais mudanças de hábitos de vida, muitas vezes impostas a esta população.

Tabela 29-2. Fármacos Antiepilépticos Indutores Enzimáticos e seus Alvos (Brodie, 2013)

IA2	2B6	2C9	2C19	3A4/5
Carbamazepina Fenitoína Fenobarbital	Carbamazepina Fenitoína Fenobarbital	Carbamazepina Fenitoína Fenobarbital	Carbamazepina	Carbamazepina Fenitoína Fenobarbital Topiramato Oxcarbazepina

Postula-se que a maioria das anormalidades observadas em pacientes com epilepsia (aumento na incidência de fraturas patológicas, diminuição de densidade mineral óssea e alterações de metabolismo ósseo) seja decorrente em parte dos efeitos dos FACs indutores enzimáticos.

Os mecanismos pelos quais os FACs indutores prejudicam a saúde óssea são questionados, assim como o papel dos FACs não indutores enzimáticos sobre o metabolismo ósseo.

Risco Cardiovascular

O aumento do risco cardiovascular relacionado com o uso de FACs é decorrente do aumento dos níveis séricos de biomarcadores de elevado risco cardiovascular, como o colesterol.

Há elevação dos níveis de colesterol total, fração LDL e triglicérides entre pacientes tratados com PB, PHT e CBZ, quando comparados a indivíduos-controle que não fazem uso destas medicações. Além disso, pessoas com epilepsia em uso de FACs indutores (CBZ ou PHT) apresentam redução dos níveis séricos de colesterol total em até 25 mg/dL após a substituição dos FACs indutores por FACs não indutores (LEV e LTG).

Além de lipoproteínas, outros marcadores biológicos associados ao aumento do risco cardiovascular são a homocisteína e a proteína C reativa (mensuração de disfunção endotelial). Os níveis séricos de proteína C reativa são aumentados na população com epilepsia, sendo cerca de 30% mais elevados em indivíduos em uso de FACs indutores enzimáticos, como a carbamazepina e fenitoína, em relação a indivíduos que não utilizam estas medicações.

A espessura carotídea aumentou nos pacientes sob uso de FACs indutores enzimáticos em comparação aos não indutores, e a duração do tratamento foi proporcionalmente correlacionada com a espessura da parede arterial. Estes resultados corroboram as evidências que sugerem que a etiologia da doença cardiovascular nesta população é aterosclerótica.

Outro dado relevante é que a maioria das estatinas é amplamente metabolizada pelo citocromo P450 e, portanto, é esperado que tenham níveis séricos reduzidos na presença de um fármaco indutor enzimático. Essa interação foi demonstrada diretamente entre sinvastatina e carbamazepina, e entre atorvastatina e fenitoína.

Situações Específicas no Tratamento das Epilepsias Focais com FACs Indutores

Antidepressivos e Antipsicóticos

Os fármacos antidepressivos e antipsicóticos mais frequentemente usados são metabolizados pelo sistema CYP. O tratamento concomitante com FACs indutores pode diminuir as concentrações séricas dos antidepressivos em aproximadamente 25% a 50% e também pode reduzir a concentração sérica de diversos antipsicóticos.

As concentrações séricas de haloperidol podem ser reduzidas em 50%-60% em pacientes em uso concomitante de CBZ. A CBZ também aumenta significativamente a depuração da olanzapina, um fármaco antipsicótico metabolizado principalmente pela CYP1A2. Por outro lado, os pacientes que tomam uma combinação de CBZ e um medicamento antipsicótico correm o risco de desenvolver efeitos colaterais bem reconhecidos, como a acatisia, quando a droga anterior é retirada, a menos que a dose do antipsicótico seja simultaneamente diminuída.

Quimioterápicos

A administração concomitante de FACs indutores enzimáticos acelera o metabolismo de várias classes de agentes quimioterápicos. Aproximadamente um terço dos pacientes oncológicos, particularmente aqueles com tumores cerebrais, corre o risco de interações medicamentosas que podem inclusive comprometer o tratamento do câncer, mesmo se a dose do quimioterápico for corrigida, levando-se em conta a ocorrência da indução. A terapia concomitante com FACs indutores enzimáticos também pode contribuir para a resistência ao tratamento, uma vez que os agentes quimioterápicos podem não atingir concentrações suficientemente elevadas no tecido-alvo decorrente da expressão de múltiplas proteínas de resistência a fármacos.

As interações medicamentosas prejudiciais podem ser mais comuns do que se pensava anteriormente, uma vez que os médicos muitas vezes desconhecem o potencial de interação dos medicamentos. Há um consenso de que as doses máximas toleradas de novos agentes anticancerígenos para tumores cerebrais devem ser determinadas em subgrupos de pacientes que estão recebendo drogas indutoras e não indutoras de enzimas. Em princípio, as interações antecipadas podem ser evitadas, ajustando a dose do agente quimioterápico. Este curso de ação requer monitorização terapêutica de drogas da quimioterapia, juntamente com o ajuste da dose em cada alteração do regime de FACs.

Os dados de ensaios prospectivos de fases I/II de drogas quimioterápicas, estratificadas de acordo com o uso concomitante de FACs, demonstraram claramente as propriedades indutoras enzimáticas do FB, PHT e CBZ.

Consequentemente, o efeito substancial que os FACs indutores enzimáticos podem ter no tratamento de tumores cerebrais é refletido por grandes diferenças nos regimes de dose de agentes quimioterápicos, dependendo se os pacientes recebem ou não um FAC indutor.

Terapia Imunossupressora e Antirretroviral

A administração de esteroides pode facilmente levar a interações medicamentosas por meio da isoenzima CYP3A4. Desta forma, os fármacos indutores enzimáticos podem aumentar a depuração de esteroides. Tais efeitos foram demonstrados na coadministração de PHT com dexametasona e prednisolona, PHT e PB com metilprednisolona ou CBZ com dexametasona e outros esteroides.

Os agentes imunossupressores, ciclosporina e tacrolimus, também são suscetíveis à indução enzimática. Uma dose de tacrolimus de duas a três vezes maior é necessária para manter os níveis séricos desejados quando em uso simultâneo de PHT.

A eficácia de fármacos antirretrovirais pode ser comprometida por FACs indutores enzimáticos. A monitorização da eficácia da terapia antirretroviral, juntamente com a atividade da doença, é essencial quando FACs indutores enzimáticos estão sendo prescritos concomitantemente. Diretrizes para a seleção de FACs em pessoas com HIV e AIDS recomendam que os FACs indutores sejam evitados em pessoas sob regimes de tratamento que incluem inibidores de protease ou inibidores de transcriptase reversa não nucleosídeo, uma vez que as interações farmacocinéticas podem resultar em falhas no controle virológico.

CONCLUSÃO

1. Por causa dos efeitos adversos dos FACs indutores, o risco-benefício de FACs não indutores ou indutores fracos deve ser considerado.
2. Na epilepsia de início recente, há novas opções terapêuticas, como a LTG (indutora fraca) e o LEV (não indutor), cuja efetividade não é inferior à da carbamazepina. Tanto a LTG como o LEV são recomendados como opções medicamentosas de primeira linha no tratamento das epilepsias recém-diagnosticadas.
3. Nos pacientes, cuja eficácia terapêutica tenha sido obtida com CBZ e não seja desejada a troca, um fármaco indutor fraco, como a OXC, pode ser utilizado.
4. Nas epilepsias farmacorresistentes, os fármacos não indutores ou indutores fracos podem ser aconselháveis como terapia de adição, pois têm eficácia similar.
5. A metanálise de Beyenburg *et al.* demonstrou, por meio da revisão sistemática de 37 estudos contemplando um total de 9.860 pacientes com epilepsia focal farmacorresistente, uma eficácia no tratamento de adição com FACs não indutores enzimáticos mais modernos similar ao dos FACs indutores.

Embora a mudança do regime terapêutico seja frequente nos pacientes com epilepsia farmacorresistente não controlada, a mudança dos fármacos indutores para os não indutores deve ser vista com cautela nos pacientes controlados.
Como se sabe, todos os fármacos carregam o seu fardo de efeitos adversos, e a substituição deve ser sempre realizada de forma individualizada, levando-se em conta as situações pertinentes a cada paciente. Neste contexto, mulheres em idade fértil, pacientes oncológicos ou com risco cardiovascular podem-se beneficiar de FACs não indutores.
Entretanto, esta não é uma regra, e devem-se evitar generalizações que não se apliquem a todos os pacientes com epilepsia.

BIBLIOGRAFIA RECOMENDADA

Beyenburg S, Stavem K, Schmidt D. Placebo-corrected efficacy of modern non enzyme-inducing AEDs for refractory focal epilepsy: systematic review and meta-analysis. Epilepsia. 2012 Mar;53(3):512-20.

Bock KW. Functions and transcriptional regulation of adult human hepatic UDP-glucuronosyl-transferases (UGTs): mechanisms responsible for interindividual variation of UGT levels. Biochem Pharmacol. 2010;80:771–7.

Botts S, Diaz FJ, Santoro V, Spina E, Muscatello MR, Cogollo M, et al. Estimating the effects of co-medications on plasma olanzapine concentrations by using a mixed model. Prog Neuropsychopharmacol Biol Psychiatry. 2008;32:1453–8.

Brodie MJ, Mintzer S, Pack AM, Gidal BE, Vecht CJ, Schmidt D. Enzyme induction with antiepileptic drugs: cause for concern? Epilepsia. 2013;54:11-27.

Chalk JB, Ridgeway K, Brophy T, Yelland JD, Eadie MJ. Phenytoin impairs the bioavailability of dexamethasone in neurological and neurosurgical patients. J Neurol Neurosurg Psychiatry. 1984;47:1087-90.

Chen Z, Brodie MJ, Kwan P. What has been the impact of new drug treatments on epilepsy? Curr Opin Neurol. 2020 Apr;33(2):185-90.

Chuang YC, Chuang HY, Lin TK, Chang CC, Lu CH, Chang WN, et al. Effects of long-term antiepileptic drug monotherapy on vascular risk factors and atherosclerosis. Epilepsia. 2012;53:120-8.

Frey BM, Frey FJ. Phenytoin modulates the pharmacokinetics of prednisolone and the pharmacodynamics of prednisolone as assessed by the inhibition of the mixed lymphocyte reaction in humans. Eur J Clin Invest. 1984;14:1–6.

Gidal BE, French JA, Grossman P, Le Teuff G. Assessment of potential drug interactions in patients with epilepsy: impact of age and sex. Neurology. 2009;72:419-25.

Herzog AG, Drislane FW, Schomer DL, Pennell PB, Bromfield EB, Dworetzky BA, et al. Differential effects of antiepileptic drugs on sexual function and hormones in men with epilepsy. Neurology. 2005;65:1016-20.

Herzog AG, Drislane FW, Schomer DL, Pennell PB, Bromfield EB, Dworetzky BA, et al. Differential effects of antiepileptic drugs on neuroactive steroids in men with epilepsy. Epilepsia. 2006; 47:1945-8.

Kiang TK, Ensom MH, Chang TK. UDP-glucuronosyltransferases and clinical drug–drug interactions. Pharmacol Ther. 2005;106:97-132.

Li AP, Kaminski DL, Rasmussen A. Substrates of human hepatic cytochrome P450 3A4. Toxicology. 1995;104:1-8.

Lucas RA, Gilfillan DJ, Bergstrom RF. A pharmacokinetic interaction between carbamazepine and olanzapine: observations on possible mechanism. Eur J Clin Pharmacol. 1998;54:639-643.

McNamara NA, Romanowski EMF, Olson DP, Shellhaas RA. Bone health and endocrine comorbidities in pediatric epilepsy. Semin Pediatr Neurol. 2017 Nov;24(4):301-9.

Mula M. Anticonvulsants – antidepressants pharmacokinetic drug interactions: the role of the CYP450 system in psychopharmacology. Curr Drug Metab. 2008;9:730-7.

Nebert DW, Russell DW. Clinical importance of the cytochromes P450. Lancet. 2002;360:1155-62.

Perucca E. Clinical consequences of microsomal enzyme-induction by antiepileptic drugs. Pharmacol Ther. 1978;2:285-314.

Sonmez FM, Demir E, Orem A, Yildirmis S, Orhan F, Aslan A, et al. Effect of antiepileptic drugs on plasma lipids, lipoprotein (a), and liver enzymes. J Child Neurol. 2006;21:70-74.

Stjernholm MR, Katz FH. Effects of diphenylhydantoin, phenobarbital, and diazepam on the metabolism of methylprednisolone and its sodium succinate. J Clin Endocrinol Metab. 1975;41:887-93.

Strack DK, Leckband SG, Meyer JM. Antipsychotic prescribing practices following withdrawal of concomitant carbamazepine. J Psychiatr Pract. 2009;15:442-8.

Tompkins LM, Wallace AD. Mechanisms of cytochrome P450 induction. J Biochem Mol Toxicol. 2007;21:176-81.

Vecht CJ, Wagner GL, Wilms EB. Interactions between antiepileptic and chemotherapeutic drugs. Lancet Neurol. 2003;2:404-9.

Vredenburgh JJ, Desjardins A, Herndon JE, Marcello J, Reardon DA, Quinn JA, et al. Bevacizumab plus irinotecan in recurrent glioblastoma multiforme. J Clin Oncol. 2007;25:4722-9.

Zaccara G, Lattanzi S, Brigo F. Which treatment strategy in patients with epilepsy with focal seizures uncontrolled by the first anti-seizure medication? Epilepsy Behav. 2021 May 13;121(Pt A):108031.

Zhu BT. On the general mechanism of selective induction of cytochrome P450 enzymes by chemicals: some theoretical considerations. Expert Opin Drug Metab Toxicol. 2010;6:483-94.

CAPÍTULO 30

CONSIDERAÇÕES SOBRE O TRATAMENTO DA EPILEPSIA GENERALIZADA

PONTOS-CHAVE

- É fundamental diagnosticar corretamente as síndromes de epilepsias generalizadas genéticas ou idiopáticas.
- O uso de fármacos anticrises deixará sem crises a maioria dos pacientes.
- A escolha inadequada do tratamento promoverá o agravamento destas epilepsias.
- Considerações devem ser feitas sobre as mulheres com epilepsias generalizadas em idades férteis.
- Propostas de associações medicamentosas são úteis nos casos de epilepsia generalizada farmacorresistente.

DEFINIÇÃO

Neste capítulo, enfatizamos as evidências das possibilidades terapêuticas de acordo com as diretrizes da International League Against Epilepsy (ILAE) e uma revisão específica, bem como o prognóstico de cada uma das síndromes de EGG. Apesar de corresponderem a, pelo menos, um quinto de todas as epilepsias, as Figuras 30-1 e 30-2 mostram o pequeno número de ensaios clínicos com baixos níveis de evidências nestas síndromes epilépticas.

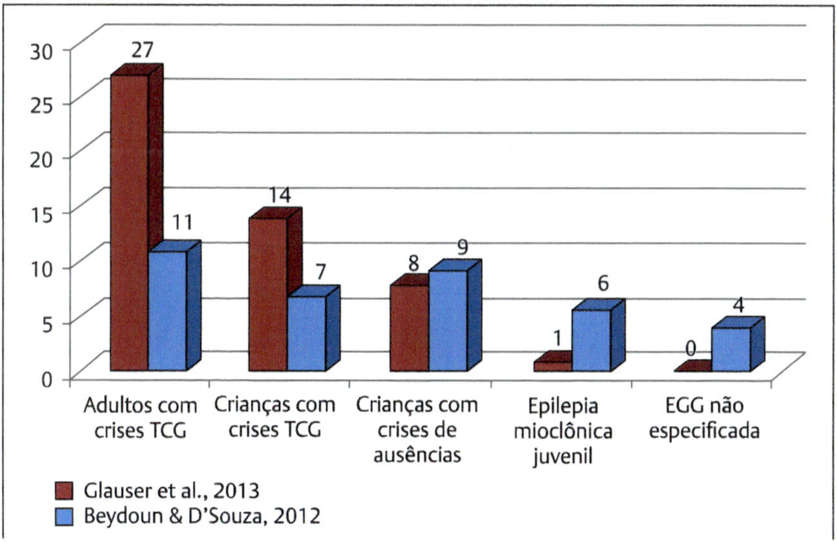

Fig. 30-1. Número de estudos e ensaios clínicos que fornecem as evidências atuais para o tratamento farmacológico de algumas das síndromes de epilepsias generalizadas genéticas. (Fonte: Beydoun & D'Souza, 2012; Glauser *et al.*, 2013.)

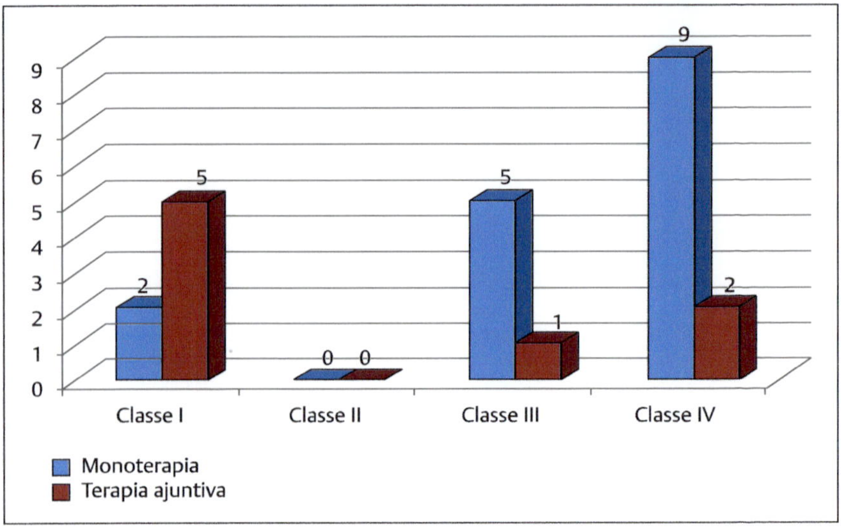

Fig. 30-2. Classes dos diferentes estudos e ensaios clínicos de fármacos anticrises em monoterapia ou como terapia adjuvante em algumas das síndromes de epilepsias generalizadas genéticas genéticas. (Fonte: Beydoun & D'Souza, 2012.)

SÍNDROMES DAS EPILEPSIAS GENERALIZADAS

Em um relatório de 2001 sobre Classificação e Terminologia, uma Força-Tarefa da International League Against Epilepsy (ILAE) propôs oito síndromes de EGGs relacionadas com a idade, estratificadas em ordem de idade de início: 1. epilepsia mioclônica benigna na infância; 2. epilepsia com crises mioclônico-astáticas; 3. epilepsia com ausências mioclônicas; 4. epilepsias generalizadas com crises febris *plus* (GEFS +); 5. epilepsia de ausência da infância (EAI); e EGGs com fenótipos variáveis, incluindo: 6. epilepsia de ausência juvenil (EAJ); 7. epilepsia mioclônica juvenil (EMJ) e 8. a epilepsia com crises TCG apenas. Alguns alistam como EGGs apenas as quatro últimas síndromes. As oito síndromes de EGGs de acordo com sua principal idade de ocorrência e expressão máxima estão mostradas na Figura 30-3.

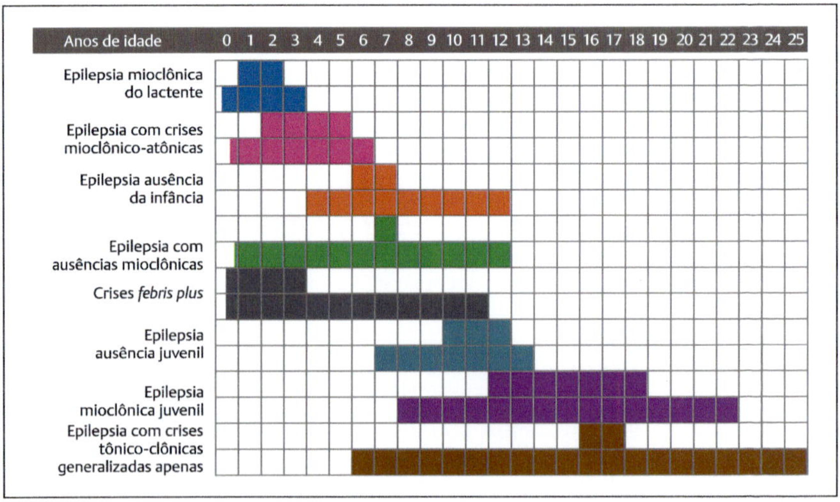

Fig. 30-3. Principais idades de ocorrência e expressão máxima das oito epilepsias idiopáticas generalizadas reconhecidas pela International League against Epilepsy. (Adaptada de Yacubian EMT & De Araújo Filho G. Management issues for patients with idiopathic generalized epilepsies. Epileptology. Facts & Controversies, 2013.)

Todas elas podem ser facilmente diagnosticadas quando características distintas estão presentes. Em alguns casos, essas características estão ausentes ou só aparecem mais tarde no curso da doença, tornando difícil a distinção entre as várias síndromes. O EEG, desde que devidamente registrado, durante a vigília, sonolência e sono, com procedimentos de ativação, como hiperventilação e estimulação fótica, muitas vezes apoiará fortemente o diagnóstico de EGG, mas possa não ser muito útil na discriminação entre várias das síndromes com características sobrepostas. Atualmente, as características clínicas ainda são a base de uma classificação precisa; por sua vez, é a melhor abordagem para selecionar o tratamento e o melhor preditor do prognóstico.

Epilepsia Mioclônica do Lactente (Previamente Denominada Epilepsia Mioclônica Benigna do Lactente)

As crises mioclônicas são facilmente controladas com tratamento adequado. A resposta ao valproato (VPA) (30-40 mg/kg/dia em três tomadas diárias, sendo doses mais elevadas necessárias em alguns pacientes) é geralmente excelente. Os níveis plasmáticos devem ser monitorizados cuidadosamente, pois a ingestão irregular pode levar à recorrência de crises e mimetizar falsamente uma epilepsia resistente a medicamentos. Quando o VPA falha, outros fármacos anticrises (FACs) adequados incluem levetiracetam (LEV), etosuximida (ESM), topiramato (TPM), fenobarbital (PB), acetazolamida (ACZ) e benzodiazepínicos. Dieta cetogênica também pode ser útil. Lamotrigina (LTG), um FAC de amplo espectro, pode agravar mioclonias. Para alguns pacientes fotossensíveis, as crises podem ser mais difíceis de controlar, e a fotossensibilidade no EEG pode persistir vários anos após a remissão das crises. A retirada lenta e gradual do tratamento medicamentoso, realizada ao longo de seis meses a um ano, pode ser iniciada de três a cinco anos a partir do início. Pacientes com mioclonias evocadas por estimulação acústica e somatossensorial podem não exigir tratamento ou ainda é possível tentar a suspensão gradual do(s) medicamento(s) após um ano. A ocorrência de crises TCG na adolescência pode exigir um novo breve período de tratamento nessa idade.

Epilepsia com Crises Mioclônico-Atônicas

Os vários medicamentos que mostraram algum potencial nesta síndrome epiléptica incluem VPA, LTG, ESM, PB, TPM, LEV e zonisamida (ZNS). Clobazam pode ser eficaz em crises mioclônicas e EME não convulsivo. A combinação de VPA com LTG pode ser eficaz e deve ser tentada, mesmo na falha destes dois FACs isolados. PB pode ser útil no tratamento das crises convulsivas no "início tempestuoso".

A dieta cetogênica (tratamento de eleição quando há mutação *SCL2A1*, que deve ser mantido ao longo do tempo) pode ser uma alternativa muito eficiente para esses pacientes, e deve ser considerada no início do planejamento terapêutico, podendo permitir a redução e redução gradual dos FACs.

Outras estratégias de tratamento, como corticosteroides, são apenas parcialmente eficazes. Carbamazepina (CBZ), oxcarbazepina (OXC), fenitoína (PHT) e vigabatrina (VGB) são contraindicadas por causa do seu potencial para agravamento das crises. Em decorrência do risco elevado de lesões, principalmente na face e crânio, essas crianças devem usar um capacete protetor em períodos de controle insatisfatório de crises.

Epilepsia de Ausência da Infância

Em 2010, Glauser *et al.* publicaram um ensaio clínico multicêntrico prospectivo, duplo-cego, randomizado e controlado comparando a eficácia, tolerabilidade e efeitos neuropsicológicos de ESM, VPA e LTG em crianças com EAI recém-diagnosticadas. Uma série de 453 crianças foi designada aleatoriamente aos grupos ESM, VPA e LTG em números aproximadamente iguais. Os investigadores, pacientes e cuidadores não tinham conhecimento da medicação do estudo, cuja dose foi aumentada empiricamente com base na ocorrência de crises e na ausência de efeitos adversos.

Começando com 10 mg/kg/dia de ESM e VPA e 0,3 mg/kg/dia de LTG, as doses foram aumentadas a cada uma a duas semanas até atingir o controle das crises ou o aparecimento de eventos adversos significativos. As dosagens máximas permitidas foram 60 mg/kg/dia, tanto de ESM como de VPA, e 12 mg/kg/dia de LTG. Os critérios claramente definidos para a falha do tratamento incluíram o seguinte: crises clínicas e/ ou eletroencefalográficas nas semanas 16 ou 20, uma ou mais crise TCG e efeitos adversos.

Os desfechos primários (ausência de falha no tratamento) em 16 semanas para cada FAC foram os seguintes: ESM, 53%; VPA, 58%; e LTG, 29%. Assim, ESM e VPA não foram significativamente diferentes, e ambos foram superiores à LTG. O VPA foi mais comumente associado a problemas de atenção quando comparado à ESM (49% e 33%, respectivamente). As principais deficiências deste estudo incluem a duração curta do estudo (20 semanas), incerteza quanto ao significado clínico das diferenças nas tarefas atencionais e titulação até dose muito elevada de VPA, se clinicamente tolerável.

No entanto, para Beydoun e D'Souza no caso de crises de ausência, a frequência elevada de crises diárias e a fácil indução de ausências por hiperventilação, tanto clínica quanto eletroencefalográficas, permitem que a eficácia em um FAC e a remissão das crises sejam estabelecidas com um período mais curto.

Epilepsia com Ausência Mioclônica

VPA em monoterapia ou combinado com ESM é o tratamento com melhores resultados. LTG e VPA ou ESM, ACZ e benzodiazepínicos também podem ser úteis. A experiência com LEV, TPM, ZNS, lacosamida (LCS) e dieta cetogênica é limitada. Resposta favorável à rufinamida como terapia adicional foi relatada em três meninos. As ausências podem ser agravadas por PHT, CBZ, OXC, VGB, gabapentina (GBP) e tiagabina (TGB).

Epilepsia Genética com Crises Febris *Plus* (Previamente denominada Epilepsia Generalizada com Crises Febris *Plus*)

A maioria das crianças com GEFS+ não requer medicamentos de rotina, e os genes de suscetibilidade aumentam a expectativa de que o tratamento, para aqueles que precisam dele, poderá um dia ser adaptado ao defeito fisiopatológico subjacente. Quando necessário, uma vez que a maioria das crianças com GEFS+ tenha crises generalizadas, um FAC de amplo espectro parece uma indicação mais razoável. Crianças com crises febris prolongadas devem receber terapia de resgate, como diazepam retal.

Epilepsia Ausência Juvenil

Os FACs de escolha são VPA e LTG, às vezes associados em terapia combinada. A LTG pode ser administrada como monoterapia de primeira linha em mulheres em idade fértil, com um início da ação terapêutica mais lento decorrente da necessidade de titulação lenta. ESM assim como LEV também podem ser agentes interessantes nesta síndrome. O agravamento sindrômico pode levar à EME de ausência atípica em pacientes tratados inadequadamente com CBZ, OXC, VGB, GBP e pregabalina (PGB).

Epilepsia Mioclônica Juvenil

A EMJ é caracterizada por excelente resposta ao tratamento, iniciado pelo aconselhamento sobre o estilo de vida, parte integrante do mesmo; deve incluir recomendações para evitar fatores desencadeantes comuns, como privação do sono e excesso de álcool com ênfase na importância da adesão à medicação. O tratamento farmacológico da EMJ é com base principalmente na experiência clínica e em estudos prospectivos e retrospectivos, com poucas evidências de ensaios clínicos randomizados.

O FAC de primeira escolha no tratamento da EMJ é o VPA, que tem uma taxa de resposta de até 80%. O clonazepam (CNZ), eficaz nas mioclonias, não impediria as crises TCG.

FAC de primeira escolha em homens com EMJ, VPA deve ser evitado em mulheres em idade fértil por causa do risco significativamente aumentado de malformações fetais e atraso no desenvolvimento neurológico de crianças expostas a VPA na gestação, especialmente em doses acima de 700 mg ao dia. No entanto, estudos de caso mostraram que uma dose baixa de uma vez ao dia (500 mg) de VPA pode controlar as crises da EMJ e manter os pacientes livres de crises por até dois anos.

Apenas um estudo mostrou que a prescrição de VPA de liberação controlada ou múltiplas administrações diárias de VPA durante a gravidez não reduziu o risco de malformações.

Assim, o preceito anterior de que o risco aumentado poderia ser minimizado pelo uso de liberação controlada ou divisão de doses diárias de VPA foi refutado nesta publicação em que as taxas de malformação mais elevadas observadas com exposição *in utero* ao VPA estavam mais provavelmente relacionadas com a dose diária total, e não com picos de níveis séricos.

O LEV ou a LTG, que podem exacerbar mioclonias, são opções alternativas de primeira linha, se o VPA for contraindicado. Além disso, relatos de casos de eficácia de LCS também foram publicados. Com dados limitados de estudos para apoiar qualquer um desses medicamentos, a escolha deve levar em consideração os fatores de comorbidade e as prioridades do paciente.

A falha de VPA ou falha de dois FACs de primeira linha sugere que deve ser indicada terapia combinada. As interações medicamentosas e o sexo, idade e comorbidades do paciente devem ser considerados. LEV, LTG e VPA são adjuvantes adequados, com um efeito sinérgico relatado a partir da combinação de VPA e LTG. CNZ é útil no tratamento de mioclonias e pode ser usado em combinação com LTG para evitar os efeitos pró-mioclônicos da LTG.

Em mulheres com potencial para engravidar, o VPA ainda deve ser considerado, se LEV e LTG não conseguirem controlar as crises. TPM, apesar de sua baixa tolerabilidade, é uma monoterapia alternativa. ZNS deve permanecer um adjuvante de segunda linha no tratamento da EMJ, e PB é o medicamento com melhor custo-benefício e pode ser usado para controlar as crises da EMJ quando os FACs são limitados ou muito caros.

Beydoun e D'Souza consideram que existem dados com base em evidências de um estudo de Classe I para apoiar o uso de LEV como terapia adjuvante para pacientes com EGGs com crises mioclônicas previamente não controladas.

A CBZ, OXC e PHT podem exacerbar ausências e mioclonias e são, portanto, contraindicados, embora possam melhorar o controle de crises TCG quando estas são refratárias a outros medicamentos. GBP, PGB, TGB e VGB são contraindicados e podem agravar as crises.

A fim de fornecer um reconhecimento e tratamento precoces e prevenir consequências mais sérias para o prognóstico clínico, Martinović avaliou os efeitos do tratamento comportamental na recorrência e nos fatores precipitantes das crises e nos distúrbios psiquiátricos associados em 22 de 55 adolescentes e adultos jovens com EMJ (faixa etária 16-32 anos) que apresentaram recidivas de crises apesar da terapia racional com FACs. O autor desenvolveu um aconselhamento estruturado visando à eliminação dos precipitantes das crises, seguido por um programa antiestresse ou terapia cognitivo-comportamental individual administrada durante um período de seis meses. O aconselhamento estruturado foi associado ao controle completo das crises em oito pacientes. Em outros 14 indivíduos com crises não controladas, o tratamento psicoterapêutico teve dois tipos de efeitos. Primeiro, os receios dos pacientes e outras respostas não adaptadas, na forma de estados de ansiedade e/ou insônia, diminuíram significativamente durante o tratamento comportamental. Em segundo lugar, uma taxa significativamente menor de recorrências de crises ocorreu durante o tratamento comportamental. Esses dados indicam que atenção especial deve ser direcionada aos distúrbios psicológicos e sintomas psiquiátricos em adolescentes com EMJ.

Epilepsia com Crises Tônico-Clônicas Generalizadas Apenas ("Ao Despertar")

A modificação do estilo de vida é o principal objetivo do aconselhamento de pacientes com esta síndrome de EGG. Estudos retrospectivos sugeriram que os barbitúricos são talvez mais eficazes do que as hidantoínas e CBZ, e que o brometo poderia ser uma alternativa para crises resistentes. Alguns estudos abertos ou prospectivos indicam que o VPA parece ser o tratamento de escolha para a EGG com crises TCG apenas, levando ao controle das crises em até 90% dos pacientes. Quanto aos novos FACs, às vezes é difícil determinar sua eficácia em ensaios clínicos de crises TCG, uma vez que a associação entre a ocorrência de crises e o ritmo circadiano nem sempre seja referida. Pelo menos nos primeiros anos da doença, as crises ocorrem ao despertar ou durante os períodos de relaxamento noturno, e esse padrão é essencial para a definição sindrômica. No entanto, a maioria dos autores enfatiza as dificuldades em diferenciar crises TCG generalizadas e bilaterais. As primeiras são definidas como crises que se generalizam desde o início, acompanhadas ou não de outros tipos de crises generalizadas, como mioclonias e ausências. Outros estudos afirmam claramente que foram incluídos apenas pacientes com EGG. Além disso, casos com qualquer sugestão de crises focais ou expressão interictal de crises focais, conforme revelado por EEGs, foram excluídos dos estudos. Essas dificuldades devem sempre ser consideradas, uma vez que um FAC eficaz para um desses tipos de crises TCG não possa ser necessariamente considerado eficaz para os outros. Beydoun e D'Souza consideraram que existem dados com base em evidências de estudos de Classe I para apoiar o uso de TPM como monoterapia e de TPM, LTG e LEV como terapia adjuvante da epilepsia com crises TCG apenas.

AGRAVAMENTO DAS CRISES DAS EPILEPSIAS GENERALIZADAS GENÉTICAS

O agravamento das crises epilépticas por FACs é a piora da frequência ou gravidade das mesmas ou do tipo de crise em resposta à administração de FACs.

Há relatos de agravamento das crises de epilepsia em modelos animais, como o rato com epilepsia de ausência genética de Strasbourg (GAERS), cuja resposta a vários FACs é semelhante à da EAI e tem agravamento das crises por CBZ e OXC. Neste modelo, as crises são bloqueadas pela injeção de bicuculina, um antagonista do receptor de ácido γ-aminobutírico (GABA) no tálamo ventrobasal (VBT), indicando que o mecanismo de ação da CBZ no agravamento das crises não é através de suas propriedades bem conhecidas de bloqueio de canais de sódio, mas através uma ação GABAérgica no VBT. Entre inúmeras descrições de casos anedóticos, as crises de ausência podem ser agravadas pela CBZ sob a forma de um aumento na sua frequência, aparecimento *de novo* de crises mioclônicas e atônicas e desenvolvimento de EME de ausência. Agravamento semelhante é observado com OXC. Estudos retrospectivos mostraram que, entre 40 pacientes com EMJ tratados com PHT ou CBZ, 57,5% estavam piores, 15% melhores e 27,5% inalterados. No entanto, sabe-se que CBZ e PHT podem ser úteis em alguns casos selecionados de EMJ como tratamento complementar, não apenas para crises TCG, mas também para crises mioclônicas. Além disso, em ensaios clínicos, crises foram agravadas por GBP em 7 de 14 pacientes, além de ausências por LEV em pacientes com EAI, EAJ e ausências mioclônicas, bem como de mioclonias em pacientes com EMJ.

BIBLIOGRAFIA RECOMENDADA

Afra P, Adamolekun B. Lacosamide treatment of juvenile myoclonic epilepsy. Seizure. 2012;21:202-4.

Arroyo S, Dodson WE, Privitera MD, Glauser TA, Naritoku DK, Dlugos DJ, et al. Randomized dose-controlled study of topiramate as first-line therapy in epilepsy. Acta Neurol Scan. 2005;112:214-22.

Auvin S, Chhun S, Berquin P, Ponchel E, Delanoë C, Chiron C. Aggravation of absence seizure related to levetiracetam. Eur J Paediatr Neurol. 2011;15:508-11.

Babtain FA. Levetiracetam may worsen myoclonus in patients with juvenile myoclonic epilepsy: case reports. Clin Neuropharmacol. 2012;35:201-2.

Beydoun A, D'Souza J. Treatment of idiopathic generalized epilepsy - a review of the evidence. Expert Opin Pharmacother. 2012;13:1283-98.

Berkovic SF, Knowlton RC, Leroy RF, Schiemann J, Falter U, Levetiracetam N01057 Study Group. Placebo-controlled study of levetiracetam in idiopathic generalized epilepsy. Neurology. 2007;69:1751-60.

Biton V, Di Memmo J, Shukla R, Lee YY, Poverennova I, Demchenko V, et al. Adjunctive lamotrigine XR for primary generalized tonic-clonic seizures in a randomized, placebo-controlled study. Epilepsy Behav. 2010;19:352-8.
Biton V, Montouris GD, Ritter F, Riviello JJ, Reife R, Lim P, et al. A randomized, placebo-controlled study of topiramate in primary generalized tonic-clonic seizures. Topiramate YTC Study Group. Neurology. 1999;52:1330-7.
Biton V, Sackellares JC, Vuong A, Hammer AE, Barrett PS, Messenheimer JA. Double-blind, placebo-controlled study of lamotrigine in primary generalized tonic-clonic seizures. Neurology. 2005;65:1737-43.
Gelisse P, Genton P, Kuate C, Pesenti A, Baldy-Moulinier M, Crespel A. Worsening of seizures by oxcarbazepine in juvenile idiopathic generalized epilepsies. Epilepsia. 2004;45:1282-6.
Genton P, Gelisse P, Thomas P, Dravet C. Do carbamazepine and phenytoin aggravate juvenile myoclonic epilepsy? Neurology. 2000;55:1106-9.
Glauser T, Ben-Menachem E, Bourgeois B, Cnaan A, Guerreiro C, Kälviäinen R, et al. Updated ILAE evidence review of antiepileptic drug efficacy and effectiveness as initial monotherapy for epileptic seizures and syndromes. Epilepsia. 2013;54(3):551-63.
Glauser TA, Cnaan A, Shinnar S, Hirtz DG, Dlugos D, Masur D, et al. Ethosuximide, valproic acid, and lamotrigine in childhood absence epilepsy. N Engl J Med. 2010;362:790-9.
Häusler M, Kluger G, Nikanorova M. Epilepsy with myoclonic absences - favourable response to add-on rufinamide treatment in 3 cases. Neuropediatrics. 2011;42:28-9.
Horn CS, Ater SB, Hurst DL. Carbamazepine-exacerbated epilepsy in children and adolescents. Pediatr Neurol. 1986;2:340-5.
Jallon P, Latour P. Epidemiology of idiopathic generalized epilepsies. Epilepsia. 2005;46(suppl 9):S10-4.
Liu L, Zheng T, Morris MJ, Wallengren C, Clarke AL, Reid CA, et al. The mechanism of carbamazepine aggravation of absence seizures. J Pharmacol Exp Ther. 2006;319:790-8.
Mantoan L, Walker M. Treatment options in juvenile myoclonic epilepsy. Curr Treat Options Neurol. 2011;13:355-70.
Mawhinney E, Campbell J, Craig J, Russell A, Smithson W, Parsons L, et al. Valproate and the risk for congenital malformations: is formulation and dosage regime important? Seizure. 2012;21:215-8.
Martinović Z. Adjunctive behavioural treatment in adolescents and young adults with juvenile myoclonic epilepsy. Seizure. 2001;10:42-7.
Noachtar S, Andermann E, Meyvisch P, Andermann F, Gough WB, Schiemann-Delgado J. Levetiracetam for the treatment of idiopathic generalized epilepsy with myoclonic seizures. Neurology. 2008;70:607-16.
Obeid T, Panayiotopoulos CP. Clonazepam in juvenile myoclonic epilepsy. Epilepsia. 1989;30:603-6.
Scheffer IE, Berkovic S, Capovilla G, Connolly MB, French J, Guilhoto L, et al. ILAE classification of the epilepsies: position paper of the ILAE Commission for Classification and Terminology. Epilepsia. 2017;58(4):512-21.
Scheffer IE, Berkovic SF. Generalized epilepsy with febrile seizures plus. A genetic disorder with heterogeneous clinical phenotypes. Brain. 1997;120:479-90.
Tomson T, Battino D, Bonizzoni E, Craig J, Lindhout D, Sabers A, et al. Dose-dependent risk of malformations with antiepileptic drugs: an analysis of data from the EURAP epilepsy and pregnancy registry. Lancet Neurol. 2011;10:609-17.
Trevathan E, Kerls SP, Hammer AE, Vuong A, Messenheimer JA. Lamotrigine adjunctive therapy among children and adolescents with primary generalized tonic-clonic seizures. Pediatrics. 2006;118:e371-8.
Trudeau V, Myers S, Lamoreaux L, Anhut H, Garofalo E, Ebersole J. Gabapentin in naive childhood absence epilepsy: results from two double-blind, placebo-controlled, multicenter studies. J Child Neurol. 1996;11:470-5.
Wheless JW, Clarke DF, Arzimanoglou A, Carpenter D. Treatment of pediatric epilepsy: European expert opinion, 2007. Epileptic Disord. 2007;9:353-412.
Yacubian EMT, De Araújo Filho G. Management issues for patients with idiopathic generalized epilepsies. Epileptology. Facts & Controversies. 2013; Doi: 10.1016/j.epilep.2012.11.001.
Zangaladze A, Skidmore C. Lacosamide use in refractory idiopathic primary generalized epilepsy. Epilepsy Behav. 2012;23:79-80.
Zheng T, Clarke AL, Morris MJ, Reid CA, Petrou S, O'Brien TJ. Oxcarbazepine, not its active metabolite, potentiates GABAA activation and aggravates absence seizures. Epilepsia. 2009;50:83-7.

CAPÍTULO 31

NOVAS ESTRATÉGIAS FARMACOLÓGICAS NO TRATAMENTO DAS EPILEPSIAS GRAVES DA INFÂNCIA

PONTOS-CHAVE

- Novas estratégias de tratamento das epilepsias graves da infância têm surgido com fármacos modificadores da doença e com a medicina de precisão.
- O everolimus, um fármaco modificador da doença, tornou-se um exemplo de fármaco, cujo mecanismo de ação está direcionado para o mecanismo da doença, neste caso, do complexo esclerose tuberosa.
- O estiripentol, cujo mecanismo não é específico, é um fármaco órfão para o tratamento da síndrome de Dravet.
- A fenfluramina na síndrome de Dravet, e mais recentemente na síndrome de Lennox-Gastaut, demonstra que fármacos destinados para outros fins podem ser considerados para epilepsia.
- Fármacos de amplo espectro, como o canabidiol, podem ser considerados pelas encefalopatias epilépticas e/ou do desenvolvimento.

INTRODUÇÃO

Os pacientes com as epilepsias graves da infância, como as encefalopatias do desenvolvimento, podem-se beneficiar dos procedimentos cirúrgicos ressectivo (p. ex., lesionectomia) ou paliativos (p. ex., calosotomia nas crises de queda). Outras modalidades de tratamento, como a neuromodulação e dieta cetogênica, não devem ser esquecidas e podem ser consideradas ao mesmo tempo em que a terapia farmacológica é considerada, pois não são tratamentos excludentes.

Entretanto, novos fármacos anticrises (FACs) têm sido aprovados e descritos na última década para o tratamento das epilepsias graves da infância e podem auxiliar no tratamento. Este capítulo abordará tais fármacos.

FÁRMACOS DE PRECISÃO

A medicina de precisão é definida como um tratamento direcionado às necessidades de um grupo de pacientes, tendo como base o conhecimento dos mecanismos genéticos, de biomarcadores fenotípicos, ou psicossociais que diferenciam um paciente de outro com características similares.

Ao estabelecer como alvo o mecanismo patogênico, a terapia de precisão pode mitigar crises e sintomas não epilépticos importantes (p. ex., cognitivos, comportamentais), em decorrência do impacto negativo no cérebro em desenvolvimento.

Everolimus

Até 90% dos pacientes com o complexo esclerose tuberosa (ET) têm epilepsia, predominantemente com instalação em idades precoces da vida, e aproximadamente 2/3 se tornam farmacorresistentes.

O inibidor mTOR (*mammalian target of rapamycin*) – everolimus – foi recentemente aprovado pela US Food and Drug Administration (FDA) e European Medicines Agency (EMA) como terapia de adição para crises focais associadas à ET nos pacientes com dois anos ou mais. Os resultados do estudo fase III EXIST (randomizado, duplo-cego, controlado com placebo) (NCT01713946) corroboram o uso de terapia de adição para controle das crises epilépticas.

Sirolimus (Rapamicina)

O estudo com 23 crianças com ET e epilepsia farmacorresistente (1,8-10,9 anos) que foram randomizadas em estudo aberto como terapia de adição demonstrou que o grupo com sirolimus teve uma diminuição da frequência de 41% comparado ao período basal. Entretanto, todas as crianças tiveram efeitos adversos (diarreia, úlceras orais e imunossupressão) o que levou à retirada da medicação em cinco crianças.

Em outro estudo com 91 crianças, o índice de resposta foi de 78% (71/91), e 47% (43/91) dos pacientes tornaram-se livres de crises, o que foi significativamente superior ao grupo controle ($p < 0{,}001$). Os efeitos adversos foram mínimos, e os autores notaram que a idade foi um fator crítico para o desfecho. O sirolimus também vem sendo utilizado de forma experimental na síndrome de Sturge-Weber, ainda sem resultados contundentes.

OUTRAS TERAPIAS DE PRECISÃO

Com a maior compreensão dos mecanismos patogênicos que subsidiam as doenças metabólicas e genéticas, há um aumento das epilepsias raras metabólicas e genéticas, e o interesse crescente nas terapias de precisão que tem como alvo estas vias.

As doenças metabólicas, detalhadas em outro capítulo, são importantes diferenciais nas epilepsias de início precoce e encefalopatias do desenvolvimento, e, embora, estas sejam raras, as intervenções terapêuticas específicas podem prevenir as crises epilépticas e o declínio cognitivo. Tais intervenções podem incluir um substrato específico, como as epilepsias dependentes de piridoxina ou piridoxal-fosfato, GLUT-1 ou síndromes de deficiência de creatina. Qualquer suspeita deve levar à investigação para prevenir a deterioração determinada pela doença.

Outro exemplo de medicina de precisão é o uso da quinidina para epilepsias relacionadas com o KCNT1. Alguns fármacos que vêm sendo usados para o tratamento de determinadas mutações são abordados na Tabela 31-1.

TERAPIAS REDIRECIONADAS

Anakinra

Anakinra é um antagonista do receptor da interleucina-1 humana recombinante (IL-1) aprovado para o tratamento da artrite reumatoide e outras doenças inflamatórias. Em determinadas síndromes, em particular na FIRES (febrile infection-related epilepsy syndrome), há um aumento da inflamação neurogênica com a deficiência funcional de IL1RA que pode ter um papel patogênico. O bloqueio dos receptores de IL-1β pode inibir o processo inflamatório.

Um estudo de coorte retrospectivo internacional de 25 crianças com FIRES tratadas com anakinra demonstrou que 18 (73%) exibiram uma redução ≥ 50% das crises em uma semana. A mortalidade foi de 12% e entre os sobreviventes, 35% apresentaram déficit cognitivo leve ou nenhum déficit. Entretanto,

Tabela 31-1. Fármacos Sugeridos nas Epilepsias Determinadas por Mutações Genéticas

KCNT1	Quinidina
KCNQ2	Ezogabina
SCN1A	Estiripentol e Clemizol (?)
STXPB1	Considere Levetiracetam
SCN1A	Evitar PHT e Lamotrigina
SCN2A ***SCN8A***	Altas doses de PHT
SLC2A1	Dieta cetogênica
PRRT2	Carbamazepina
PLCB1	Inositol
ALDH7A1	Piridoxina
PNPO	Piridoxal-5-fosfato
KCNQ2	Considere Ezogabina
KCNT1	Considere Quinidina
GRIN2A	Considere Memantina
TSC	Considere Everolimus

29% apresentaram déficit cognitivo moderado a grave, um desfecho similar ao relatado em outra série mais numerosa (77 crianças).

Embora os dados sejam limitados, o Anakinra pode ter um papel potencialmente terapêutico em outras formas de epilepsia em que a inflamação neurogênica tenha um papel patogênico.

FÁRMACOS ANTICRISES (FACs)

Os FACs são conhecidos por diminuírem a frequência das crises epilépticas, mas não antiepileptogênicos. Apesar da grande quantidade de fármacos disponíveis nos últimos anos, o percentual de pacientes livres de crises epilépticas permanece o mesmo. A redução significativa das crises pode melhorar o funcionamento do dia a dia.

Novos FACs

Estiripentol

Foi utilizado em dois estudos controlados na SD. O primeiro estudo controlado, randomizado, com grupo placebo foi conduzido com crianças > 3 anos de idade que não responderam ao tratamento com valproato e clobazam. A dose de 50 mg/kg/d de estiripentol ou placebo foi utilizada como terapia de adição ao valproato e clobazam por dois meses. Os resultados encontram-se na Tabela 31-2.

Estudos observacionais subsequentes, retrospectivos e prospectivos, avaliando a eficácia em longo prazo do estiripentol, em combinação com o valproato, clobazam ou outros FACs, demonstraram redução das crises (48% a 63%), redução do número de pacientes em estado de mal, crises prolongadas, hospitalizações e uso de medicações de resgate. O estudo em longo prazo conduzido com a coorte de pacientes que participaram do primeiro estudo controlado e randomizado confirmou que a efetividade e a taxa de retenção aumentaram com a diminuição da dose de 39 para 25 mg/kg/d, enquanto as doses de clobazam e valproato mantiveram-se estáveis.

Há evidências de que o uso de estiripentol é mais eficaz associado ou valproato ou ao clobazam do que a outros regimes terapêuticos. Embora não haja uma conduta estabelecida, sugere-se que a redução de 25% da dose de clobazam pode ser eficaz se houver sonolência.

Canabidiol (CBD)

No primeiro estudo Classe I com CBD, conduzido em 23 centros nos EUA e Europa, um total de 177 crianças com idades de 2 a 18 anos foi selecionado com 120 randomizadas como grupo ativo (idade média de 9,7 anos; dose máxima de 20 mg/kg/d) ou placebo (idade média de 9,8 anos).

Houve uma diminuição média da frequência das crises com fenômenos motores de -38,9% no grupo CBD comparado a -13,3% no grupo placebo (P = 0,01). O percentual de respondedores (> 50% redução das crises) foi 43% no grupo CBD *vs.* 27% no placebo (P = 0,08, sem significância estatística). O efeito placebo foi relativamente elevado, como observado anteriormente. Efeitos adversos foram relatados em 93% dos pacientes com CBD *versus* 75% com placebo, sendo que 89% dos efeitos adversos foram leves a moderados. Os efeitos adversos mais comuns (>10% frequência) foram vômitos, fadiga, aumento da temperatura, infecções de vias aéreas, diminuição do apetite, crises, letargia, sonolência e diarreia. Oito pacientes no grupo CBD descontinuaram o estudo.

O estudo posterior (Classe I) avaliando a eficácia dose-dependente demonstrou que a dose de 10 mg/kg/dia pode levar a um controle de crises *convulsivas* similar com maior tolerabilidade pela diminuição dos efeitos adversos.

Tabela 31-2. Eficácia do Estiripentol no Tratamento da SD

		% Respondedores	Livres de Crises (% de Pacientes)	Mudança na Frequência de Crises
STICLO-França	**STP: 21**	71	43	- 69
	PL: 20	5	0	+ 07
STICLO- Itália	**STP:12**	67	33	- 74
	PL: 11	9	0	- 13
POOLED ANALYSIS	**STP: 33**	70	39	- 66
	PL: 31	7	0	+ 04

STP, Estiripentol; PL, placebo.

Fenfluramina

Os dados de dois estudos prospectivos, controlados, duplos-cegos demonstram a eficácia e segurança deste fármaco em doses baixas (0,2 a 0,7 mg/kg/d). O percentual de respondedores foi dose-dependente, ou seja, 70% (grupo 0,7 mg/kg/d) e 41% (0,2 mg/kg/d). No grupo com 0,7 mg/kg/d, 25% das crianças ficaram livres de crises ou tiveram apenas uma crise em um período de 14 semanas. O fármaco foi bem tolerado, com inapetência em 37% das crianças com doses maiores, havendo perda de peso em apenas 5% dos pacientes. Estes achados foram corroborados pelo segundo estudo (0,5 mg/kg/d) que incluiu crianças em uso de estiripentol. O percentual de respondedores foi de 53,5% comparado a 4,5% no grupo placebo. O acompanhamento cardiológico em longo prazo não demonstrou nenhum problema cardíaco.

CONSIDERAÇÕES

O cenário do desenvolvimento de novos fármacos está se modificando dos FACs destinados a um grande número de pacientes com o mesmo tipo de epilepsia (p. ex., epilepsias focais) a fármacos direcionados a um tipo de epilepsia ou a um mecanismo específico. Isto é particularmente verdadeiro para as encefalopatias epilépticas e encefalopatias do desenvolvimento, onde alguns fármacos específicos são aprovados. Os progressos da genética propiciam o desenvolvimento da medicina de precisão.

Todos os estudos aceitos por agências regulatórias têm como objetivo as propriedades anticrises. Entretanto, fármacos mais precisos são necessários.

BIBLIOGRAFIA RECOMENDADA

Ceulemans B, Schoonjans AS, Marchau F, Paelinck BP, Lagae L. Five-year extended follow-up status of 10 patients with Dravet syndrome treated with fenfluramine. Epilepsia. 2016;57:129.

Chiron C, Marchand MC, Tran A, Rey E, d'Athis P, Vincent J, et al. Stiripentol in severe myoclonic epilepsy in infancy: a randomised placebo-controlled syndrome-dedicated trial. STICLO study group. Lancet. 2000;356:1638-42.

Devinsky O, Patel AD, Thiele EA, Wong MH, Appleton R, Harden CL, et al. Randomized, dose-ranging safety trial of cannabidiol in Dravet syndrome. Neurology. 2018 Apr 3;90(14):e1204-e1211.

Lagae L, Sullivan J, Knupp K, Laux L, Polster T, Nikanorova M, et al. Fenfluramine hydrochloride for the treatment of seizures in Dravet syndrome: a randomised, double-blind, placebo-controlled trial. Lancet. 2019;394(10216):2243-54.

Myers KA, Lightfoot P, Patil SG, Cross JH, Scheffer IE. Stiripentol efficacy and safety in Dravet syndrome: a 12-year observational study. Dev Med Child Neurol. 2018;60:574-8.

Nabbout R, Mistry A, Zuberi S, Villeneuve N, Gil-Nagel A, Sanchez-Carpintero R, et al. Fenfluramine for Treatment-Resistant Seizures in Patients with Dravet Syndrome Receiving Stiripentol-Inclusive Regimens: A Randomized Clinical Trial. JAMA Neurol. 2020 Mar 1;77(3):300-8.

Specchio N, Pietrafusa N, Perucca E, Cross JH. New paradigms for the treatment of pediatric monogenic epilepsies: Progressing toward precision medicine. Epilepsy Behav. 2021 Apr 15:107961.

Thanh TN, Chiron C, Dellatolas G, Rey E, Pons G, Vincent J, et al. Long-term efficacy and tolerance of stiripentol in severe myoclonic epilepsy of infancy (Dravet syndrome). Arch Pediatr. 2002;9:1120-7.

Thiele EA, Marsh ED, French JA, Mazurkiewicz-Beldzinska M, Benbadis SR, Joshi C, et al. Cannabidiol in patients with seizures associated with Lennox Gastaut syndrome (GWPCARE4): a randomised, double blind, placebo-controlled phase 3 trial. Lancet. 2018;391(10125):1085-96.

van der Poest Clement E, Jansen FE, Braun KPJ, Peters JM. Update on Drug Management of Refractory Epilepsy in Tuberous Sclerosis Complex. Paediatr Drugs. 2020 Feb;22(1):73-84.

Wirrell EC, Laux L, Franz DN, Sullivan J, Saneto RP, Morse RP, et al. Stiripentol in Dravet syndrome: results of a retrospective US study. Epilepsies. 2013;54:1595-604.

Parte IX TRATAMENTO NÃO FARMACOLÓGICO DA EPILEPSIA

CAPÍTULO 32

TRATAMENTO DIETÉTICO

PONTOS-CHAVE

- O tratamento cetogênico é um conjunto de dietas ricas em gordura, pobres em carboidratos e com aporte adequado de proteínas.
- Utilizado para o tratamento de epilepsias farmacorresistentes.
- O tratamento cetogênico é eficaz, de amplo espectro, podendo ser prescrito com segurança para a maioria das síndromes epilépticas e em todas as idades.
- Os principais efeitos adversos são leves e tendem a remitir com o tempo.

INTRODUÇÃO: O QUE É DIETA CETOGÊNICA?

A **dieta cetogênica** (DC) ou o **tratamento cetogênico** é um conjunto de dietas ricas em gordura, pobre em carboidratos e com aporte adequado de proteínas, cujo objetivo principal é mimetizar os efeitos metabólicos do jejum no organismo e promover a cetose e a cetonúria por meio da restrição da ingestão de carboidratos e transferência da fonte energética primária para a gordura.

Atualmente utilizada para o tratamento de epilepsias farmacorresistentes, possui também resultados promissores em doenças oncológicas, metabólicas e outras doenças neurológicas, como doença de Alzheimer, esclerose múltipla, migrânea etc.

Seu mecanismo de ação para a prevenção de crises epilépticas ainda é pouco compreendido, mas parece estar relacionado com: (1) aumento da síntese GABAérgica; (2) aumento da inibição neuronal adenosina-mediada; (3) aumento da atividade dos canais de potássio ATP-sensíveis, levando à hiperpolarização da membrana neuronal; (4) redução da captação de glutamato pelas vesículas sinápticas, resultando em redução da transmissão glutamatérgica. Indivíduos submetidos à DC possuem aumento dos níveis séricos de corpos cetônicos e redução da glicemia. Esta substituição da fonte energética da glicose por cetonas (acetoacetato, acetona e beta-hidroxibutirato – detectáveis no soro e na urina) resulta em glicólise e aumento da atividade do ciclo de Krebs.

BREVE HISTÓRIA DA DIETA CETOGÊNICA

A DC foi relatada pela primeira vez como uma alternativa terapêutica eficaz para crianças com epilepsias farmacorresistentes em 1921, muito embora haja referências à eficácia do jejum no tratamento das epilepsias já na Bíblia (Novo testamento, Mateus 17:14-21) e Hipócrates já escrevera sobre a "purificação" do corpo por meio do jejum no tratamento das epilepsias no século V – Figura 32-1.

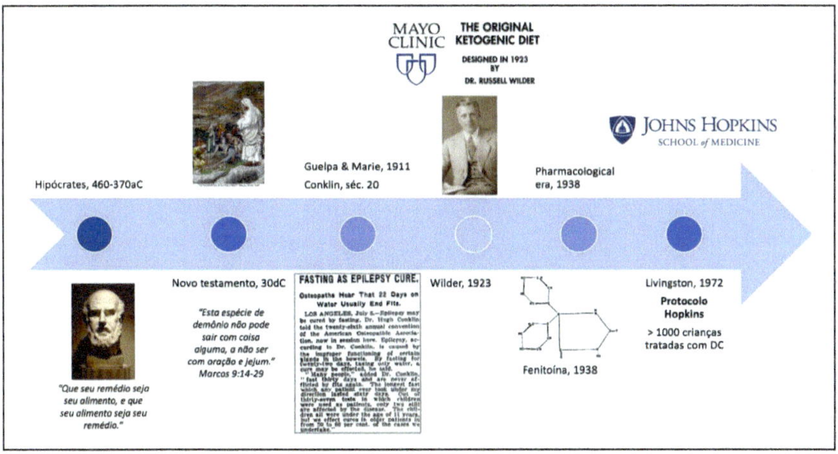

Fig. 32-1. Breve história da dieta cetogênica.

Com o advento de medicamentos anticrises, como a fenitoína, eficazes para o controle das crises epilépticas na década de 1930, o interesse pela DC tornou-se limitado. A partir da década de 1990 houve o seu ressurgimento, por meio de organizações da sociedade civil (https://charliefoundation.org/), com apoio da mídia, a partir de quando novas modalidades dietoterápicas foram desenvolvidas, ampliando suas indicações potenciais.

Tipos de Dieta Cetogênica

São quatro as variantes de DC disponíveis, em ordem decrescente de limitação aos carboidratos e eficácia, e crescente de tolerabilidade:

1. **DC Clássica (DCC):** dieta rica em gorduras, moderada em proteínas e pobre em carboidratos, com um índice cetogênico (i.e., gordura em gramas: carboidrato + proteína combinadas em gramas) de 3-4:1 (Tabela 32-1);
2. **Dieta de triglicerídeos de cadeia média (DTCM):** praticamente em desuso;
3. **Dieta de Atkins modificada (DAM):** índice cetogênico de 1-2:1 e ingestão máxima de 20 g/dia de carboidrato – é a mais utilizada atualmente por adolescentes e adultos (Tabela 32-1);
4. **Dieta de baixo índice glicêmico (DBIG):** consiste na ingestão de até 40-60 g diárias de carboidratos com índice glicêmico < 50 (contribuindo para 10% do consumo calórico total), com aproximadamente 60% das calorias provenientes da dieta derivadas de gordura e 30% de proteínas – menos utilizada em adultos.

INDICAÇÕES DA DIETA CETOGÊNICA

Inicialmente indicada para a população pediátrica, com eficácia comprovada e de amplo espectro, podendo ser utilizada na maioria das síndromes epilépticas, com até 85% de crianças atingindo uma redução de pelo menos 50% na frequência de crises epilépticas após 3 meses de tratamento; seu uso tem sido gradativamente estendido para todas as idades, ao longo da vida, embora em número consideravelmente menor. A eficácia clínica da DC em adultos varia entre 13%-70% (média 42%), enquanto a adesão varia de 38% a 56% (média 45%).

As vantagens de sua indicação podem ser observadas na Tabela 32-2. A DC é o tratamento de escolha para algumas doenças neurometabólicas, como a síndrome de deficiência da proteína transportadora da glicose do tipo 1 e deficiência da piruvato desidrogenase, bem como parece ter eficácia superior à terapêutica convencional em algumas síndromes epilépticas como as listadas na Tabela 32-3.

Tabela 32-1. Requerimento Diário Comparativo da Dieta Cetogênica e algumas de suas Variantes

	Gordura	Carboidratos	Proteínas	Cálculo calórico	Cálculo dos fluidos	Internação	Pesagem dos alimentos	Jejum
Dieta normal	20%-35%	50%-70%	15%-20%	Não	Não	Não	Não	Não
DCC	90%	2%-4%	6%-8%	Sim	Sim	Sim/Não	Sim	Sim/Não
DAM	60%-65%	20%-30%	10%-20%	Não	Não	Não	Não	Não

DAM, dieta de Atkins modificada; DCC, dieta cetogênica clássica.

Tabela 32-2. Vantagens da Dieta Cetogênica e suas Variantes

- Podem ser instituídas rapidamente, e seu efeito é quase imediato (visualizável em dias ou semanas)
- Tratamento de amplo espectro, sendo útil em diversas síndromes epilépticas
- Eficácia e segurança comprovada por diversos estudos clínicos nas populações pediátrica e adulta
- Custo menor em relação a alternativas terapêuticas para epilepsias farmacorresistentes, como cirurgia de epilepsia ou neuroestimulação
- Possíveis efeitos benéficos em outros aspectos da epilepsia, como comorbidades cognitivas, psiquiátricas, neurobiológicas e sociais
- Possível efeito sinérgico em associação aos fármacos antiepilépticos
- Podem promover perda de peso, redução do risco cardiovascular e controle do diabetes tipo 2
- Ampla disponibilidade dos alimentos tanto em países desenvolvidos quanto em países carentes de recursos
- Empoderamento do paciente que passa a sentir maior autocontrole e participação ativa em relação ao tratamento das suas crises epilépticas

Tabela 32-3. Síndromes epilépticas em que a dieta cetogênica parece ser particularmente benéfica

Síndromes epilépticas e doenças (listadas alfabeticamente) que se beneficiam > 70%) mais que a média da resposta à dieta cetogênica, definida como redução de > 50% das crises
▪ Crianças e bebês alimentados exclusivamente por fórmula ▪ Deficiência de piruvato desidrogenase ▪ Doenças mitocondriais do complexo I ▪ Epilepsia com crises mioclônicas (síndrome de Doose) ▪ Esclerose tuberosa ▪ Espasmos infantis ▪ FIRES – síndrome epiléptica relacionada com a infecção febril ▪ Síndrome de Angelman ▪ Síndrome de deficiência do transportador de glicose (Glut-I) ▪ Síndrome de Dravet ▪ Síndrome de Ohtahara ▪ *Status* epiléptico super-refratário

CONTRAINDICAÇÕES DA DIETA CETOGÊNICA

Suas principais contraindicações estão relacionadas com doenças genéticas e erros inatos do metabolismo que impedem o indivíduo de digerir e metabolizar apropriadamente as gorduras ingeridas (base da DC), conforme a Tabela 32-4.

Em relação às contraindicações relativas, é importante citar: a incapacidade de se manter a nutrição adequada com a DC (incluindo a anorexia), candidatos à cirurgia de epilepsia comprovadamente eficaz para o controle das crises, falta de adesão à dieta, presença de fatores de risco cardiovascular, história de diabetes, nefrolitíase, pancreatite, insuficiência hepática, colecistectomia, osteopenia/osteoporose, hipotensão ortostática.

EFEITOS ADVERSOS

Seus principais efeitos adversos (Tabela 32-5) são leves e tendem a remitir com o tempo, ou com a suspensão da dieta: efeitos gastrointestinais, como náusea e vômitos, refluxo gastroesofágico, constipação ou diarreia, dor abdominal, flatulência, fraqueza, letargia, irregularidade menstrual, nefrolitíase, acidose metabólica, perda de peso, hiperuricemia, osteopenia e hiperlipidemia. Outro efeito adverso potencial é a deficiência vitamínica e de minerais (principalmente hipovitaminose D, hipocalcemia, hipomagnesemia, deficiência de zinco e selênio) secundária à restrição de carboidratos, o que pode ser prontamente corrigida pela reposição por suplementos alimentares.

Tabela 32-4. Erros Inatos do Metabolismo que Contraindicam o Uso da Dieta Cetogênica

- Deficiência primária de carnitina
- Deficiência da carnitina palmitoil transferase I ou II
- Deficiência da carnitina translocase
- Defeitos da beta-oxidação
- Deficiência da acil-desidrogenase de cadeia média
- Deficiência da acil-desidrogenase de cadeia longa
- Deficiência da acil-desidrogenase de cadeia curta
- Deficiência da 3-hidroxiacil-coenzima A de cadeia longa
- Deficiência da 3-hidroxiacil-coenzima A de cadeia média
- Deficiência da piruvato carboxilase
- Porfiria

Tabela 32-5. Principais Efeitos Adversos da Dieta Cetogênica ao Longo da Vida

	Efeitos adversos	Como resolver?
Comuns	Constipação	Hidratação, ↑ fibras, polietilenoglicol
	Diarreia	Hidratação, ajuste na dieta
	Refluxo	Fracionamento das refeições
	Perda de cabelo	Multivitamínicos contendo zinco
	Acidose	Hidratação, fracionamento das refeições, glicose (suco)

(Continua)

Tabela 32-5. *(Cont.)* Principais efeitos adversos da dieta cetogênica ao longo da vida

	Efeitos adversos	Como resolver?
Esporádicos	Litíase renal	Hidratação, alcalinização da urina (citratos), litotripsia
	Retardo no crescimento ou perda de peso	Manutenção ou ↑ da ingesta calórica
	Hiperlipidemia	Gorduras insaturadas, estatinas
	Deficiência de vitamina D	Reposição de vitamina D
Raros	Deficiência de carnitina	Reposição de carnitina
	Pancreatite	Suspensão da dieta
	Osteoporose	Reposição de cálcio + vit. D, atividade física, tomar sol
	Cardiomiopatia (deficiência de selênio)	Reposição de selênio ou suspensão da dieta

INTRODUÇÃO E MONITORIZAÇÃO

Atualmente, não há mais necessidade de internação para a introdução da DC, desde que o PCE e seus familiares estejam muito bem orientados sobre todos os aspectos da DC por uma equipe multidisciplinar e acessível, constituída por, no mínimo, um médico neurologista (adulto ou infantil) e um nutricionista familiarizados e experientes com a DC.

Os requisitos mínimos para monitorização contínua da DC podem ser divididos naqueles pré-dieta e nos de acompanhamento de rotina, tanto para avaliar a adesão à dieta quanto para monitorizar seus efeitos adversos (Tabela 32-6).

Outro aspecto importante no acompanhamento dos pacientes em DC é a suplementação de vitaminas, sais minerais e outros micronutrientes, conforme a Tabela 32-7, e orientações quanto ao acompanhamento da dieta conforme a Tabela 32-8, tanto para crianças quanto adultos.

Tabela 32-6. Recomendações para o Início da Dieta Cetogênica

Aconselhamento	▪ Discutir sobre redução de crises, cognição, medicações e expectativas ▪ Potenciais barreiras psicossociais e financeiras ao uso da dieta cetogênica ▪ Revisar as medicações anticrises e outras visando quantificar os carboidratos ▪ Orientar a família sobre a dieta
Avaliação nutricional	▪ Peso usual, altura e peso ideal para a altura ▪ Circunferência cefálica para bebês e lactentes ▪ IMC quando apropriado ▪ Diário nutricional: com recordatório alimentar de três dias, preferências nutricionais, alergias, aversões e intolerâncias ▪ Uso de fórmulas estabelecidas: infantil, oral, enteral ou combinação ▪ Decisão de qual dieta utilizar (cetogênica clássica, Atkins modificada etc.) ▪ Cálculo de calorias, fluidos e contagem de carboidratos ▪ Suplementação de microelementos com referência na dieta
Avaliação laboratorial pré-dieta	▪ Hemograma completo com plaquetas ▪ Eletrólitos com bicarbonato, proteínas totais, cálcio ▪ Enzimas hepáticas e função renal (incluindo albumina, ureia e creatinina) ▪ Lipídios ▪ Carnitina sérica ▪ Vitamina D ▪ Níveis séricos de medicamentos (se necessário) ▪ Urinálise ▪ Eletroencefalograma ▪ Ressonância magnética nuclear de encéfalo ▪ Eletrocardiograma se houver história de doença cardíaca

Se houver dúvida diagnóstica, solicitar ácidos orgânicos na urina e aminoácidos séricos.

Tabela 32-7. Suplementação Recomendada para Pacientes em Dieta Cetogênica

Recomendações universais	▪ Polivitamínico e poliminerais (especialmente selênio) ▪ Cálcio e vitamina D (requisitos mínimos diários)
Suplementação opcional	▪ Vitamina D (acima dos requisitos mínimos diários) ▪ Citrato oral ▪ Laxantes como óleo mineral ou supositório de glicerina ▪ Selênio, magnésio, zinco, fósforo, ferro e cobre adicionais ▪ Carnitina ▪ Triglicerídeos de cadeia média ou óleo de coco ▪ Sal (para maiores de 1 ano)

Importante: Todos os suplementos acima devem estar em formulações livres de carboidratos.

Tabela 32-8. Recomendações para o Acompanhamento da Dieta

Registro nutricional	▪ Peso, altura, IMC ▪ Circunferência cefálica ▪ Revisar a dieta (calorias, fluidos e proteínas) ▪ Revisar suplementação de vitaminas e minerais ▪ Avaliar a adesão à dieta ▪ Ajustar a dieta visando melhor adesão e controle de crises
Avaliação médica	▪ Eficácia da dieta ▪ Avaliação dos medicamentos (neurologista) ▪ Eventos adversos da dieta ▪ Redução de medicações anticrises (se possível) ▪ Avaliar a necessidade de continuar a dieta ▪ Eletroencefalograma (se a dieta for descontinuada)
Avaliação laboratorial	▪ Hemograma com plaquetas, eletrólitos (incluindo bicarbonato sérico, proteínas totais e cálcio), função renal e enzimas hepáticas (incluindo albumina, ureia e creatinina), vitamina D, colesterol e lipoproteínas (em jejum), carnitina total e livre, urinálise, selênio ▪ Nível sérico de medicações anticrises (se necessário)
Opcional	▪ Nível sérico de beta-hidroxibutirato ▪ Creatinina e cálcio urinários ▪ Zinco e cobre ▪ Ultrassonografia renal ▪ Eletrocardiograma ▪ Densidade mineral óssea (DEXA) após 2 anos de dieta cetogênica

Importante: As consultas devem acontecer a cada 3 meses no primeiro ano de dieta, sendo que a primeira deve ser marcada após um mês do início da dieta.

CONCLUSÃO

A DC é eficaz, de amplo espectro, podendo ser prescrita com segurança para o tratamento da maioria das síndromes epilépticas e em todas as idades, sobretudo para epilepsias farmacorresistentes não cirúrgicas. Ainda assim, há questões em aberto referentes a essa modalidade terapêutica, como sua eficácia e tolerabilidade em longo prazo (> 1-2 anos – saúde óssea, cardiovascular, obesidade, síndrome metabólica, cognição etc.), seu uso como monoterapia inicial, seu impacto econômico e na qualidade de vida em grande escala, a influência da DC na saúde hormonal, no ciclo menstrual e gestação/concepto, que necessitam de estudos posteriores para maiores esclarecimentos.

BIBLIOGRAFIA RECOMENDADA

Christensen MG, Damsgaard J, Fink-Jensen A. Use of ketogenic diets in the treatment of central nervous system diseases: a systematic review. Nord J Psychiatry. 2020 Aug; 6:1-8. Online ahead of print.

Kossoff EH, Al-Macki N, Cervenka MC, Kim HD, Liao J, Megaw K, et al. What are the minimum requirements for ketogenic diet services in resource-limited regions? Recommendations from the International League Against Epilepsy Task Force for dietary therapy. Epilepsia. 2015;56:1337-42.

Kossoff E, Cervenka M. Ketogenic dietary therapy controversies for its second century. Epilepsy Curr. 2020;20:125-9.

Kossoff EH, Zupec-Kania BA, Auvin S, Ballaban-Gil KR, Bergqvist AGC, Blackford R, et al. Optimal clinical management of children receiving dietary therapies for epilepsy: updated recommendations of the International Ketogenic Diet Study Group. Epilepsia Open. 2018;3:175-92.

Liu H, Yang Y, Wang Y, Tang H, Zhang F, Zhang Y, et al. Ketogenic diet for treatment of intractable epilepsy in adults: a meta-analysis of observational studies. Epilepsia Open. 2018;3:9-17.

Martin-McGill KJ, Bresnahan R, Levy RG, Cooper PN. Ketogenic diets for drug-resistant epilepsy. Cochrane Database Syst Rev. 2020;6:CD001903.

CAPÍTULO 33
NEUROMODULAÇÃO

PONTOS-CHAVE

- A neuromodulação é segura e eficaz no tratamento de epilepsias resistentes aos fármacos anticrises.
- A estimulação de nervo vago é o método de neuromodulação menos invasivo, levando à melhora das crises em até 60% dos pacientes.
- Aproximadamente 40% a 60% dos pacientes com implante de DBS apresentam redução da frequência de crises em ao menos 50%.
- Cerca de 75% dos pacientes apresentam 75% de redução da frequência de crises.
- A combinação de técnicas de neuromodulação pode potencializar o controle de crises.

INTRODUÇÃO

A maior parte das pessoas com epilepsia apresentará remissão prolongada ou total controle das crises com o uso de fármacos anticrises (FACs), se bem selecionados e em doses adequadas. No entanto, aproximadamente 1/3 dos pacientes com epilepsia evoluirá com crises epilépticas clinicamente refratárias. Nestes pacientes é essencial a investigação para que se possa oferecer um tratamento alternativo para melhor controle das crises, sendo que parte destes pacientes poderá ser submetida ao tratamento cirúrgico ressectivo, após a perfeita definição da zona epileptogênica e aferição da relação risco-benefício do procedimento. Contudo, em uma parcela dos pacientes não será possível a ressecção cirúrgica seja por inadequada localização da zona epileptogênica, seja por coincidência com áreas eloquentes. Nestes pacientes métodos de neuromodulação aparecem como opção terapêutica.

A neuromodulação é uma modalidade terapêutica em que se utiliza de estimulação elétrica ou magnética com objetivo de induzir modificações em curto e longo prazos da circuitaria cerebral que podem levar a modificações que produzam controle ou redução da frequência de crises epilépticas. As modalidades terapêuticas atualmente disponíveis são o implante de estimulador do nervo vago (VNS), estimulação cerebral profunda (DBS) e neuroestimulação responsiva (RNS). As três técnicas são consideradas paliativas, e o objetivo é a redução da frequência de crises epilépticas. Comparando-se as três técnicas, o VNS é menos invasivo e não requer o implante de eletrodos intracranianos, sendo a técnica mais comumente utilizada. Um possível fluxo de tratamento encontra-se na Figura 33-1.

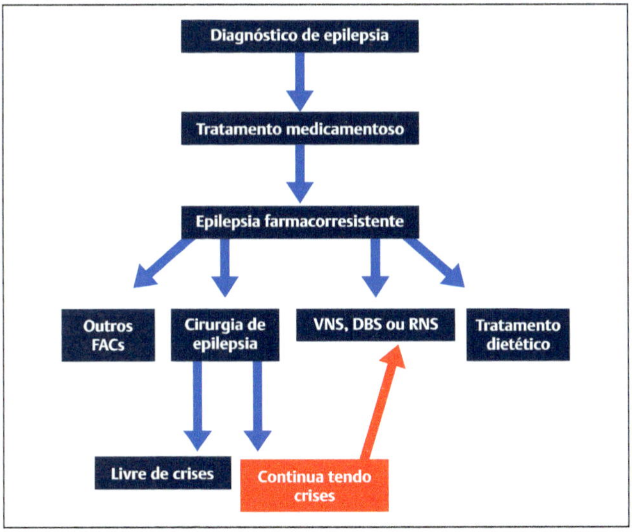

Fig. 33-1. Proposta de Fluxograma de investigação e tratamento em pacientes com epilepsia.

ESTIMULADOR DO NERVO VAGO (VNS)

O VNS está disponível no mercado há décadas, sendo indicado para pacientes com epilepsias focais ou multifocais. Pode ser ainda utilizado em pacientes com epilepsias generalizadas, embora nesta situação seja considerado *off-label* na maior parte dos países. É a técnica mais comumente utilizada e tem eficácia semelhante à DBS, sendo menos invasivo. O VNS é um dispositivo composto por um gerador de pulso e um fio bipolar que estimula de forma crônica e intermitente o nervo vago esquerdo (preferencialmente), produzindo uma expectativa de redução de, pelo menos, 50% das crises epilépticas em 60% dos pacientes implantados, após um ano de estimulação (Figura 33-2). Recentemente um novo modelo de VNS foi lançado no mercado, que é sensível ao eletrocardiograma. Neste modelo, quando a frequência cardíaca se eleva acima de um padrão preestabelecido, uma estimulação é desencadeada. Vale ressaltar que este sistema não é um detector de crise epiléptica e sim um detector de taquicardia.

A eficácia da terapia de VNS é independente da idade, tipo de crise ou síndrome epiléptica, podendo ser necessário um ajuste diferencial dos parâmetros de estimulação dependentes da idade. Crianças podem responder mais rapidamente do que adultos e podem necessitar de parâmetros de estimulação mais elevados, embora não exista um padrão de estimulação diferencial para cada síndrome epiléptica.

Embora isso possa mudar com o tempo, atualmente o VNS deve ser desligado para a realização de ressonância magnética de encéfalo (RM), sendo a contraindicada RM da região cervical.

A taxa de complicações associadas ao procedimento é baixa (menos de 2%), e os efeitos adversos mais comuns são tosse e rouquidão, particularmente durante a fase de estimulação. A fratura do eletrodo é relatada em até 11,9% dos pacientes em um acompanhamento de cinco anos e raramente há relatos de bloqueio AV após anos de implante do VNS. No entanto, a terapia do VNS pode ter um impacto negativo nos distúrbios respiratórios do sono, e estudos mostram que até 57% dos pacientes adultos podem desenvolver apneia obstrutiva do sono. O VNS pode ainda ter efeitos positivos, com melhora dos escores de depressão, ansiedade e humor em 25% a 35% dos pacientes. Dados avaliando o risco de morte súbita em epilepsia (SUDEP) mostram uma redução da sua incidência em pacientes implantados.

ESTIMULAÇÃO CEREBRAL PROFUNDA (DBS)

DBS foi aprovada nos EUA em 2018 e, assim como o VNS, pode ser utilizada em pacientes com epilepsias focais ou multifocais. No entanto, seu uso em pacientes com epilepsias generalizadas ainda é controverso. A DBS utiliza eletrodos implantados na profundidade, tendo como alvos o núcleo anterior ou medial do tálamo e o hipocampo. Outras regiões que podem ser implantadas são o núcleo subtalâmico (mais utilizado em pacientes com doença de Parkinson, mas que podem ter efeito em pacientes com crises motoras), o núcleo caudado, núcleo *accumbens*, região posterior do hipotálamo caudal e fórnix. O efeito anticrise da DBS é individual, não havendo fatores que claramente

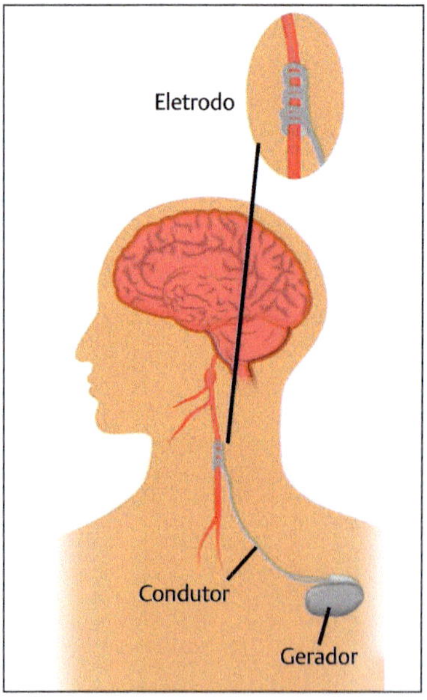

Fig. 33-2. O estimulador do nervo vago é composto por um gerador ligado a um fio condutor que envolve o nervo vago, preferencialmente do lado esquerdo.

definem quem serão os pacientes respondedores. A eficácia da DBS pode aumentar com o tempo de implante, produzindo índices estimados de redução de crises de 40% no primeiro ano de estimulação e além dos 60% no quinto ano. A análise da estimulação não mostra uma clara superioridade entre os diversos parâmetros utilizados. Crises originadas nas estruturas mesiais temporais ou límbicas aparentemente respondem melhor à estimulação do núcleo anterior do tálamo, e pacientes com crises generalizadas ou síndrome de Lennox-Gastaut responderiam melhor à estimulação do núcleo central do tálamo.

Os efeitos adversos mais comuns são transitórios e relacionados com os parâmetros de estimulação. No entanto, estudos em longo prazo considerando-se a estimulação do núcleo anterior do tálamo têm mostrado um efeito negativo no humor e na memória, e aproximadamente 8% dos pacientes com queixas prévias de depressão relataram ideação suicida durante o tratamento, devendo-se ter atenção especial a estas queixas. Efeitos adversos graves são relatados em menos de 5% dos pacientes e geralmente estão relacionados com a hemorragia. A mortalidade cirúrgica é baixa.

NEUROESTIMULAÇÃO RESPONSIVA (RNS)

A RNS foi aprovada nos EUA em 2015 e requer localização da zona epileptogênica, sendo indicada em pacientes com 18 anos ou mais, mas provavelmente é eficaz em crianças e adolescentes, embora em crianças possa haver maior dificuldade na fixação óssea. A RNS é composta por um eletrodo de registro e um eletrodo de estimulação, sendo principalmente indicada em pacientes com epilepsia temporal mesial bilateral. Em contraste com o VNS e a DBS, a RNS produz a estimulação apenas em resposta a uma mudança da atividade neuronal na zona epileptogênica, sendo então essencial a localização precisa desta região. A maior vantagem é que esta técnica permite um menor número de estímulos por dia.

Estudos evidenciaram resposta estável na redução da frequência de crises ao longo de três a seis anos para pacientes com epilepsias neocorticais e temporais mesiais, com redução média de 75% da frequência de crises, com 35% dos pacientes apresentando mais de 90% de redução na frequência de crises, e 18,4% dos pacientes livres de crises no primeiro ano.

Pode ter um efeito positivo no humor e na cognição, e a análise em curto prazo mostra uma redução do risco de SUDEP em pacientes implantados. Atualmente a realização de RM está contraindicada em pacientes com RNS.

COMPARAÇÃO DOS MÉTODOS DE NEUROESTIMULAÇÃO

Os três métodos de neuroestimulação são comparáveis quanto à sua eficácia, havendo, no entanto, diferenças em relação ao custo e ao nível de invasividade, apresentando como benefício a ausência de interação medicamentosa. Neste sentido, é razoável que se tente inicialmente o método menos invasivo, sendo possível a associação de métodos, particularmente VNS e DBS ou VNS e RNS (Tabela 33-1).

DIRETRIZES DA LBE

Nos anos de 2013 e 2016, uma comissão de especialistas brasileiros produziu **diretrizes para as indicações de implantes de VNS e DBS**. A RNS não foi incluída neste posicionamento frente à sua não disponibilidade no Brasil à época. Assim foram definidos como potenciais candidatos os pacientes em concordância com os seguintes critérios:

VNS

1. Pessoas com epilepsia clinicamente refratária, conforme o critério classicamente aceito de falta de eficácia a pelo menos dois FAEs adequadamente selecionados e utilizados;
2. Avaliação em centros terciários de epilepsia, com exclusão da opção por cirurgia ressectiva;

Tabela 33-1. Comparação dos Métodos de Neuromodulação VNS, DBS e RNS

	VNS	DBS	RNS
Crises generalizadas ou multifocais	Sim	Provavelmente	Não
Implante em crianças	Sim	Provavelmente	Não
Intracraniano	Não	Sim	Sim
Realização de RM	Sim	Variável	Não
Efeitos positivos no humor e cognição	Sim	Desconhecido	Provável
Eficácia (> 50% de redução da frequência de crises)	60%	40%-60%	75%

3. Recusa, por parte do paciente, da realização de cirurgia ressectiva, após adequada explanação sobre riscos e benefícios deste procedimento e pertinente apresentação dos riscos e benefícios do VNS.

DBS

1. Pacientes ainda com crises refratárias após utilização de VNS por dois anos;
2. Registro da falta de eficácia ao VNS confirmada por epileptologistas treinados;
3. DBS restrita à neurocirurgia com experiência em neurocirurgia funcional, em instituição adaptada a procedimentos neurocirúrgicos de alta complexidade.

BIBLIOGRAFIA RECOMENDADA

Benbadis SR, Geller E, Ryvlin P, Schachter S, Wheless J, Doyle W, et al. Putting it all together: Options for intractable epilepsy: An updated algorithm on the use of epilepsy surgery and neurostimulation. Epilepsy Behav. 2018 Nov;88S:33-38.

Boon P, De Cock E, Mertens A, Trinka E. Neurostimulation for drug-resistant epilepsy: a systematic review of clinical evidence for efficacy, safety, contraindications and predictors for response. Curr Opin Neurol. 2018;31(2):198-210.

Kwon CS, Ripa V, Al-Awar O, Panov F, Ghatan S, Jetté N. Epilepsy and Neuromodulation-Randomized Controlled Trials. Brain Sci. 2018 Apr 18;8(4):69.

Li MCH, Cook MJ. Deep brain stimulation for drug-resistant epilepsy. Epilepsia. 2018 Feb;59(2):273-90.

Markert MS, Fisher RS. Neuromodulation - science and practice in epilepsy: vagus nerve stimulation, thalamic deep brain stimulation, and responsive neurostimulation. Expert Rev Neurother. 2019;19(1):17-29.

Nair DR, Laxer KD, Weber PB, Murro AM, Park YD, Barkley GL, et al. Nine-year prospective efficacy and safety of brain-responsive neurostimulation for focal epilepsy. Neurology. 2020 Sep 1;95(9):e1244-e1256.

Schulze-Bonhage A. Long-term outcome in neurostimulation of epilepsy. Epilepsy Behav. 2019 Feb;91:25-9.

Terra VC, D'Andrea-Meira I, Amorim R, Arruda F, Oliveira AJ, Paola L, et al. Neuromodulation in refractory epilepsy: Brazilian specialists consensus. Arq Neuropsiquiatr. 2016;74(12):1031-4.

Toffa DH, Touma L, El Meskine T, Bouthillier A, Nguyen DK. Learnings from 30 years of reported efficacy and safety of vagus nerve stimulation (VNS) for epilepsy treatment: A critical review. Seizure. 2020 Dec;83:104-23.

Wheless JW, Gienapp AJ, Ryvlin P. Vagus nerve stimulation (VNS) therapy update. Epilepsy Behav. 2018 Nov;88S:2-10.

CAPÍTULO 34

TRATAMENTO CIRÚRGICO

PONTOS-CHAVE

- O tratamento cirúrgico das epilepsias representa uma opção para o tratamento de 30%-40% das pessoas com epilepsia que não têm suas crises epilépticas controladas com medicamentos.
- Os procedimentos podem ser classificados em paliativos e ressectivos.
- A avaliação pré-cirúrgica em centros terciários é essencial para o delineamento do procedimento correto.

INTRODUÇÃO

O tratamento cirúrgico das epilepsias oferece a possibilidade de controle, ou redução da frequência de crises, para os 30%-40% das pessoas com epilepsia que não têm suas crises epilépticas controladas com medicamentos. O pilar de sucesso dessa modalidade de tratamento baseia-se na capacidade de detecção correta do foco de início das crises. Isso é possível pela monitorização prolongada por videoeletroencefalograma (VEEG), exames de imagem, como ressonância magnética (RM) cerebral, exames funcionais, como RM funcional, tomografia por emissão de pósitrons – *Positron Emission Tomography* (PET) e cintilografia tomográfica de perfusão – *Single Photon Emission Computed Tomography* (SPECT) cerebral, e a avaliação neuropsicológica (ANP). Casos mais complexos podem necessitar de investigação invasiva com implantação de placas subdurais ou eletrodos profundos.

Quando uma proposta ressectiva curativa não é possível, temos procedimentos paliativos, como calosotomia e implantação de estimuladores do nervo vago – *Vagus Nerve Stimulation* (VNS) ou eletrodos de estimulação profunda – *Deep Brain Stimulation* (DBS).

Em detrimento das evidências de segurança e eficácia do tratamento cirúrgico, muitas pessoas com epilepsia continuam sem ter acesso a esse tratamento ou são referenciadas tardiamente aos centros especializados.

QUANDO REFERENCIAR O PACIENTE PARA TRATAMENTO CIRÚRGICO?

Pacientes com epilepsias focais farmacorresistentes, ou seja, que já usaram dois ou mais fármacos anticrises (FACs) adequadamente indicados, nas doses máximas toleradas, e não tiveram suas crises controladas, devem ser avaliados quanto à possibilidade de ressecção do foco epileptogênico. Nas epilepsias generalizadas, procedimentos cirúrgicos paliativos devem ser considerados. Importante ressaltar que baixo coeficiente de inteligência (QI), comprometimento significativo de memória ou comorbidades psiquiátricas não são contraindicações aos procedimentos cirúrgicos, contudo, nesta última situação é imperativo acompanhamento psiquiátrico pré e pós-operatório. Pacientes idosos podem-se beneficiar de cirurgia, ponderando os riscos de complicações mais frequentes. RM normal também não exclui possibilidade cirúrgica, entretanto investigação com técnicas avançadas de monitorização e imagem será necessária.

Estudos reportam 10 a 20 anos entre o diagnóstico de uma epilepsia focal e o tratamento cirúrgico, o que indica demora no encaminhamento para centros especializados e, com isto, atraso do acesso ao paciente a uma possibilidade importante de melhora.

IDENTIFICANDO A ZONA EPILEPTOGÊNICA

A definição de zona epileptogênica (ZE) é um construto teórico que se refere à região mínima cerebral a ser ressecada, ou desconectada, que torna possível ao paciente ficar livre de crises.

Em um primeiro momento, técnicas não invasivas são utilizadas. A coleta minuciosa da semiologia das crises traz informações importantes sobre a zona sintomatogênica, definida como área cerebral responsável pelos sinais e sintomas manifestados durante as crises e que, nem sempre, é congruente com a ZE. A realização de VEEG prolongado (Fig. 34-1) é mandatória e, através dos achados ictais e interictais, é ferramenta fundamental na determinação da ZE. A realização de RM cerebral, preferencialmente de 3 Tesla (Fig. 34-2), em protocolo de epilepsia, permite identificação das lesões potencialmente responsáveis pelas crises epilépticas. Os exames de PET (Fig. 34-3) e SPECT cerebrais nos trazem informações adicionais sobre metabolismo celular, que está reduzido na ZE no período interictal e aumentado durante o ictus. A ANP informa a funcionalidade da área candidata à ressecção e possíveis prejuízos cognitivos e de memória, caso o procedimento seja indicado. A RM funcional nos permite delimitação das áreas envolvidas com a linguagem e em vários centros vem substituindo o teste Wada. Este consiste na cateterização da carótida e infusão de agente anestésico de meia-vida curta, quando são aplicados testes neuropsicológicos e realizada a avaliação das funções do hemisfério contralateral.

Em 20%-30% dos casos, técnicas invasivas são necessárias para determinação da ZE. A implantação de eletrodos profundos por estereotaxia e realização de estereoeletroencefalografia (SEEG) (Fig. 34-4) permite detecção de focos profundos e estudo de áreas eloquentes, com morbidade de 1,3% e 1% de risco de sangramento. Placas subdurais, *strip* ou *grids*, proporcionam estudo da atividade elétrica sobre a superfície cerebral por meio da eletrocorticografia (ECoG).

A Figura 34-5 propõe um algoritmo de investigação e proposta de tratamento das epilepsias.

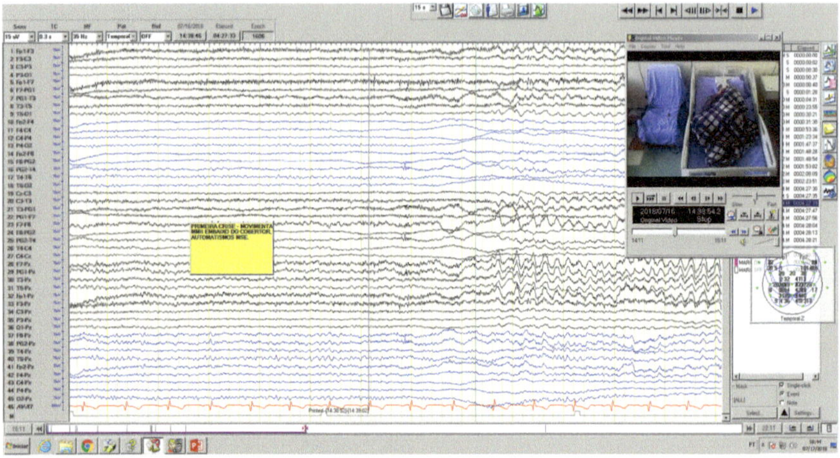

Fig. 34-1. Vídeo-EEG: registro do início ictal de uma crise temporal à esquerda.

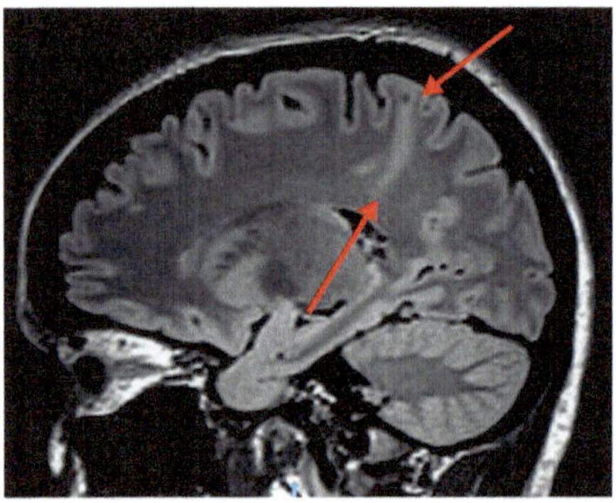

Fig. 34-2. Ressonância magnética de 3 Tesla evidenciando displasia no pré-cúneo esquerdo.

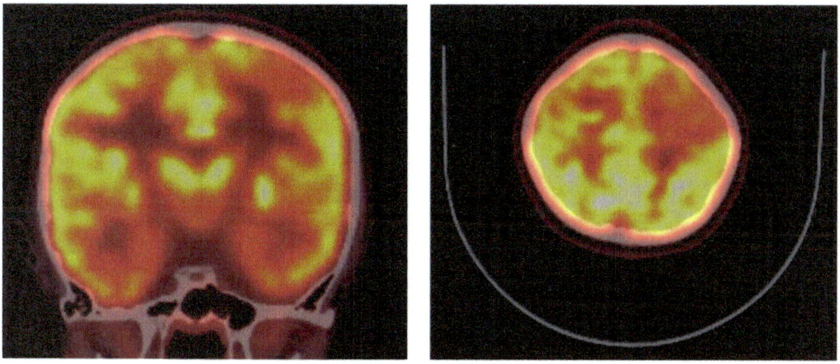

Fig. 34-3. PET SCAN cerebral mostrando hipometabolismo frontoparietal esquerdo.

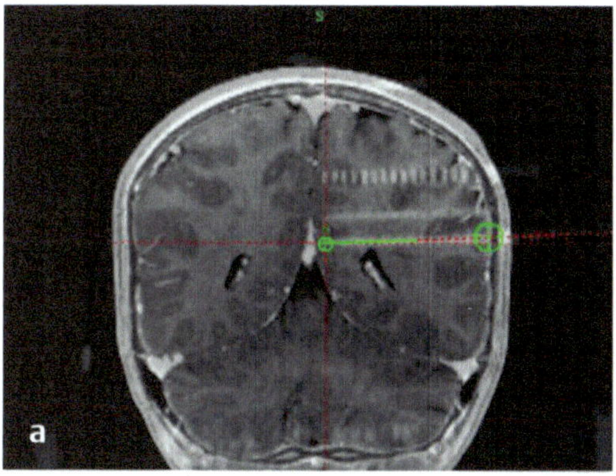

Fig. 34-4. (**a**) Local de implantação dos eletrodos profundos no SEEG. (**b**) Atividade elétrica cerebral captada pelos eletrodos profundos.

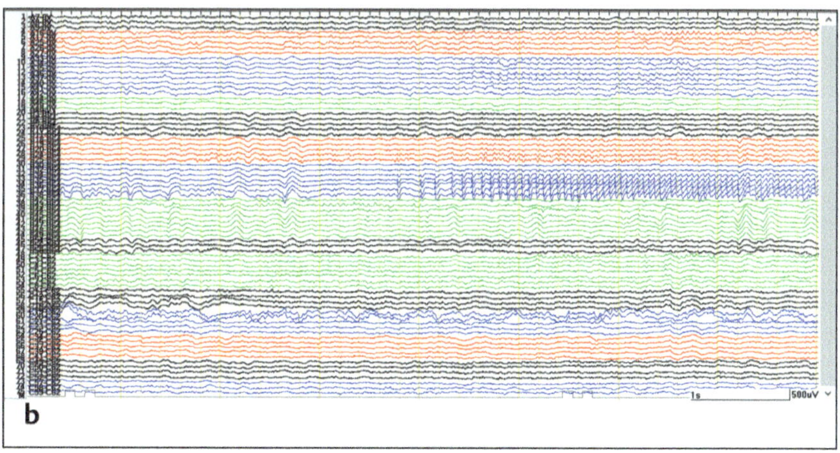

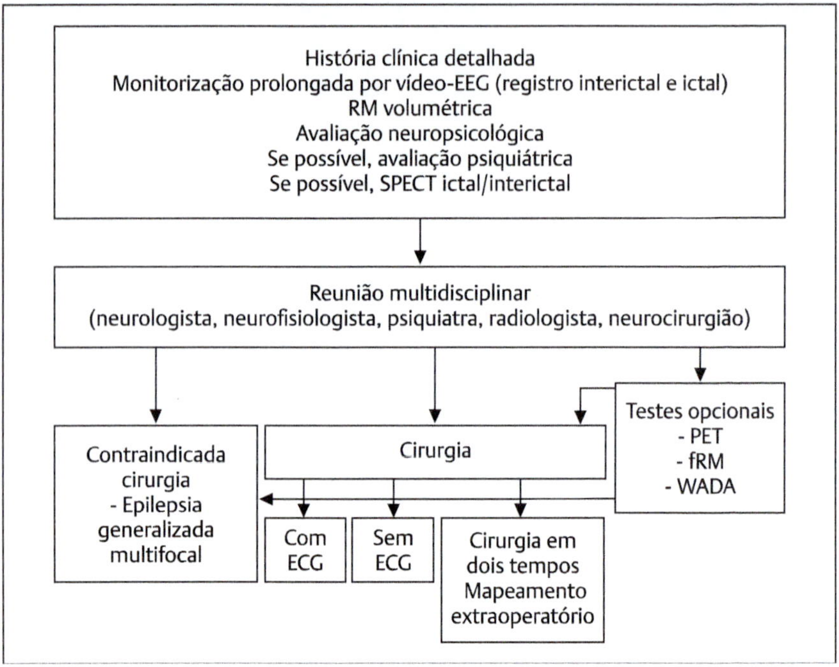

Fig. 34-5. Sequência sugerida na avaliação pré-cirúrgica de pacientes com epilepsia farmacorresistente. (Adaptada da ILAE.).

PROCEDIMENTOS POTENCIALMENTE CURATIVOS

Lesionectomia

Realizada quando uma lesão, responsável pelas crises epilépticas, é vista à RM. Com altas taxas de pacientes livres de crises, frequentemente estão indicadas na presença de tumores indolentes, como tumor neuroepitelial disembrioplástico – *Dysembryoplastic neuroepithelial tumour* (DNET), displasias focais ou pequenas lesões, como cavernomas.

Lobectomias

Epilepsias do Lobo Temporal

O tratamento cirúrgico das epilepsias do lobo temporal, epilepsia refratária mais comum no adulto, proporciona controle de crises em 58% dos pacientes, melhora qualidade de vida e reduz o risco de morte súbita – *Sudden Unexpected Death in Epilepsy* (SUDEP).

Ressecção do lobo temporal anterior, incluindo as estruturas mesiais, é responsável por metade dos procedimentos dos centros de cirurgia de epilepsia. Amígdalo-hipocampectomia seletiva, poupando áreas neocorticais, é realizada quando há o desejo de minimizar sequelas cognitivas. A taxa inicial de controle das crises é de 75%-80% nas escleroses mesiais temporais e de 70%-75% em outras lesões. Nos 20 anos que sucedem a cirurgia, 20%-45% dos pacientes têm expectativa de permanecer sem crises. As principais causas de recorrência de crises são ressecção insuficiente, crises oriundas do lobo temporal contralateral, epilepsia neocortical, *dual pathology*, epileptogênese secundária e epilepsia extratemporal mimetizando epilepsia temporal, como pode ocorrer quando as crises têm início na ínsula ou no cíngulo posterior.

Epilepsias Extratemporais

Apesar de a taxa de controle completo das crises ser menor que nas epilepsias do lobo temporal, é descrito na literatura que 50%-60% dos pacientes ficam sem crises, quando uma investigação cuidadosa é realizada. Nesta condição, técnicas avançadas frequentemente são necessárias.

Hemisferectomias

Potencialmente gera sequelas neurológicas significativas, como hemiplegia e hemianopsia. Está mais bem indicada quando estes déficits já existem. O sucesso do procedimento depende da etiologia, proporcionando controle de crises em 75%-85% dos casos de encefalite de Rasmussen e infartos focais, com resultados ruins nos casos de hemimegalencefalia.

PROCEDIMENTOS PALIATIVOS

Calosotomia

Frequentemente indicada no contexto dos *drop attacks* ou crises de queda, pode também ser realizada em outros tipos de crises. A desconexão inter-hemisférica impede a propagação das crises e tem resultados favoráveis em 74% dos pacientes, sendo que 39% têm os *drop attacks* controlados. Um limitante à indicação é possível ocorrência de síndrome de desconexão.

Neuromodulação

Estimulação do nervo vago e implantação de DBS serão discutidas em capítulos específicos.

CONSIDERAÇÕES FINAIS

O tratamento cirúrgico das epilepsias é uma ferramenta valiosa na condução dos casos farmacorresistentes aos FACs, possibilitando que muitos pacientes fiquem livres de crises e, quando isso não é possível, redução na frequência dos eventos e melhoria na qualidade de vida. É importante que estejamos atentos aos pacientes que podem se beneficiar destes procedimentos e que não tardemos a proporcionar-lhes essa oportunidade.

BIBLIOGRAFIA RECOMENDADA

Arya R, Mangano FT, Horn PS, Holland KD, Rose DF, Glauser TA. Adverse events related to extraoperative invasive EEG monitoring with subdural grid electrodes: a systematic review and meta-analysis. Epilepsia 2013;54(5):828-39.

Bauer PR, Reitsma JB, Houweling BM, Ferrier CH, Ramsey NF. Can fMRI safely replace the Wada test for preoperative assessment of language lateralisation? A meta-analysis and systematic review. Journal of Neurology, Neurosurgery and Psychiatry. 2014;85:581-8.

Baxendale S. Neuropsychological assessment in epilepsy. Pract Neurol. 2018;18:43-8.

Bell GS, Sinha S, Tisi JD, Stephani C, Scott CA, Harkness WF, et al. Premature mortality in refractory partial epilepsy: Does surgical treatment make a difference? J. Neurol. Neurosurg. Psychiatry. 2010;81:716-18.

Bonini F, McGonigal A, Scavarda D, Carron R, Régis J, Dufour H, et al. Predictive Factors of Surgical Outcome in Frontal Lobe Epilepsy Explored with Stereoelectroencephalography. Neurosurgery. 2018 Aug 1;83(2):217-25.

Chouteau R, Nica A, Maliia DM, Biraben A. Epilepsy surgery. Pratique Neurologique – FMC. 2021;12:6-18.

de Tisi J, Bell GS, Peacock JL, McEvoy AW, Harkness WF, Sander JW, et al. The long-term outcome of adult epilepsy surgery, patterns of seizure remission, and relapse: a cohort study. Lancet. 2011 Oct 15;378(9800):1388-95.

Engel J. The current place of epilepsy surgery. Current Opinion in Neurology. 2018;31:192-7.

Mullin JP, Shriver M, Alomar S, Najm I, Bulacio J, Chauvel P, et al. Is SEEG safe? A systematic review and meta-analysis of stereo-electroencephalography-related complications. Epilepsia. 2016 Mar;57(3):386-401.

Rugg-Gunn F, Miserocchi A, McEvoy A. Epilepsy surgery. Practical Neurology. 2020;20:4-14.

Spencer DD, Spencer SS, Mattson RH, Williamson PD, Novelly RA. Access to the posterior medial temporal lobe structures in the surgical treatment of temporal lobe epilepsy. Neurosurgery. 1984;15:667-71.

Tanriverdi T, Olivier A, Poulin N, Andermann F, Dubeau F. Long-term seizure outcome after corpus callosotomy: A retrospective analysis of 95 patients - Clinical article. J Neurosurg. 2009;110:332-42.

Wiebe S, Blume WT, Girvin JP, Eliasziw M. Effectiveness and Efficiency of Surgery for Temporal Lobe Epilepsy Study Group. A randomized, controlled trial of surgery for temporal-lobe epilepsy. N Engl J Med. 2001 Aug 2;345(5):311-8.

Winston GP, Micallef C, Kendell BE, Bartlett PA, Williams EJ, Burdett JL, et al. The value of repeat neuroimaging for epilepsy at a tertiary referral centre: 16 years of experience. Epilepsy Res. 2013 Aug;105(3):349-55.

Parte X MORTALIDADE

CAPÍTULO 35

EPILEPSIA E COMPORTAMENTO SUICIDA

PONTOS-CHAVE

- Pessoas com epilepsia apresentam taxas aumentadas de comportamento suicida.
- Os transtornos psiquiátricos comórbidos, em especial a depressão, consistem em um fator de risco importante para comportamento suicida nesse grupo.
- Conhecer os fatores de risco e propiciar intervenções apropriadas podem levar à redução das taxas de suicídio na epilepsia.
- Há vários métodos que podem ser usados para rastrear fatores de risco de suicídio, o MINI parece ser uma ferramenta útil para rastreio do risco de suicídio.
- As intervenções para as pessoas com epilepsia que apresentam risco de comportamento suicida incluem tratamento medicamentoso do transtorno psiquiátrico, encaminhamento para um psicólogo ou psiquiatra, ou mesmo hospitalização.

INTRODUÇÃO

Pessoas com epilepsia (PCE) podem apresentar maior risco de suicídio e de ideação suicida (reunidos no termo "comportamento suicida" – CS) quando comparados à população em geral. O risco de CS pode-se apresentar ainda mais elevado em determinados subgrupos, como em pacientes com epilepsia do lobo temporal e naqueles submetidos à cirurgia de epilepsia. Além disso, a epilepsia consiste em uma das poucas doenças associadas a um risco aumentado para CS também em crianças e adolescentes. Vários fatores podem estar associados a este risco mais elevado. O presente capítulo analisa o tema do CS em PCE enfocando quatro áreas específicas: 1) taxas de suicídio e de ideação suicida entre PCE em comparação à população em geral; 2) fatores de risco para CS em PCE; 3) métodos para avaliar o risco de CS nesses pacientes e 4) possíveis estratégias para avaliar e intervir no risco de CS nesse grupo.

PREVALÊNCIA DE SUICÍDIO E DE IDEAÇÃO SUICIDA EM PCE

Epidemiologia do Suicídio

O suicídio está entre as dez causas mais frequentes de morte nos EUA, com 43.361 mortes e um coeficiente de 12,1 mortes por 100.000 habitantes. De acordo com dados epidemiológicos, os suicídios superaram o número de homicídios nos EUA em uma razão de 5:3, tendo sido duas vezes mais frequentes do que as mortes decorrentes de HIV/AIDS. Nos EUA, estima-se que a taxa de prevalência de suicídio seja de 1,1%-1,2%, e que entre 1,1% e 4,6% da população em geral fará uma tentativa de suicídio durante a vida. No Brasil, o suicídio já é a oitava causa mais frequente de morte, sendo, no entanto, a terceira na faixa etária de 15 a 29 anos. Estima-se que, em média, 11.821 pessoas consumam o suicídio todos os anos no Brasil, o que representa um coeficiente de 5,8 mortes por 100.000 habitantes. Além desses dados, acredita-se que a taxa de prevalência de suicídio seja de 0,6%-0,9%, e que entre 0,4% e 3% da população brasileira fará uma tentativa de suicídio durante a vida.

Sabe-se que a ideação suicida é um fator de risco importante para a tentativa de suicídio e para o suicídio consumado. Acredita-se que 10%-20% dos indivíduos que relatam uma tentativa consumarão o suicídio dentro de 10 anos. Quanto à ideação suicida, acredita-se que até 45% dos indivíduos que cometeram suicídio comunicaram sua intenção suicida a alguém dentro 24 horas antes do suicídio. Dessa forma, a ideação suicida e as tentativas de suicídio devem sempre ser avaliadas quanto ao potencial de letalidade (por exemplo, uma tentativa por arma de fogo apresenta um potencial letal maior do que uma intoxicação exógena) e à intencionalidade do paciente (isto é, quando o paciente está "convencido" de que deve tirar a sua própria vida). Além disso, toda ideação suicida e tentativa de suicídio consistem em sinais de alerta importantes que devem ser adequadamente avaliados, em especial em populações de alto risco, como indivíduos com epilepsia.

Taxas de Suicídio na Epilepsia

A literatura tem observado que as PCE apresentam risco de suicídio mais elevado do que a população em geral. A taxa de prevalência de suicídio e de tentativas de suicídio está entre 5% e 14,3% entre PCE, podendo ser 6 a 25 vezes maior do que a população em geral em determinados subgrupos, como nos pacientes com epilepsia do lobo temporal e naqueles que foram submetidos à cirurgia da epilepsia.

Além disso, esse aumento da taxa de suicídio parece estar presente também em crianças e adolescentes com epilepsia. As taxas de suicídio em grupos de PCE variam consideravelmente entre os estudos, com uma média geral de aproximadamente 11,5%.

Um estudo examinou 43 casos de morte em PCE que relatou uma taxa de suicídio de 14%. Curiosamente, o suicídio foi identificado apenas em indivíduos com epilepsia do lobo temporal, tendo sido mais prevalente no sexo masculino. Em uma grande coorte de adultos com epilepsia (N = 9.061), observaram-se 53 casos de suicídio, 3,5 vezes mais do que na população em geral.

Outro estudo identificou 42 indivíduos com epilepsia que tentaram suicídio por envenenamento e os comparou a indivíduos sem epilepsia que tentaram suicídio, e observaram que as PCE foram cinco vezes mais propensas a fazer uma tentativa de suicídio. Outro estudo relatou que, entre 711 indivíduos que tentaram suicídio por *overdose*, 23 (3,2%) tinham epilepsia, e que tentativas repetidas de suicídio foram mais frequentes entre PCE em comparação a controles (72,7% *vs.* 29,5%).

Nilsson *et al.* (1997) relataram que uma tentativa anterior de suicídio estava presente em 46,2% dos indivíduos com epilepsia que posteriormente cometeram suicídio.

FATORES DE RISCO PARA O COMPORTAMENTO SUICIDA EM PCE

Fatores de risco gerais para CS incluem histórico familiar de CS, presença de doenças crônicas e incapacitantes, presença de transtornos psiquiátricos (TP), histórico familiar de TP, traços de personalidade, tentativas de suicídio anteriores e acesso a armas de fogo ou a outros meios letais. Eventos de vida estressantes graves que ocorreram recentemente podem colocar os indivíduos em um aumento do risco de CS, como perda ou problemas no emprego, finanças, questões conjugais e jurídicas. No grupo de PCE, vários desses fatores de risco relatados anteriormente podem estar presentes. Sabe-se que PCE apresentam maior risco para TP (depressão maior em particular) em comparação à população em geral. Além disso, há nesse grupo um aumento do desemprego, taxas e tensões financeiras, e pode haver aumento do estresse familiar por causa das complicações associadas a esta condição médica crônica. Além disso, muitas PCE fazem uso de um ou mais fármacos anticrises (FACs), que podem ser letais se ingeridos em excesso.

Além dos fatores de risco gerais descritos anteriormente, as PCE apresentam fatores de risco específicos para CS. Um estudo de caso-controle observou um aumento de nove vezes o risco relativo de suicídio em PCE quando havia a presença de TP, além de um aumento de 10 vezes associado ao uso de medicamentos antipsicóticos nesse grupo. Além disso, o início da epilepsia nos primeiros 17 anos de vida foi associado a um aumento significativo do risco de suicídio em comparação àqueles indivíduos cuja epilepsia começou com mais de 29 anos. Um estudo investigou a presença de fatores clínicos associados ao aumento do risco de CS, tendo sido descrito o "perfil" da PCE com maior risco de apresentar CS como daqueles que apresentavam início precoce da epilepsia (principalmente durante a adolescência), mas não especialmente epilepsia grave, TP comórbido e, possivelmente, acompanhamento neurológico inadequado. Uma associação específica à epilepsia do lobo temporal, no entanto, não foi observada nesse estudo. Outro estudo de caso-controle utilizou cinco registros nacionais para obter informações sobre epilepsia, causa da morte, diagnósticos psiquiátricos, dados socioeconômicos e dados demográficos. Das mais de 21.000 pessoas que cometeram suicídio no período do estudo, 2,3% apresentaram uma história de epilepsia em comparação a 0,7% dos 420.000 controles. A *odds ratio* (OR) para o suicídio em PCE foi de 3,2 em comparação àqueles sem epilepsia. Houve um risco aumentado de TP no grupo de PCE (OR = 4,3). Histórico psiquiátrico foi um fator de risco importante para suicídio (OR = 12,5) entre os PCE. No entanto, a OR para suicídio em pessoas com epilepsia, mas sem histórico psiquiátrico, foi de quase 2 em comparação àqueles sem epilepsia. Em ambos os grupos (com e sem epilepsia), a depressão foi observada como o TP mais frequentemente associado ao risco de suicídio. Observou-se ainda que, no grupo de PCE (com ou sem TP comórbido), o risco de suicídio foi maior nos primeiros seis meses após o diagnóstico de epilepsia.

Transtornos Psiquiátricos e Comportamento Suicida

Os TP constituem-se em um dos mais importantes fatores de risco para CS. Entre as PCE, a prevalência de TP varia entre 19% e 62%, e apresenta-se, portanto, mais elevada em relação à população em geral. Dentre todos os TPs, os transtornos depressivos são os mais prevalentes entre as PCE, apresentando uma prevalência de 32% a 48%. Em um estudo, mais de 50% dos adultos admitidos em uma unidade de monitorização por vídeo-EEG com epilepsia apresentaram o diagnóstico de depressão pelo Inventário de Depressão de Beck (BDI). Destes, apenas 17% estavam em tratamento com antidepressivos, e mais de um terço referiu apresentar pensamentos suicidas. Nesse estudo, o único preditor de qualidade de vida (o principal objetivo do estudo) foi a pontuação do BDI. Além disso, sabe-se que a depressão pode ocorrer com mais frequência e mais severamente em PCE do que em pessoas com outras doenças neurológicas. Outros estudos sugeriram que os pacientes com epilepsia farmacorresistente são mais propensos a apresentar depressão do que aqueles com controle de crises adequado.

Estudos têm observado que as taxas de suicídio e de CS sejam mais elevadas em PCE que apresentem depressão. Em um estudo multicêntrico que avaliou tentativas de suicídio em PCE, observou-se que, entre os que tentaram o suicídio, 51,7% apresentaram um episódio depressivo maior ao longo da vida. Em outro estudo envolvendo 103 pacientes com epilepsia do lobo temporal, cada participante preencheu três questionários: a escala de desesperança de Beck (BHS, em que uma pontuação de corte de nove ou mais indica um alto risco de suicídio), o BDI e a Escala de Ansiedade autoaplicada de Zung (SAS). Observou-se que mais de um quarto dos pacientes apresentaram pontuações de nove ou mais no BHS, sugerindo um alto risco de suicídio. Tais pacientes eram aproximadamente nove anos mais velhos do que aqueles com pontuações mais baixas, e pontuaram mais alto no BDI e no SAS, observando níveis mais elevados de depressão e ansiedade no grupo com maior pontuação da BHS. Em uma coorte retrospectiva, cujo objetivo foi o de determinar as diferenças nas incidências de tentativas de suicídio e, particularmente, de suicídio por *overdose* em PCE com e sem depressão, observou-se um risco 21 vezes maior de tentativas de suicídio e 23 vezes maior de suicídio por *overdose* nas PCE com depressão em comparação ao grupo de PCE sem depressão. Acredita-se que, além de um maior risco para CS, a presença de transtornos depressivos em PCE também esteja associada a maior farmacorresistência, pior controle de crises e pior desfecho no pós-operatório.

Além dos transtornos depressivos, os transtornos psicóticos podem contribuir para o aumento do risco de CS em PCE. Um estudo que revisou os registros de 1.611 PCE acompanhados em uma clínica de neurologia encontrou que quatro pacientes morreram por suicídio. Destes, dois apresentavam diagnósticos de psicose paranoide e um suicidou-se durante um breve episódio psicótico. Episódios psicóticos pós-ictais também podem aumentar o risco de suicídio em PCE e, mais especificamente, em indivíduos com epilepsia do lobo temporal. Um estudo relatou que três de seis indivíduos com epilepsia do lobo temporal que cometeram suicídio o fizeram durante episódios psicóticos pós-ictais. Dessa forma, assim como a esquizofrenia acarreta um risco aumentado de suicídio, parece que a presença de sintomas psicóticos, sejam pós-ictais ou interictais, pode aumentar o risco de suicídio em PCE.

Transtornos Depressivos, Comportamento Suicida e Epilepsia – Possível Causalidade Bidirecional?

Estudos têm observado que a associação entre depressão, comportamento suicida e epilepsia pode ser bidirecional; ou seja, tanto a presença de epilepsia pode ser um risco fator para depressão e comportamento suicida, como a depressão e o comportamento suicida podem ser fatores de risco para a ocorrência de novos casos de epilepsia. Em um estudo de caso-controle que investigou 86 pacientes recém-diagnosticados com epilepsia, observou-se que o aparecimento de depressão nos seis meses anteriores foi significativamente mais frequente nos PCE do que no grupo-controle . Em outro estudo de caso-controle que investigou todos os adultos e crianças com mais de 10 anos de idade que desenvolveram epilepsia dentro de 3 anos, um histórico de depressão grave ocorreu quase duas vezes mais frequentemente nos PCE. Além disso, histórico de tentativas de suicídio foi cinco vezes mais frequente nos PCE em comparação aos controles.

Uso de Fármacos Anticrises

Foi sugerido que os FACs também podem estar envolvidos no aumento do risco de CS em PCE. Um estudo investigou a incidência de eventos adversos psiquiátricos e comportamentais (EAPC) em pacientes que tomavam topiramato (TPM) e levetiracetam (LEV), ambos FACs eficazes, mas com diferentes mecanismos de ação. De 108 pacientes que tomaram ambos os FACs, nove (8,3%) desenvolveram EAPC. História de crises febris, histórico psiquiátrico anterior e história psiquiátrica familiar foram significativamente associados à presença de tais eventos. Vários pacientes que desenvolveram EAPC, no entanto, estavam completamente livres de convulsões durante o período de aparecimento de tais sintomas. Os autores sugeriam, com base nesses dados, que EAPC podem ocorrer com qualquer FAC em indivíduos com epilepsia resistente ao tratamento, mas que apresentam maior probabilidade de ocorrência naqueles com histórico psiquiátrico anterior, histórico psiquiátrico familiar e histórico de convulsões febris. Outro estudo relatou quatro pessoas que desenvolveram ideação suicida em uso de LEV. Todos os pacientes desenvolveram sintomas depressivos graves com características psicóticas, com início logo após a introdução do LEV, todos estes tendo apresentado redução significativa da frequência de crises. Destes pacientes, todos apresentavam histórico psiquiátrico anterior, mas nenhum apresentava história de tentativa de suicídio. Os sintomas remitiram completamente após a redução ou troca do LEV. Em um estudo mais recente, verificou-se que a irritabilidade foi o EAPC mais comumente relatado com o uso de LEV, que se mostrou semelhante em diferentes doses de LEV. Outros EAPC, como depressão, ansiedade e labilidade emocional, foram relatados como ocorrendo em cerca de 3% dos pacientes com epilepsia que usaram LEV, enquanto psicose e CS foram relatados em cerca de 1%.

A FDA (Food and Drug Administration) emitiu, há alguns anos, um alerta acerca da possível associação entre FACs e CS. Dados de empresas farmacêuticas sobre ensaios clínicos randomizados controlados por placebo envolvendo 11 FACs diferentes foram reunidos, e um metanálise foi realizada para analisar a incidência de TP e de CS. Com quase 28.000 pacientes no braço dos FACs e 16.000 no braço do placebo, foi observado que a OR para CS no braço dos FACs foi de 1,8 (IC95%: 1,24-2,66). As ORs para FACs individuais aumentaram significativamente para lamotrigina (29% dos pacientes estavam em uso de lamotrigina para epilepsia nestes estudos) e para TPM (11% dos pacientes estavam em uso de TPM). De forma interessante, a OR aumentou significativamente em pacientes tomando

FACs para epilepsia (OR: 3,53; IC95%: 1,28-12,1), mas não para os outros dois grupos de indicações. Ao todo, ocorreram quatro suicídios em pessoas tomando FACs e nenhum nos braços do placebo [26]. No entanto, nenhuma informação está disponível no relatório sobre o estado de controle de crises em pacientes com epilepsia, o que poderia ser relevante para a discussão. Posteriormente, uma análise mais pormenorizada da amostra evidenciou que o risco de CS não estava associado ao uso de FACs, mas sim à possível maior frequência de TP nesse grupo.

AVALIAÇÕES E ESTRATÉGIAS PARA LIDAR COM O RISCO DE SUICÍDIO EM PCE

Quando o diagnóstico de epilepsia é realizado, uma avaliação acerca do *status* psiquiátrico e psicossocial deve ser feita para determinar o possível risco de CS. Na presença de fatores de risco importantes, as intervenções podem incluir tratamento apropriado, encaminhamento para psiquiatra ou mesmo hospitalização. A terapia apropriada com FACs pode incluir carbamazepina e valproato como medicações de primeira escolha em PCE com transtornos de humor, sugerindo-se também que o uso de FACs, como TPM e LEV, deva ser evitado nesses pacientes. Em relação aos FACs com propriedades ansiolíticas, a pregabalina apresenta evidências existentes de efetividade no transtorno de ansiedade generalizada e na fobia social, e o clobazam, para os transtornos de ansiedade em geral.

O tratamento com antidepressivos, particularmente com os inibidores seletivos da recaptação de serotonina (ISRS), pode ser utilizado, tendo sido enfatizado por uma revisão do tratamento de depressão na epilepsia. Este estudo concluiu que, embora as PCE com depressão e tratadas com ISRS possam ocasionalmente apresentar uma piora no controle das crises, muitas não apresentam nenhum aumento na frequência de crises, e algumas reduziram esta incidência. Uma revisão sobre o tratamento farmacológico da depressão em adultos com epilepsia também considera que os ISRS são geralmente os medicamentos de primeira escolha em PCE e depressão maior. Outra orientação é que os PCE devem ser avaliados rotineiramente para depressão e que, na presença de sintomas, as intervenções terapêuticas devem ser consideradas. Aparentemente, poucos neurologistas rastreiam rotineiramente pacientes com depressão. Isso pode ser decorrente da falta de apreciação de sua ocorrência, falha em considerar a depressão tão importante no acompanhamento das PCE, falta de estudos que forneçam estratégias de tratamento definitivas e problemas no diagnóstico de depressão em PCE.

Gravidade do Risco

Uma vez que o risco de suicídio foi avaliado, é importante determinar a sua gravidade. Nesta fase, é importante realizar perguntas diretas sobre presença de ideação suicida ou tentativas anteriores. É importante avaliar os tipos de pensamentos que estão ocorrendo (por exemplo, pensamentos ativos acerca do suicídio, ou passivos – pensamentos de morte), sua frequência, persistência, e o que impede a pessoa de seguir um eventual plano de suicídio. Além disso, é importante colocar a gravidade do risco em categorias, como baixo, moderado e elevado, com o objetivo de determinar o nível de intervenção necessária para o momento. Alguém com risco baixo pode apenas ter pensamentos de morte ou deseja morrer. Um risco moderado ou elevado pode incluir aqueles indivíduos que ativamente contemplam a possibilidade de suicidar-se, mas não apresentam um plano específico. Uma pessoa com risco mais elevado, por sua vez, já elaborou um plano para acabar com sua própria vida. Além disso, é importante incluir na avaliação todos os fatores discutidos anteriormente ao atribuir um nível de risco. Fatores como tentativas anteriores de suicídio; histórico familiar de suicídio; presença de TP, particularmente a depressão; presença de sintomas psicóticos; presença de ansiedade intensa e de estressores recentes devem ser considerados quando o nível de risco de suicídio é avaliado. É importante também documentar a avaliação do risco de suicídio e a intervenção clínica, bem como registrar como os indivíduos serão monitorizados e reavaliados.

Avaliação Clínica Usando o MINI

Vários métodos podem ser usados para avaliar o risco de suicídio. Recentemente, foi desenvolvido um instrumento que permite aos profissionais de saúde a avaliação do risco de suicídio com rapidez e eficiência. O *Mini International Neuropsychiatric Interview* (MINI) foi desenvolvido como um instrumento diagnóstico curto e eficiente para ser utilizado tanto em contextos clínicos como de pesquisa. O MINI segue os critérios diagnósticos do DSM-IV e da CID-10 para triagem de TP. O módulo de suicídio inclui perguntas para avaliar a ideação suicida no mês anterior, bem como possíveis tentativas de suicídio ao longo da vida (Tabela 35-1). O risco de suicídio atual é com base em escores ponderados que classificam o risco em baixo, médio ou elevado.

Rastreio de Sintomas Depressivos em Epilepsia

A necessidade de inclusão de um instrumento para rastreio de sintomas depressivos, enquanto parte do acompanhamento usual oferecido as PCE, se dá em função da prevalência elevada de transtornos depressivos nessa população e da dificuldade no acesso a profissionais psiquiatras e neuropsiquiatras nos serviços de saúde. As diretrizes da International League Against Epilepsy (ILAE) indicam quatro momentos cruciais para realização de rastreio de sintomas depressivos por meio de instrumentos

Tabela 35-1. *Mini International Neuropsychiatric Interview* (MINI) – Módulo de Suicídio

Durante o último mês:			Pontuação
Pensou que seria melhor estar morto, ou desejou estar morto?	Sim	Não	1
Quis fazer mal a si mesmo?	Sim	Não	2
Pensou em suicídio?	Sim	Não	6
Pensou em uma maneira de se suicidar?	Sim	Não	10
Tentou o suicídio?	Sim	Não	10
Ao longo da vida:	Sim	Não	4
Risco de suicídio atual:			**1-5 Baixo** **6-9 Moderado** **≥ 10 Elevado**

estruturados e de informações obtidas na entrevista clínica: (I) no momento do diagnóstico da epilepsia ou no momento da chegada do paciente ao serviço/consultório; (II) diante de alteração no esquema terapêutico dos FACs; (III) no início e no final de intervenções relacionadas com a Saúde Mental, como terapias psicológicas, reabilitação neuropsicológica e/ou tratamento farmacológico psiquiátrico; (IV) periodicamente, em frequência semestral ou anual. Essas diretrizes também apontam que, diante da identificação de sintomas/sofrimento emocional, torna-se necessário o encaminhamento do paciente para avaliação de saúde mental completa e formal, para definição da terapêutica adequada.

Para o rastreio de sintomas depressivos especificamente nas PCE, o *Neurologic Disorders Depression Inventory for Epilepsy* (NDDI-E) consiste em um breve inventário (6 itens) e foi desenvolvido para rastreamento rápido (cerca de 3 minutos) de episódios depressivos em PCE. Apresenta a vantagem de minimizar a influência de fatores associados à epilepsia que podem ser confundidos com sintomas depressivos, como queixas de memória e efeitos adversos dos FACs. Um escore maior ou igual a 15, segundo seus idealizadores, demonstrou especificidade de 0,90 e sensibilidade de 0,81 para o diagnóstico de depressão maior.

CONCLUSÃO

Estudos de mortalidade em PCE têm observado taxas aumentadas de CS nesses indivíduos. Assim como na população em geral, os TPs comórbidos, em especial a depressão, consistem em um fator de risco importante para CS nesse grupo; no entanto, é importante considerar a presença de fatores de risco adicionais, tanto gerais como específicos das PCE. Prever o suicídio consiste em uma tarefa muito difícil, e apenas tornando-se mais ciente dos fatores de risco e fornecendo intervenções apropriadas quanto ao risco poderemos começar a fazer progresso em direção à redução das taxas de suicídio na epilepsia. Existem vários métodos que podem ser usados para rastrear fatores de risco de suicídio, o MINI parece ser uma ferramenta útil neste processo.

As intervenções para as PCE que apresentam risco de CS incluem tratamento medicamentoso do TP, encaminhamento para um psicólogo ou psiquiatra, ou mesmo hospitalização. Se as intervenções apropriadas puderem ser introduzidas o quanto antes, taxas de suicídio podem ser significativamente reduzidas nesse grupo. Em termos de orientações para pesquisas futuras, entender melhor a natureza e letalidade das tentativas de suicídio, bem como os fatores de risco para CS especificamente associados as PCE parece ser importante. Além disso, maior conhecimento é necessário em relação a outros comportamentos potencialmente autoagressivos, como o descumprimento intencional de terapia com FACs e participação em atividades perigosas no contexto de epilepsia ativa, como, por exemplo, natação, escalada e direção de veículos.

BIBLIOGRAFIA RECOMENDADA

Bell GS, Sander JW. Suicide and epilepsy. Curr Opin Neurol. 2009;22:174-8.

Botega NJ. Crise Suicida: avaliação e manejo. Porto Alegre: Artmed, 2015.

Boylan LS, Flint LA, Labovitz DL, Jackson SC, Starner K, Devinsky O. Depression but not seizure frequency predicts quality of life in treatment-resistant epilepsy. Neurology. 2004;62:258-61.

Chen B, Choi H, Hirsch LJ, Katz A, Legge A, Buchsbaum R, et al. Psychiatric and behavioral side effects of antiepileptic drugs in adults with epilepsy. Epilepsy Behav. 2017;76:24-31.

Christensen J, Vestergaard M, Mortensen PB, Sidenius P, Agerbo E. Epilepsy and risk of suicide: a population-based case-control study. Lancet Neurol. 2007;6:693-8.

De Araujo Filho GM, Mazetto L, Yacubian EMT. Psychiatric and behavioral effects of the antiepileptic drugs and their action as mood stabilizers. J Epilepsy Clin Neurophysiol. 2011;17(2):65-9.

De Oliveira GNM, De Araujo-Filho GM, Kummer A, Salgado JV, Portela EJ, Sousa-Pereira SR, et al. Neurological Disorders Depression Inventory for Epilepsy (NDDI-E): Brazilian version of a screening instrument. J epilepsy clin neurophysiol. 2011;17(2): 39-45.
Devinsky O. Postictal psychosis: common, dangerous, and treatable. Epilepsy Curr. 2008;8:31-4.
Fukuchi T, Kanemoto K, Kato M, Ishida S, Yuasa S, Kawasaki J, et al. Death in epilepsy with special attention to suicide cases. Epilepsy Res. 2002;51:233-6.
Gaitatzis A, Carroll K, Majeed A, Sander JW. The epidemiology of the comorbidity of epilepsy in the general population. Epilepsia. 2004;45:1613-22.
Hawton K, Fagg J, Marsack P. Association between epilepsy and attempted suicide. J Neurol Neurosurg Psychiatry. 1980;43:168-70.
Hecimovic H, Bosnjak J, Demarin V. Prevalence of mood dysfunction in epilepsy patients in Croatia. Coll Antropol. 2008;32(Suppl 1):65-8.
Hesdorffer DC, Hauser WA, Olafsson E, Ludvigsson P, Kjartansson O. Depression and suicide attempt as risk factors for incident unprovoked seizures. Ann Neurol. 2006;59:35-41.
Hesdorffer DC, Hauser WA, Olafsson E, Ludvigsson P, Kjartansson O. Epilepsy and suicide risk. Lancet Neurol. 2007;6:847.
Jacobs DG, Brewer M, Klein-Benheim M. Suicide assessment: an overview and recommended protocol. In: Jacobs DG (ed). The Harvard Medical School guide to suicide assessment and intervention. San Francisco: Jossey–Bass; 1999.
Jacobs DG, Jamison KR, Baldessarini RJ, Fawcett JA, Hendin H, Gutheil TG. Suicide: clinical/risk management issues for the psychiatrist. CNS Spectrums. 2000;5:32-48.
Jones JE, Hermann BP, Barry JJ, Gilliam FG, Kanner AM, Meador KJ. Rates and risk factors for suicide, suicidal ideation, and suicide attempts in chronic epilepsy. Epilepsy Behav. 2003;4:S31-S38.
Kondziella D, Asztely F. Don't be afraid to treat depression in patients with epilepsy! Acta Neurol Scand. 2009;119:75-80.
Lin CY, Harnod T, Li CL, Shen WC, Kao CH. Differences in incidence and risks of suicide attempt and suicidal drug overdose between patients with epilepsy with and without comorbid depression. Int J Environmental Res. 2019;16:4533.
Meador KJ. Suicide in patients with epilepsy. Epilepsy Curr. 2008;8:40-2.
Mendez MF, Doss RC. Ictal and psychiatric aspects of suicide in epileptic patients. Int J Psychiatry Med. 1992;22:231-7.
Mendez MF, Lanska DJ, Manon-Espaillat R, Burnstine TH. Causative factors for suicide attempts by overdose in epileptics. Arch Neurol. 1989;46:1065-8.
Monk M. Epidemiology of suicide. Epidemiol Rev. 1987;9:51-69.
Mościcki EK. Identification of suicide risk factors using epidemiologic studies. Psychiatr Clin North Am. 1997;20:499-517.
Mula M, Monaco F. Antiepileptic drugs and psychopathology of epilepsy: an update. Epileptic Disord. 2009;11:1-9.
Mula M, Sander JW. Suicidal ideation in epilepsy and levetiracetam therapy. Epilepsy Behav. 2007;11:130-2.
Mula M, Schmitz B, Sander JW. The pharmacological treatment of depression in adults with epilepsy. Expert Opin Pharmacother. 2008;9:3159-68.
Mula M, Trimble MR, Sander JW. Are psychiatric adverse events of antiepileptic drugs a unique entity? A study on topiramate and levetiracetam. Epilepsia. 2007;48:2322-6.
National Institute of Mental Health. Suicide Facts. 2003. [Internet] Available from: www.nimh.nih.gov/research/suifact.cfm.
Nilsson L, Tomson T, Farahmand BY, Diwan V, Persson PG. Cause-specific mortality in epilepsy: a cohort study of more than 9,000 patients once hospitalized for epilepsy. Epilepsia. 1997;38:1062-8.
Obafunwa JO, Busuttil A. Clinical contact preceding suicide. Postgrad Med J. 1994;70:428-32.
Pompili M, Vanacore N, Macone S, Amore M, Petriconi G, Tonna M, et al. Depression, hopelessness and suicide risk among patients suffering from epilepsy. Ann Ist Super Sanita. 2007;43:425-9.
Robertson MM. Suicide, parasuicide, and epilepsy. In: Engel J, Pedley T (eds). Epilepsy: a comprehensive textbook. Philadelphia: Lippincott-Raven; 1997.
Sheehan DV, Lecrubier Y, Sheehan KH, Amorim P, Janavs J, Weiller E, et al. The Mini-International Neuropsychiatric Interview (M.I.N.I.): the development and validation of a structured diagnostic psychiatric interview for DSM-IV and ICD-10. J Clin Psychiatry. 1998;59(Suppl 20):22-33.
Tellez-Zenteno JF, Patten SB, Jetté N, Williams J, Wiebe S. Psychiatric comorbidity in epilepsy: a population-based analysis. Epilepsia. 2007;48:2336-44.
US Food and Drug Administration. Antiepileptic drugs and suicidality. [Internet] Available from: http://www.fda.gov/ohrms/dockets/ac/08/briefing/2008-4372b1-01-FDA.pdf
Verrotti A, Cicconetti A, Scorrano B, De Berardis D, Cotellessa C, Chiarelli F, et al. Epilepsy and suicide: pathogenesis, risk factors, and prevention. Neuropsychiatr Dis Treat. 2008;4:365-70.

CAPÍTULO 36

MORTE SÚBITA EM EPILEPSIA (SUDEP)

PONTOS-CHAVE

- Morte súbita, inesperada, não traumática, sem afogamento associado, de um indivíduo com epilepsia, testemunhada ou não, com evidência de ter havido uma crise epiléptica ou não, em que a necropsia não revela qualquer causa anatômica ou toxicológica.
- O indivíduo com epilepsia possui um risco de óbito dez vezes superior ao de outros indivíduos sem essa condição, sendo a SUDEP a etiologia mais frequente.
- A incidência de SUDEP é de aproximadamente 1/10.000 pacientes-ano para os indivíduos com epilepsia recém-diagnosticada.
- O fator de risco modificável mais importante para a SUDEP é a presença de CTCG.
- O paciente tem o direito de ser informado sobre SUDEP.

CONCEITOS: O QUE É SUDEP?

Morte súbita e inesperada em epilepsia, mais frequentemente conhecida pelo acrônimo SUDEP (do inglês, *sudden unexpected death in epilepsy*), é uma das principais causas de óbito em pacientes com epilepsia (PCE). SUDEP é conceituada, de acordo com a Força-Tarefa da Liga Internacional contra a Epilepsia – ILAE, como sendo a morte súbita, inesperada, não traumática, sem afogamento associado, de um indivíduo com epilepsia, testemunhada ou não, com evidência de ter havido uma crise epiléptica ou não, em que a necropsia não revela qualquer causa anatômica ou toxicológica. Em outras palavras, é quando uma pessoa com epilepsia morre súbita e prematuramente, sem que uma causa direta de morte tenha sido encontrada. Sua nomenclatura foi uniformizada somente em 2012, por Lina Nashef *et al.*, para fins clínicos e epidemiológicos (Tabela 36-1).

Tabela 36-1. Definições e Classificação de SUDEP

Definição	Requisitos
SUDEP definitiva	É a morte súbita, inesperada, testemunhada ou não, não traumática, sem afogamento, ocorrendo sob circunstâncias benignas (isto é, em condições habituais, durante as atividades normais do dia a dia) em um indivíduo com epilepsia, com ou sem evidência de crise epiléptica precedendo o evento, excluindo-se as situações de *status epilepticus* documentado (crises epilépticas com duração igual ou superior a 30 minutos ou crises em salvas pelo mesmo período sem recuperação da consciência entre elas), **em que a necropsia não revela uma causa definida de óbito**
SUDEP *plus* definitiva	Preenche todos os critérios anteriores, porém o indivíduo possui uma **condição preexistente que possa ter contribuído para o óbito**, como, por exemplo, doença coronariana, mas sem evidência de infarto agudo do miocárdio na necropsia
SUDEP provável	Sem necropsia disponível, porém ocorrendo em situações clínicas sugestivas, conforme "SUDEP definitiva"
SUDEP possível	Com ou sem necropsia, quando, adicionalmente, haja outra causa potencial de morte identificada
Quase SUDEP	Quando o paciente com epilepsia sobrevive a manobras de ressuscitação cardiopulmonar por mais de 1 hora após uma parada cardiorrespiratória sem causa estrutural identificada após investigação extensa
Não SUDEP	Há uma causa clara e identificável de óbito
Não classificável	Quando a informação é incompleta, não permitindo a classificação

EPIDEMIOLOGIA

O indivíduo com epilepsia possui um risco de óbito dez vezes superior ao de outros indivíduos sem essa condição, sendo a SUDEP a etiologia mais frequente. Outras causas diretas e indiretas de mortalidade em pacientes com epilepsia estão relacionadas com acidentes decorrentes da crise epiléptica (afogamento, quedas, fraturas, queimaduras etc.), comorbidades, intoxicações exógenas, suicídio, estado de mal epiléptico e outras complicações.

A incidência de SUDEP é de aproximadamente 1/10.000 pacientes-ano para os indivíduos com epilepsia recém-diagnosticada, 1-2 casos por 1.000 pacientes-ano com epilepsia crônica, e pode ser maior, chegando a 1% dentre aqueles com epilepsias farmacorresistentes. Em crianças, embora os estudos iniciais evidenciassem taxas bem menores, de aproximadamente 0,2 caso por 1.000 pacientes--ano, estudos mais recentes, inclusive populacionais, vêm demonstrando que a incidência de SUDEP nesta população deva ser semelhante à taxa dos pacientes adultos.

É importante ressaltar, entretanto, que sua incidência precisa não é totalmente conhecida, provavelmente em virtude de sua subnotificação, dificuldade de reconhecimento e a falta de conhecimento que ainda paira sobre a condição entre a comunidade médica.

FISIOPATOLOGIA

Embora ainda não completamente elucidada, a fisiopatologia da SUDEP parece ser multifatorial. A SUDEP é a via terminal de um comprometimento severo da função cardiopulmonar mediada pelo sistema nervoso central (SNC) como resultado de uma crise epiléptica (mas não necessariamente), culminando com apneia e arritmia/ritmo terminal. Estudos mais recentes têm evidenciado este *continuum neurocardiovascular.*

De fato, a grande maioria das SUDEPs ocorre ao final de uma crise tônico-clônica generalizada (CTCG). Nos casos registrados, a SUDEP envolve disfunção cardiorrespiratória com falência no despertar pós-ictal. Desse modo, seu fator de risco mais importante é a presença de CTCG.

FATORES DE RISCO

Há diversos fatores de risco em investigação para a SUDEP, que podem ser agrupados em dois grandes grupos: os **não modificáveis**, inerentes ao indivíduo, e os **modificáveis**, conforme demonstra a Tabela 36-2.

O fator de risco modificável mais importante para a SUDEP é a presença de CTCG, de modo que a simples presença de 1-2 CTCGs ao ano já confere um aumento de até 5 vezes no risco de SUDEP, enquanto naqueles indivíduos com epilepsia apresentando 3 ou mais CTCGs ao ano, seu risco de SUDEP aumenta em 15 vezes quando comparados aos pacientes sem crises epilépticas. Em segundo lugar, figura a farmacorresistência (também relacionada com a presença de crises não controladas). Por outro lado, foram identificados dois fatores protetores do risco de SUDEP: supervisão noturna do sono do PCE e o uso de dispositivos de monitorização noturna.

Em relação aos medicamentos anticrises (MAC), temos que, se por um lado exista um consenso de que o bom controle de crises epilépticas, independentemente da escolha do MAC, seja o principal fator protetor contra SUDEP, por outro lado, sabe-se que a eficácia e o perfil de segurança dos MACs variam significativamente entre si. Isso se deve, principalmente, porque diversos MACs possuem potencial arritmogênico e podem causar distúrbios na condução cardíaca, a exemplo da carbamazepina e fenitoína cujos efeitos adversos incluem bradicardia sinusal, parada sinusal e bloqueio atrioventricular, enquanto a lacosamida parece estar associada a uma tendência em induzir bloqueio atrioventricular. Adicionalmente, a rufinamida e a primidona, entre outras, podem alterar o intervalo QT. Evidências têm demonstrado que a fenitoína, fenobarbital e lamotrigina podem inibir canais de potássio com um possível papel na fisiopatogênese da SUDEP. Entretanto, estudos epidemiológicos, em busca de possíveis associações entre MACs específicos e SUDEP, têm evidenciado que apenas a carbamazepina e lamotrigina parecem estar implicadas.

Tabela 36-2. Fatores de Risco Candidatos para SUDEP

Não modificáveis	Modificáveis
▪ Sexo masculino ▪ Jovem (15-45 anos) ▪ Início precoce da epilepsia ▪ Longa duração da epilepsia (> 15 anos) ▪ Epilepsia farmacorresistente ▪ Epilepsia extratemporal ▪ Genética (canalopatias – por exemplo: síndrome do QT longo) ▪ Comorbidade psiquiátrica, psicose	▪ Presença de crises tônico-clônicas generalizadas – a cada 1-2 crises/ano → aumento de 5 vezes no risco de SUDEP ▪ Alta frequência de crises, *status epilepticus* ▪ Crises noturnas/crises durante o sono ▪ Níveis subterapêuticos dos medicamentos anticrises, falta de adesão ao tratamento ▪ Dormir em pronação/de bruços ▪ Dormir sozinho, sem supervisão ▪ Politerapia ▪ Consumo de álcool e drogas

Desse modo, deve-se ter cautela no momento de se considerar a introdução de MACs que tenham algum potencial de interferir no ritmo cardíaco ou no seu sistema de condução elétrica em pacientes com história prévia ou alguma predisposição a arritmias cardíacas. Recomenda-se cautela, sobretudo, em relação à prescrição da lamotrigina para o tratamento de indivíduos com epilepsias generalizadas genéticas. Novos estudos em farmacogenética poderão contribuir para uma maior segurança no tratamento individualizado dos PCE.

COMO DISCUTIR SUDEP COM SEU PACIENTE?

Há diversos guias publicados que recomendam a discussão honesta do assunto com o paciente, e evidências demonstram que o paciente e seus familiares desejam saber sobre SUDEP, embora ainda não haja consenso sobre a melhor forma de abordagem do tema. As principais recomendações sobre como abordar o assunto com os pacientes podem ser visualizadas na Tabela 36-3.

Tabela 36-3. Recomendações para Abordar SUDEP em um Paciente com Epilepsia Recém-Diagnosticada

1. Reserve com antecedência um tempo suficiente da consulta para discutir com o seu paciente seu diagnóstico recente de epilepsia e suas complicações possíveis
2. Reserve um local confortável, silencioso e sem interrupções para a discussão
3. Permita que o paciente traga um familiar ou amigo próximo de sua confiança para a consulta
4. Pergunte se o paciente já ouviu falar em SUDEP e se teria interesse em saber mais sobre o assunto
5. Explique com linguagem simples, de forma compreensível para o paciente
6. Reforce a raridade de ocorrência da SUDEP, comparando-a a outros riscos vividos pelo paciente no cotidiano
7. Reforce medidas ao alcance do paciente que ele possa tomar para reduzir suas crises epilépticas e seu risco de SUDEP, como, por exemplo, a importância quanto à adesão ao tratamento medicamentoso e necessidade de evitar o consumo de bebidas alcoólicas
8. Permita que o paciente tenha tempo para refletir e fazer perguntas. Pergunte se o paciente entendeu a explanação
9. Mostre-se disponível para esclarecimento posterior de novas dúvidas. Sugira ao paciente que o mesmo reflita sobre o assunto, anote e traga suas perguntas em uma próxima consulta

MEDIDAS DE PREVENÇÃO CONTRA SUDEP

Basicamente, as medidas de prevenção contra SUDEP incluem o controle dos fatores de risco modificáveis para esta condição. Conforme revisão sistemática da Cochrane publicada em 2020, as medidas de supervisão/monitorização noturna são as mais eficazes como método de prevenção contra SUDEP, muito embora as evidências nesse sentido ainda sejam muito limitadas, carecendo de estudos de melhor qualidade.

CONCLUSÃO

Por ser uma entidade relativamente rara, há uma necessidade de mais estudos, visando à identificação de fatores de suscetibilidade individual para a SUDEP (ictais ou peri-ictais). A identificação de tais fatores pode ter um impacto no subsequente desenvolvimento de dispositivos de uso pessoal ou vestíveis para a sua prevenção, como, por exemplo, aplicativos para automonitorização de crises e dos fatores de risco de SUDEP em tempo real, câmeras noturnas e sensores para crises epilépticas.

O médico possui um papel essencial em informar o paciente sobre os seus riscos, em uma abordagem centrada no indivíduo, capacitando-o a tomar decisões informadas que possam reduzir o seu risco individual e, principalmente, a mortalidade relacionada com a SUDEP.

BIBLIOGRAFIA RECOMENDADA

Fialho GL, Wolf P, Walz R, Lin K. Epilepsy and ultra-structural heart changes: the role of catecholaminergic toxicity and myocardial fibrosis. What can we learn from cardiology? Seizure. 2019 Oct;71(1):105-9.

Fialho GL, Wolf P, Walz R, Lin K. The "Epileptic Heart" and the "cardiovascular continuum". Epilepsy Behav. 2020 Jul;108(1):107044.

Harden C, Tomson T, Gloss D, Buchhalter J, Cross JH, Donner E, et al. Practice guideline summary: sudden unexpected death in epilepsy incidence rates and risk factors: report of the Guideline Development, Dissemination, and Implementation Subcommittee of the American Academy of Neurology and the American Epilepsy Society. Neurology. 2017 Apr;88(17):1674-80.

Li MCH, O'Brien TJ, Todaro M, Powell KL. Acquired cardiac channelopathies in epilepsy: evidence, mechanisms, and clinical significance. Epilepsia. 2019 Sep;60(9):1753-67.

Maguire MJ, Jackson CF, Marson AG, Nevitt SJ. Treatments for the prevention of sudden unexpected death in epilepsy (SUDEP). Cochrane Database Syst Rev. 2020 Apr;4(4):CD011792.

Nashef L, So EL, Ryvlin P, Tomson T. Unifying the definitions of sudden unexpected death in epilepsy. Epilepsia. 2012 Feb;53(2):227-33.

Ryvlin P, Ciumas C, Wisniewski I, Beniczky S. Wearable devices for sudden unexpected death in epilepsy prevention. Epilepsia. 2018 Dec;59(S1):61-6.

Ryvlin P, Rheims S, Lhatoo SD. Risks and predictive biomarkers of sudden unexpected death in epilepsy patient. Curr Opin Neurol. 2019 Apr;32(2):205-12.

Shankar R, Donner EJ, McLean B, Nashef L, Tomson T. Sudden unexpected death in epilepsy (SUDEP): what every neurologist should know. Epileptic Disord. 2017 Mar;19(1):1-9.

Índice Remissivo

Entradas acompanhadas por um *f* ou *t* em itálico indicam figuras e tabelas, respectivamente.

A

B

C

D

E

F

Q

R

S

T

U

V

Z